작은 변화에도
걱정이 많아지는
예비 엄마들에게

작은 변화에도
걱정이 많아지는
예비 엄마들에게

전종관 지음

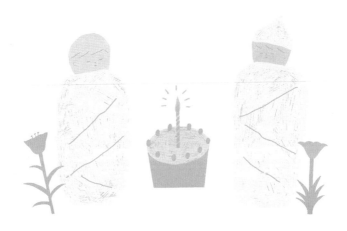

SIGONGSA

임신과 출산에서
가장 중요한 사람,
여성을 위하여

임신은 새 생명의 시작이다. 아이를 중심으로 새로운 관계가 만들어지는 경이로운 사건이다. 임신한 엄마뿐만 아니라 아빠에게도 조금은 어색하고 생소한 경험이다. 자신의 2세가 자라고 있다는 설렘과 함께 건강하게 태어날지, 어떻게 키울지를 생각하며 걱정도 한다.

임신은 분명 축복받아야 할 일이다.

여성이 건강한 아이를 출산하고 건강하게 일상으로 돌아갈 수 있어야 한다. 다행히도 그런 임신부가 대부분이기는 하다.

하지만 임신이 별 어려움 없이 순탄하게 지속될 거라고 생각한다면, 마음은 지나치게 낙관적이거나 현실을 잘 모르는 것이다.

많은 임신부는 임신 초기에 입덧부터 출혈까지 다양한 일을 겪는다. 수시로 자궁이 뭉치고 때로는 통증도 있어 조산이 되는 것은 아닌지 불안해하고, 배가 점점 불러오면서 일상생활에도 불편을 느끼게 된다. 말기로 가면서는 다리가 부어 신발도 제대로 신을 수 없고, 자주 잠에서 깨어 숙면하지도 못한다. 주변 사람들 말 한마디에도 뭔가 잘못된 것은 아닌지 걱정이 된다.

모든 임신이 항상 성공적으로 끝나지는 않는다.

임신 초기와 중기에 유산을 겪는 임신부도 있다. 임신 말기에 어이없게 사산이 되기도 한다. 태아에게 이상이 발견되어 간절히 원하던 임신을 포기하기도 하며, 낳아서 치료하기로 했더라도 출산 후의 경과를 생각하면 의사로서 여전히 마음이 편하지 않다. 조산으로 소중한 아기를 잃는 경우도 있다. 고비를 넘겨 아이를 살리기는 했는데 심각한 장애를 가지고 평생을 살아야 하는 일도 있다.

임신 중 혈압이 높아져 아기뿐만 아니라 임신부가 심각한 합병증으로 고생하는 경우도 있고, 별문제 없이 아기를 낳은 후에 과다 출혈로 위험해지기도 한다.

임신 전부터 내과 질환을 앓고 있거나 외과적 수술을 받았던 임신부는 임신 중 혹은 아기를 낳을 때 더 많은 주의가 필요하다.

임신과 분만에 대한 정보가 서적·잡지·대중매체, 그리고 인터넷에 많다. 증명된 사실도 있지만 틀린 내용이나 과거의 잘못된 정보를 전하기도 하고, 드물게 일어나는 일회적인 사건을 모두에게 일어나는 일인 양 오도하는 수도 종종 있다. 사람들의 관심을 끌기 위하여 실제보다 과장되게 기술하는 사례도 심심찮다.

의사로서 가장 안타까운 점은 아주 많은 예비 부모가 임신과 분만에 대하여 잘 모르고 있다는 사실이다. 걱정해야 할 문제에는 너무 안이하고 걱정할 필요가 없는 일에 오히려 조바심을 내며 아까운 시간과 노력을 낭비하곤 한다. 임신부와 가족은 임신과 분만에 대하여 지금 하는 걱정이 정말 필요한 걱정인지부터 한번 돌아보아야 한다.

또한 임신 중에 비용이 많이 들거나 위험한 검사 혹은 시술을 해야 할지부터 분만 방법의 선택까지, 결정할 일이 너무 많다. 이런 모든 것을 적절하게 해결하기 위해서는 앎이 필요하다. 즉 아는 만큼 보이고 아는 만큼 정확하게 판단할 수 있다. 주변의 비전문가에게 물어보거나 누구의 의견인지 확인할 수도 없는 정보에 의지하기에는 너무 중요한 문제이지 않은가.

임신과 분만을 전문으로 30년 넘게 진료한 의사로서 지금까지 확인된 사실에 근거하여 객관적으로 정확한 정보를 전해줄 의무가 있다고 생각되어 이 책을 쓰게 됐다.

임신 중 일어나는 갑작스러운 일들, 임신부들이 주의해야 할 점, 흔히 겪게 되는 불편을 대처하는 방안, 분만과 관련된 내용, 태아 이상과 약물 사용, 임신 중 임신부들이 겪을 수 있는 질환들을 기술했다. 임신과 분만에 대한 지식도 새로운 연구로 매일 매일 변하기 때문에 이 책의 내용이 얼마 후에는 잘못된 것으로 판명이 날 수도 있지만, 전문가로서 부끄러운 내용은 쓰지 않았다고 자부할 수 있다.

이 책은 임신을 계획하거나 임신한 여성과 남편 그리고 임신 및 분만에 관하여 궁금한 일반인들, 고민이 생긴 사람들에게 도움을 줄 수 있는 지침서다. 그런데도 전문적인 내용이 많은 것이 사실이다. 신체를 기술하는 해부학 용어, 질병 이름 등을 쓰지 않고 임신이나 분만 과정을 제대로 설명하는 것은 불가능했다. 이해를 돕기 위해 관련 내용을 참고 사항으로 넣었다.

이 책은 병원 진료를 대체하기 위하여 쓴 것이 아니다. 성공적인 임신과 분만을 위해서는 담당 의사에 대한 믿음이 무엇보다 중요하다. 환자-의사 관계는 기본적인 믿음이 없으면 모두에게 도움이 되지 않으며 쉽게 해결할 수 있는 문제를 어렵게 만들 수 있다. 의사를 신뢰하더라도 의사가 말하는 내용을 다 이해하기 어려울 수 있다. 이 책이 의사와의 거리를 좁히는 데 도움이 되기를 기대한다.

이 책을 읽고 단 한 사람이라도 고민이 줄어들고 행복한 출산을 할 수 있다면 이 책을 쓴 의도와 목표를 충분히 달성했다고 생각된다.

책을 써야겠다고 마음을 먹은 것은 20년 전 장기 연수 시절이다. 그후 단기 연수를 갈 때마다 유타대학 도서관, 오하이오대학 도서관에서 시간을 내서 쓴 것들을 기초로 정리하였다. 나의 게으름으로 지금에야 책을 내게 되어 부끄러울 뿐이다.

책의 내용을 검토하고 유익한 의견을 준 일산동국대학교병원 산부인과의 박현수 교수와 대구 김건우산부인과 김건우 원장, 그리고 삽화를 그려준 응급의학과 김우형 선생에게도 감사드린다. 또한 부족한 원고를 기꺼이 출판하기로 하고 가다듬어 지금의 모습으로 나오게 도와준 시공사 대표님과 임직원 여러분, 그리고 담당 편집자에게도 고마운 마음을 전한다.

이 책을 나를 낳아주고 키워주며 아낌없이 베풀어주신 부모님과 바쁘다는 핑계로 많은 시간을 같이 보내지 못했는데도 불구하고 불평 없이 참아주고 응원해준 아내와 사랑하는 한수, 선우에게 바친다.

2021년 가을,
서울대학교 병원에서
전종관

차례

 제1부 임신하며 큰 변화를 겪는
여자의 몸을 위한 안내

첫 번째 안내 : 엄마가 될 때 겪는 불편함

제2부 작은 변화에도 크게 흔들리는 마음을 위한 안내

제3부 의학적 조언이 필요한 부모를 위한 안내

다섯 번째 안내 : 건강하기만을 바라게 되는, 태아

여섯 번째 안내 : 마음 아프고 걱정되는, 기형아

일곱 번째 안내 : 임신부가 먹어도 되는 약

여덟 번째 안내 : 겹경사 중에 겹경사, 쌍둥이 임신

 제4부 **아이를 만나기 위한 마지막 여정을 위한 안내**

아홉 번째 안내 : 아이와 만나는 첫 단계, 진통

임신하며 큰 변화를 겪는 여자의 몸을 위한 안내

엄마가 될 때 겪는
불편함

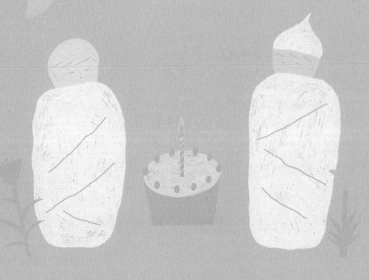

몸무게가 너무 빨리
늘어서 걱정돼요

임신하면 체중에 신경을 많이 쓰지만, 체중의 변화가 생활하는 데 불편하지 않다면 크게 걱정하지 않아도 됩니다. 예비 부모 입장에서는 체중이 너무 많이 늘거나 체중이 거의 늘지 않으면 태아가 너무 크거나 안 크는 게 아닌가, 하고 걱정이 되지요. 그런데 다행히 대부분의 태아는 정상적으로 잘 자랍니다.

임신부의 체중 증가와 태아의 체중 증가 사이에 상관관계가 있는 것은 사실이지만 개별적 임신부의 체중 변화로 태아의 체중 변화까지 예측할 수는 없습니다. 또한, 초음파로 태아의 체중을 예측할 수 있게 되면서 태아의 성장을 예측하는 데 임신부의 체중 증가는 더는 중요한 정보가 아니게 되었습니다. 그러나 체중이 잘 늘지 않거나 심지어 감소할 경우에는 임신부의 영양 상태에 문제가 없는지 돌아봐야 합니다.

권장 체중 증가라는 것이 있습니다. 임신 전 정상 체중이었던 여성이 단태아를 임신하였다면 만삭에 11~16킬로그램의 체중 증가를 권장합니다. 임신 전에 저체중이었던 임신부에서 권장 체중 증가가 많고 과체중이었던 임신부는 권장 체중 증가가 적습니다. 즉, 임신 전에 체중이 적었던 여성에서 임신 중 더 많은 체중 증가를 허용한다고 보면 됩니다.

체중을 저체중·정상·과체중·비만으로 나누는 기준은 체질량지수(body mass index, BMI)입니다. 쌍태아를 임신한 여성이 임신 전 정상 체중이었다면 25킬로그램의 체중 증가까지를 정상 범위로 봅니다. 문제가 생기지 않는 체중 증가 범위는 매우 넓습니다. 미국 보건의료연구원은 임신 중 체중 증가 범위를 다음과 같이 권장합니다.

대한비만학회 기준

체질량지수(BMI)	단태임신(kg)	쌍태임신(kg)
저체중 〈 18.5	12.5~18	
정상 체중(18.5~22.9)	11.5~16	17~25
과체중(23.0~24.9)	7~11.5	14~23
비만 〉 25.0	5~9	11.5~19

중요한 것은 임신부가 느끼는 자기 몸의 상태입니다. 임신부가 불편하지 않다면 굳이 체중에 신경을 써가며 조절할 필요는 없습니다.

만일 임신 전에 과체중이었거나 비만이었다면 임신 중에 고혈압이 나타날 수 있고 혈당 조절도 어려울 수 있으므로 임신 전에 조절하는 것을 권합니다. 임신 중에 체중을 줄이는 것이 태아에게 어떤 영향을 미칠지는 아직 알려져 있지 않기 때문에 권하지 않습니다.

Doctor Said

체중이 갑자기 빠르게 늘고 있다면 임신성 고혈압이 생긴 것은 아닌지 담당 의사와 상의하세요.

일하는 저는
나쁜 엄마일까요

경제 활동을 하는 여성에게 임신이란 무엇인지, 임신이 여성의 삶을 어떻게 바꾸는지 생각해보게 될 때가 있습니다.

어떤 사람은 임신을 했기 때문에 안정을 취하려고 일을 그만두지만, 모든 여성이 임신을 이유로 하던 일을 그만둘 수는 없습니다. 일에 열정과 애정이 있기 때문이기도 하고, 생계와 관련이 되어 있기 때문이기도 합니다.

일을 그만둘 수 없는 여성은 임신 확인을 받고 나면 가장 먼저 이런 질문을 해옵니다.

"일을 계속해도 될까요?"

"저는 일을 해야 하는데…… . 아이한테 나쁠까요?"

임신 경과가 순조롭고 견딜 만하다면 진통이 시작되기 전까지 일을 하는 것이 임신부와 태아에게 나쁜 영향을 주지는 않습니다. 임신부의 스트레스가 태아에게 미치는 영향은 아직 확인된 바 없습니다. 또한 앉아서 하는 일은 임신부나 태아의 건강에 해롭지 않습니다. 같은 자세로 너무 오래 있는 것은 좋지 않으니 주기적으로 움직이는 활동은 필요합니다. 오랫동안 컴퓨터를 사용해도 임신에 영향을 주지는 않습니다.

하지만 몸에 과도하게 부담을 주는 일도 있습니다. 예를 들어 여러 시간 지속적으로 서서 일을 하거나, 일하는 중에 계속 움직여야 한다면 임신 중에 근무 시간을 줄일 필요도 있습니다. 근무 여건을 조정할 수 없다면 임신 이전보다 휴식을 더 자주 갖도록 권하고 있습니다. 매일 3시간 이상 서 있는 일을 하면 조산과 태아 발육 부전 등에 유의해야 합니다.

다른 사람이 보기에는 힘들어 보이지만 본인이 견딜 만하다면 일을 계속 하더라도 문제되지 않습니다.

먼지가 많이 나거나 소음이 심하거나 열이 많이 나는 현장, 방사능 노출 위험이 있는 환경에서 일하는 여성도 있습니다. 밤낮이 바뀌는 직업을 가진 여성도 있지요. 다행히도 이런 환경이 태아에 직접적으로 해로운 영향을 주지는 않았다고 알려져 있습니다.

한동안 관심을 끌었던 환경호르몬 같은 내분비교란물질이 기형과 관련이 있다는 결과가 전혀 없는 것은 아니지만, 그 영향이 크지 않아 심각하게 고려할 성도는 아닙니다.

아마도 인간은 외부의 해로운 환경에서도 크게 영향을 받지 않고 정상적으로 발달하고 성장할 만큼 잘 적응된 존재가 아닐까 생각됩니다.

Doctor Said

같은 자세로 오래 있으면 임신부에게 해롭습니다. 주기적으로 움직이거나 휴식을 더 자주 가져주세요.

임신부에게 좋은
운동은 무엇인가요

운동이 태아에게 해로운 영향을 줄까봐 걱정하는 임신부를 자주 만납니다. 하지만 운동은 임신부와 태아에게 해롭지 않습니다. 특히 단태임신에서는 힘들지 않다면 임신 전에 하던 운동을 임신 초기부터 막달까지 계속하더라도 임신부와 태아에게 해롭지 않습니다.

모든 임신한 여성에게 하루 30분 이상 운동하기를 권장하고 있습니다. 임신 전에 했던 운동을 꾸준히 하는 것이 가장 좋습니다. 운동을 거의 하지 않았던 여성이라면, 임신 후 갑자기 무리한 운동을 하기 보다는 조금씩 운동량을 늘리는 편이 좋습니다.

그러나 고혈압, 조기 진통, 조기 양막 파수, 질 출혈 등이 있거나 심장, 폐 기능이 좋지 않은 여성이라면 운동량을 줄여야 합니다.

임신 중에는 걷기·수영·사전거 등이 좋은 운동입니다. 특히 하루에 30분 이상 약간 빠른 속도로 걷는 것은 누구나 쉽게 할 수 있는 운동입니다. 천천히 걷는 것도 나쁘지는 않지만 가능하면 심장 박동이 빨라지거나 약간 땀이 날 정도로 해야 효과가 있습니다.

수영은 임신 중 가장 좋은 운동 중 하나로 임신 초기부터 분만 직전까지 계속해도 됩니다. 체중 증가로 무릎과 발목 등에 통증을 느낄 때 수영을 하면 도움이 됩니다. 수영장 내의 소독제 등을 걱정하는데 크게 문제되지 않습니다. 단, 임신 중기 이후에 배가 나오면 수영장 바닥이 미끄러워 넘어질 수 있으니 조심해야 합니다.

길에서 자전거를 타는 것도 좋은 운동입니다. 하지만 사고의 위험이 있어 가능하다면 고정된 실내 자전거를 추천합니다. 요가와 필라테스도 위험하지 않지만 오랫동안 등을 대고 누워 있거나 같은 자세로 있는 것은 피해야 합니다.

모든 임신부에게 공통적으로 좋은 운동은 없습니다. 이전에 했던 운동, 자신에게 맞는 운동을 꾸준히 하면 됩니다. 다만, 과격한 운동, 특히 위험에 노출될 수 있는 운동은 하지 않아야 합니다. 배에 충격이 갈 수 있는 활동도 피해야 합니다.

이론적으로는 임신부가 유산소 운동을 하면 자궁으로 가야 할 혈액이 근육으로 가서 태아곤란증을 유발할 수 있다고 생각할 수 있지만, 합병증이 없는 건강한 임신부라면 운동을 하다가 태아에게 나쁜 영향을 주는 경우는 없습니다.

임신 20주 중반을 넘어가면서 걷거나 다른 운동을 하다가 자궁 수축을 느끼는 경우가 있습니다. 자궁이 자주 뭉치고 아프다면 잠시 쉬는 것이 좋지만 운동을 포기할 필요는 없습니다. 이 시기에 자궁이 뭉치는 현상은 정상적인 자궁 수축이며 조산과 관련이 없습니다.

그런데 시험관 아기 등으로 어렵게 임신이 되었거나, 다태아를 임신했거나, 혹은 이전 임신에서 조산의 경험이 있다면 운동은 고사하고 일상생활 자체를 하지 않고 집 안에서만 하루 종일 누워 지내는 임신부를 종종 보게 됩니다. 대부분은 유산과 조산을 예방하기 위해서 이렇게 합니다.

유산이나 조산은 임신부가 활동하거나 조심하지 않아서 생기는 것이 아닙니다. 유산은 태아 자체의 문제로 생기는 경우가 가장 많습니다. 조산의 원인도 자궁 내 감염 등 임신부의 활동과는 관계없는 경우가 대부분입니다. 임신부가 안정을 취하면 유산이나 조산이 줄어든다는 증거는 전혀 없습니다.

안정을 1~2주 정도만 하더라도 임신부의 활력은 현저히 떨어집니다. 근육량이 감소하기 때문에 다시 활동을 시작하려고 해도 힘이 들어서 못 하게 되지요. 기운이 없으니 활동량이 줄어들고 다시 근육량이 감소하는 악순환이 반복됩니다. 절대 안정을 하면 삶의 질이 나빠지고 과도한 체중 증가로 임신 중 생활이 불편해지거나 분만 시 힘들 수 있으며, 혈전증의 위험이 커집니다. 운동은 혈전증을 감소시킵니다. 혈전증이란 혈관 내에서 피가 응고되어 혈액 흐름을 방해하는 것으로, 임신 기간과 분만 후 회복기에 잘 생깁니다.

우리나라에서는 아기 낳은 후에 산후조리를 한다고 안정을 권하는데 이러한 생활 형태는 혈전증의 위험을 높일 수 있습니다. 따라서 임신 중에도 운동을 포함하여 일정 수준 이상의 신체 활동을 지속적으로 해야 하고, 분만 직후 움직이기에 어려움이 없다면 바로 활동을 시작해야 합니다.

임신부가 몸이 예전 같지 않다고 느끼면 혹시 너무 활동을 줄이지 않았는지 먼저 돌아봐야 합니다. 불필요한 안정은 오히려 해가 됩니다. 정상적인 활동을 하면서 가벼운 산책을 포함한 운동이 건강하고 안전한 임신·출산에 꼭 필요한 요소입니다. 아기를 낳은 후에 임신 전에 했던 일을 어려움 없이 할 수 있다면 비로소 완전히 회복된 것입니다.

Doctor Said

유산이나 조산은 임신부가 조심하지 않아서 생기는 일이 아니에요. 임신부에게는 적당한 운동이 꼭 필요해요.

여행은 무조건
가면 안 되나요

임신 중에도 여행할 기회는 종종 있습니다. 휴가가 될 수도 있고, 직장 일로 장거리 출장이 될 수도 있고, 신혼여행일 수도 있겠지요.

임신 중에 하는 여행은 대부분 임신부와 태아에게 위험하지 않습니다. 그래도 몇 가지 주의 사항은 있습니다.

자동차로 여행할 때는 반드시 안전벨트를 해야 합니다. 안전벨트는 복부를 거쳐 대퇴부의 윗부분을 지나 여유 있게 착용하며 가슴 부위도 약간 느슨하게 매는 것이 좋습니다.

자동차로 여행 중이라면 적어도 두 시간에 한 번은 차에서 내려 간단하게라도 운동하기를 추천합니다. 혈전증 때문입니다. 제한된 공간에 한 자세로 오래 있으면 혈전증 위험이 높아집니다.

뱃멀미를 하는 임신부는 배를 타기 전에 멀미약을 먹어두기를 권합니다. 멀미약은 태아에게 안전합니다.

비행기로 장시간 여행할 때도 자동차 여행과 마찬가지로 적어도 2시간 마다 비행기 안에서 가볍게 걷기를 권장합니다. 비행기 타는 것이 임신부와 태아에게 해로운 영향을 주지 않을까 걱정하지만, 비행기 내부는 0.8기압 정도로 일정하게 유지되고 이 정도는 대부분의 임신부와 태아 건강에 문제가 되지 않습니다. 하지만 심한 빈혈, 심장병, 폐질환 등 건강에 심각한 이상이 있어서 적은 기압 변화에도 영향을 받거나 비행기 내에서 증상이 나빠질 수 있는 임신부는 비행기를 타지 않는 게 좋습니다.

대부분의 항공사는 임신 32주 이전이면 특별히 문제 삼지 않지만, 임신 32주 이후 임신부는 의사 소견서가 없으면 탑승이 거부될 수도 있습니다. 그러니 탑승 조건을 미리 확인하는 준비도 필요합니다.

비행기를 이용한 여행에서 일어날 수 있는 가장 큰 문제는 비행 중 분만하는 경우입니다. 비행시간이 짧으면 이럴 가능성이 낮지만, 한국에서 미국 동부까지 가는 비행기를 탔을 때를 예로 들어보겠습니다. 이 경우, 탑승 전에는 분만 진통이 없었는데 비행기 이륙 후에 진통이 시작되어 태평양 상공에서 분만을 할 수도 있습니다. 비행기에서 하는 분만은 임신부와 태아 모두를 위험에 빠트릴 수 있습니다. 제왕절개분만이 필요한 임신부, 분만 후 신생아 집중 관찰이 필요한 태아를 임신하고 있으면 특히 조심해야 합니다.

임신 중에 하는 여행이 위험하기보다는 분만·진통 등 응급 상황이 발생했을 때 적절한 처치를 받을 수 있는 시설로부터 멀리 떨어져 있는 것이 문제입니다.

여행을 계획하면서 반드시 응급 상황이 발생했을 때 갈 수 있는 병원의 위치를 미리 확인해두고 떠나기를 권합니다. 안전한 여행에 도움이 될 것입니다.

특히 국외 여행을 계획하고 있다면 국립의료원이나 다니던 병원에 문의해서 방문국의 풍토병에 대비해야 합니다. 예방 주사는 항체가 생길 정도의 시간을 두고 미리 맞아야 하고 필요한 약도 가져가야 합니다.

응급 상황을 걱정하여 여행을 포기할지, 단 며칠 사이에 발생할 수 있는 낮은 가능성에 대한 대비를 하고 여행할지를 현명하게 판단하고 선택하면 됩니다.

Doctor Said

의무 기록을 복사해서 가지고 가세요. 임신 중에 발생할 수 있는 응급 상황에 적절하게 대처하는 데 도움이 돼요.

제 몸이 너무
낮설어요

임신 소식을 접한 지 얼마 되지 않은 임신부는 궁금한 것도 걱정이 되는 것도 많을 것입니다. 임신부는 일상에서 크고 작은 다양한 변화를 맞이합니다. 그중 하나가 몸의 변화입니다.

옷은 가능하면 죄지 않는 것이 좋습니다. 유방이 커져서 불편하거나 통증이 있다면 적당한 브래지어를 착용하는 것이 도움이 됩니다. 꽉 죄는 양말은 정맥의 흐름을 방해할 수 있을 뿐만 아니라 정맥류를 심화시킬 수 있으므로 피하는 것이 좋습니다. 임신으로 배가 나오게 되면 균형을 잡기 위해 허리가 임신 전보다 앞으로 나와 척추전만증이 생길 수 있습니다. 그래서 임신부들은 자주 요통을 호소합니다. 심하면 임신부용 지지대나 복대 혹은 진통제를 사용하면 도움이 될 수 있습니다.

목욕은 임신 중에 언제든지 할 수 있습니다. 임신이 진행되면서 아기가 커지면 균형을 잡지 못하여 넘어지거나 미끄러질 수 있으니 조심해야 합니다.

탕에 몸을 담그는 목욕은, 이론적으로는 피부로 가는 혈액이 많아지면서 상대적으로 자궁으로 가는 혈액량이 감소되어 태아에게 공급되는 혈액이 줄어들 수 있지만, 실제로 영향이 있다는 연구 보고는 없습니다.

정상분만을 했다면 바로 다음 날부터 목욕이 가능하고 제왕절개분만을 했다면 실을 제거한 뒤부터 할 수 있습니다.

임신 중에는 질 분비물이 증가하여 외음부 세척을 자주 합니다. 샤워기나 다른 기구를 이용할 경우에 물줄기를 너무 세게 하지 않으며 특히 질 안쪽은 씻지 않아야 합니다. 즉 질 바깥쪽만 닦는다는 느낌으로 세척하기를 권장합니다. 이것은 임신이 아닐 때도 마찬가지입니다.

건강한 사람은 피부·구강·소화기계 등 거의 모든 기관에 정상적으로 세균이 살고 있습니다. 질 내에는 젖산균이 살고 있어서 정상적인 산성 환경을 유지합니다. 동시에 다른 균이 번식되지 못하게 억제하는 기능을 하지요. 어떤 이유로든 질 내 젖산균이 없어지면 그때부터 다른 균이 들어와서 병을 일으킬 수 있습니다.

수유를 잘 하기 위하여 임신 중에 특별히 유방을 관리할 필요는 없습니다. 어느 연구에서 임신부가 유방 중 한쪽은 열심히 관리를 하고 다른 한쪽은 전혀 관리를 하지 않았지만 결과에는 차이가 없었습니다. 수유 중에 젖꼭지에 비누 등을 사용하지 않는 것이 좋으며 비누를 사용하면 깨끗한 물로 충분히 씻어야 합니다.

유산이나 조기 분만 진통이 있을 경우에는 성관계를 피해야 합니다. 그렇지 않은 경우라면 임신 중 성관계를 제한할 필요는 없습니다. 예전에는 분만예정일로부터 4주 이내에는 성관계를 피하라고 했지만 임신 36주 이후에 성관계를 하더라도 임신부와 태아에 해로운 영향을 미치지는 않는다는 연구들이 많이 보고되고 있습니다.

Doctor Said

목욕할 때는 오랫동안 탕에 들어가기보다는 샤워를 권장해요.

영양제는 반드시
먹어야 하나요

임신 중 섭취하는 음식은 임신부의 건강, 태아의 성장·발육을 위해서 중요합니다. 임신을 하면 태아의 필요량을 채우기 위해 더 먹어야 하지만 정상적인 식사를 하고 있다면 칼슘과 비타민을 포함한 대부분의 영양소는 따로 보충할 필요가 없습니다.

그러나 임신 중 균형 잡힌 식사를 하지 않는다면 임신부의 건강이 나빠질 뿐만 아니라 극단적인 경우에는 태아에게 나쁜 영향을 줄 수도 있습니다.

청소년이 임신을 한 경우에는 본인의 성장에 필요한 영양분도 섭취해야 하므로 더 많은 영양 공급이 필요합니다.

미국에서는 임신부를 위한 식품 안내에서 식품을 곡류·과일·

채소·단백질·낙농 제품 다섯 가지로 분류하고 이 다섯 가지 식품을 골고루 균형 있게 먹기를 권장합니다. 곡류는 우리에게 쌀이 주가 되겠지만 미국에서는 빵·파스타·오트밀·토르티야를, 과일·야채류는 신선 과일과 야채뿐만 아니라 말렸거나 얼린 과일, 캔 과일, 캔 야채, 요리된 야채, 100퍼센트 과일 혹은 야채 주스도 포함했습니다. 단백질 음식에는 육류·생선·콩·달걀, 콩으로 만든 음식, 견과류, 식물의 씨 등이 있고 낙농 제품에는 우유·치즈·요거트·아이스크림 등이 있습니다.

또한 식이와 관련된 다섯 가지 중요한 지침도 제시하고 있습니다. 첫째, 일생에 걸쳐 건강한 식이 습관을 배울 것. 둘째, 다양한 음식, 영양소가 풍부한 음식 그리고 각 음식 군에서 적당한 양을 섭취할 것. 셋째, 설탕과 포화 지방을 줄여 칼로리를 적게 섭취하고 나트륨 섭취를 줄일 것. 넷째, 각자의 식단을 더 건강한 식품과 음료수로 전환할 것. 다섯째, 모두를 위한 건강한 식이 형태를 가정·학교·직장·지역사회 그리고 국가적 단위에서 함께 만들어갈 것.

이 원칙은 임신부와 그 가정에서도 똑같이 적용할 수 있습니다. 칼로리와 필수 영양분은 균형 잡힌 식사를 하면 필요량을 맞출 수 있습니다. 단, 임신 초기 엽산과 임신 중기 이후 철분은 음식만으로 부족하기 때문에 따로 보충해야 합니다.

태아 건강을 위해 칼슘과 비타민 D 섭취에도 관심을 가져야 합니다. 우유를 하루에 두 잔 이상 마신다면 따로 칼슘을 먹을 필요는 없습니다. 만약 그렇지 않다면 치즈·요거트 같은 낙농 제품, 시금치·상추 같은 짙은 잎채소, 정어리 같은 생선 섭취를 권합니다. 칼슘 보충제도 함께 먹는 것이 좋습니다.

비타민 D는 칼슘과 함께 태아의 골격과 치아를 만들 뿐만 아니라 건강한 피부와 시력을 위해서도 필요합니다. 비타민 D는 하루에 햇볕을 30분만 쬐어도 충분한 양이 피부에서 만들어집니다. 비타민 D의 하루 권장량은 600~800IU입니다. 너무 진하게 화장을 하거나 실내에서만 생활을 하면 부족해질 수 있어 비타민 D를 보충하는 것이 필요합니다. 비타민 D는 안전한 영역이 비교적 넓어 고용량을 지속적으로 사용하지 않는 한 독성은 나타나지 않습니다.

생선에는 풍부한 단백질과 불포화 지방산 오메가 3 등 자라나는 아이들은 물론이고 뱃속의 태아에게도 꼭 필요한 영양소가 들어 있습니다. 임신부와 수유부는 일주일에 생선 250~300그램 정도를 먹는 것이 좋습니다.

특히 회 등을 먹을 때 신선한 것을 먹어야 하는 것은 당연하지만 임신부의 생선 섭취와 관련된 쟁점은 생선에 들어 있는 수은의 양입니다.

크기가 큰 생선들, 예를 들어 참치·상어·황새치·동갈삼치·옥돔 등 큰 다랑어과 생선은 몸에 들어온 수은을 잘 배설하지 않아 높은 농도의 수은이 남아 있습니다. 이것을 사람이 먹으면 해로울 수 있다는 것입니다.

미국 식약처에서 수은 함량이 적은 수산물로 크기가 작은 새우·대구·연어·메기와 참치 캔 등을 꼽았습니다. 캔에 들어 있는 생선은 수은을 걸러낸 뒤에 만들기 때문에 걱정하지 않아도 됩니다. 수은의 양을 정확하게 알려면 특정 지역에서 잡히는 생선의 수은 양을 알아야 되지만 찾기 쉽지 않습니다. 그런 정보가 없더라도 생선의 종류와 관계없이 일주일에 180그램까지는 문제가 되지 않는다고 알려져 있습니다.

생선의 수은 문제와 관련해 미국에서 논란이 된 적이 있습니다. 2014년 초, 미국 소비자 단체에서 발행하는 〈컨슈머 리포트〉에서 임신부에게 수은 함량이 높은 생선을 먹지 말 것을 권유했으나, 미국 환경보건국과 식약처가 생선은 질 좋은 영양소의 원천이기 때문에 임신부·수유부·어린이는 꼭 먹어야 한다고 공식적인 의견을 밝혔습니다. 단, 상어·황새치·동갈삼치·옥돔은 주의하라고 했습니다.

우리나라 하천과 바다의 수은 농도는 어떨까요? 우리 식약처에서는 2004년에서 2008년 사이에 일부이기는 하지만 확인한 기록을 발견할 수 있습니다.

생선에 수은이 들어 있으니 아예 안 먹겠다고 생각한다면 이는 과학적인 사고가 아닙니다. 수은은 우리 몸이 정상적으로 기능하기 위해 반드시 필요한 영양소입니다. 수은이 부족하면 입맛이 없어지거나 상처가 잘 낫지 않을 수도 있습니다. 심지어는 대부분의 영양제에는 많은 양은 아니지만 수은이 포함되어 있습니다. 수은 자체가 아니라 수은의 양이 문제가 될 수 있다는 뜻입니다.

임신 중 필요한 영양소는 음식으로 섭취하는 것이 바람직합니다. 하지만 진료실에서 만나는 많은 임신부들은 어떤 영양제를 먹어야 하는지에 더 관심이 많습니다. 영양제를 찾는 임신부는 아기에게 더 좋은 것을 주려고 하는 부모의 심정, 식품으로 충분히 섭취할 수 있을지에 대한 의구심, 그리고 영양 문제를 효과적으로 빨리 해결하고 싶은 마음일 것입니다.

영양제 형태의 보충제를 먹는다면 관심 있는 영양소는 필요량을 채울 수 있겠지만 음식에 들어 있는 다양한 영양분은 함께 섭취하지 못합니다. 또한 여러 가지 영양제를 먹다보면 원하지 않게 특정 영양소를 너무 많이 섭취할 수도 있습니다.

필수영양소란 꼭 필요하지만 몸에서 합성되지 않아 음식으로 섭취해야 하는 영양소입니다. 비타민·무기질·필수 지방산·필수 아미노산 등이 있습니다. 매일 먹는 음식에는 이런 영양소들이 충분히 있어 정상적인 식사를 한다면 굳이 따로 먹을 필요는 없습니다.

대부분 임신부는 건강기능식품인 영양제를 1~2개씩은 먹고 있고 일부는 외국에서 직접 구입하기도 합니다. 우리나라에서 만든 것보다 외국에서 만든 것이 더 좋아 보여 그렇게 하겠지만 구입하는 제품이 충분한 감독하에 만들어졌는지 확인하기도 어려울 텐데 너무 쉽게 신뢰하는 것이 아닌지 걱정이 됩니다.

산부인과 교과서 《윌리엄스 산과학》이라는 책에서는 임신부를 위한 영양 지침이 이렇게 기록되어 있습니다.

첫째, 임신 중 여성은 자신이 먹고 싶은 것을 맛있게 만들어서 먹고 싶은 만큼 먹는다. 둘째, 경제적으로 어려운 임신부도 충분한 음식을 먹을 수 있도록 한다. 셋째, 임신부는 자신의 몸무게를 10킬로그램 내지 15킬로그램 정도 늘린다. 그러나 특별한 문제가 없는 임신부라면 체중이 이 범위가 아니더라도 큰 문제는 없다. 넷째, 주기적으로 자신이 먹는 것을 기록하여 이상한 식습관을 발견하도록 한다. 다섯째 임신 20주 이후 철분을 매일 30~60밀리그램 섭취한다. 쌍태아는 하루 60~100밀리그램, 빈혈이 있는 임신부는 하루 200밀리그램을 권한다.

Doctor Said

음식 섭취가 꼭 영양만을 위해서는 아니에요. 먹는 즐거움과 소화 모두가 정상적인 몸 상태를 유지하기 위해 필요한 과정이랍니다. 가능하면 음식을 통한 영양분의 섭취를 권해요.

백신을 맞아도
될까요

백신은 현대 의학의 가장 위대한 성과 중 하나입니다. 백신의 접종은 감염병을 가장 효과적으로 예방할 수 있는 방법이기 때문에 병에 노출될 위험이 있는 사람이라면 반드시 백신을 맞아야 합니다.

백신 대부분은 임신부들도 접종할 수 있습니다. A형이나 B형 간염 백신 등 불활성화된 백신은 임신 중에 맞더라도 태아에게 이상이 생기지 않습니다. 1차 혹은 2차 백신을 접종한 후에 임신이 되었더라도 예정된 시기에 추가 접종을 해도 됩니다. 간염 항체가 없는 임신부는 간염에 노출될 위험 정도에 따라 예방 접종을 할 수도 있습니다. 그 위험률이 높다면 임신 중이라고 해도 B형 간염 백신을 맞는 것이 좋습니다.

하지만 생백신은 임신 시에 권고되지 않습니다. 생백신이란 살아 있는 균, 바이러스를 약화시켜 만든 것입니다. 대표적인 생백신은 풍진 백신입니다. 태아 기형을 걱정하여 예전에는 임신 초기에 풍진 예방 접종을 했던 임신부에게 유산을 권유하기도 했습니다.

하지만 임신 직전이나 임신 초기에 임신인 줄 모르고 풍진 백신을 맞았던 임신부를 추적 관찰한 결과 기형은 발생하지 않았습니다. 따라서 임신 초기에 풍진 백신을 맞았더라도 걱정하지 않아도 됩니다.

그 이외의 생백신으로는 홍역·볼거리·소아마비·황열·수두·천연두 등이 있습니다.

수두는 임신 초기에 백신 접종을 했더라도 풍진과 마찬가지로 태아에서 기형이 발생하지 않았습니다. 하지만 이론적으로는 생백신이 태아에 영향을 줄 수도 있기 때문에 임신부에게 생백신을 권하지는 않습니다.

독감 예방 주사는 임신 시기에 관계없이 모두 맞아야 합니다. 임신부가 독감에 걸리면 더 심하게 앓고 합병증도 더 자주 발생합니다. 또한, 독감이 유행하는 겨울에서 초봄 사이에 아이를 낳을 예정이면 예방 주사를 맞아 임신부의 체내에서 만들어진 항체가 태아에게 넘어가 아이도 생애 첫해 독감에 대한 면역력을 가질 수 있습니다. 예방 접종을 하더라도 항체가 생기려면

3주는 걸리므로 미리 맞아두어야 태아에게도 효과를 기대할 수 있습니다.

우리나라는 백일해의 발생이 늘고 있어서 백일해 예방 주사를 맞는 것이 좋습니다. 미국 질병관리본부에서 모든 임신부에게 백일해 예방 접종을 권하였고 우리나라 질병관리청에서도 동일한 지침을 내린 바 있습니다.

미국은 3~5년에 한 번씩 큰 유행처럼 백일해가 반복되고 있지만, 우리나라는 아직 미국 수준의 유행은 보이지 않아 다행입니다. 하지만 추가 접종 시기에 예방 주사를 맞지 않으면 주기적인 유행의 가능성이 항상 있음을 기억해야 합니다.

임신부가 백일해 예방 주사를 맞는 것은 아이에게 면역 기능을 주기 위해서입니다. 신생아는 2·4·6개월에 백일해 예방 주사를 맞는데, 태어나서 맞는 예방 주사의 효과가 나타나기 전에 백일해에 걸릴 수 있습니다. 임신부가 예방 접종을 하면 항체가 만들어지고 이것이 태아에게 넘어가 예방 효과를 기대할 수 있습니다.

최근 연구에 의하면 임신 30주경에 예방 접종을 했을 때 항체 생성 효과가 가장 높았습니다. 태아에게 충분한 양의 항체를 넘겨주기 위해 매 임신마다 예방 주사를 맞아야 합니다.

임신부들이 맞는 백일해 예방 주사는 Tdap입니다. Tdap의 T는 파상풍, d는 디프테리아, ap는 개량된 백일해를 나타냅니다. 그리고 대문자 T는 영유아에게 사용하는 예방 주사인 DTaP 용량과 같다는 것을 의미하고 소문자 d, p는 용량을 줄였다는 것을 의미합니다.

개량된 백일해 예방 주사는 이전에 세균을 불활성화시켜 현탁액으로 만들었던 백신과는 다르게 화학적 처리를 하여 독소를 불활성화 시키고 세균의 일부분만을 포함하여 만들어집니다. 대규모 임상 연구를 통해 효과는 유지되면서 합병증의 발생을 현저하게 감소시켰음을 확인하였습니다.

Td는 평생 동안 10년 주기로 접종해야 합니다. 이전에 Tdap을 접종한 적이 없는 청소년·성인은 Td를 접종할 시기에 Tdap을 접종할 때 하면 됩니다. 남편과 아기를 자주 접할 사람들은 신생아에게 백일해를 옮기지 않기 위해 Tdap 주사를 맞습니다. 적어도 출산 2주 전에는 맞아야 합니다.

Doctor Said

독감·백일해 등의 예방 주사는 꼭 맞는 것을 권해요.

기호 식품을
끊기 힘들어요

　　　　　알코올은 강력한 기형 유발제입니다. 아이에게 정신 지체를 일으킬 수 있는 중요한 원인 물질입니다.

　미국에서 임신 중 술을 마신 여성은 약 30퍼센트이고, 이 기간 중 폭음을 한 여성도 1~2퍼센트라고 알려져 있습니다.

　태아알코올증후군은 태아가 알코올에 의해 가장 심각하게 피해를 입은 상태를 말합니다. 19세기부터 알려져 있었지만 구체적인 질병으로 규정된 지는 오래되지 않았습니다. 태아알코올증후군은 특징적인 안면 기형과 성장 장애 그리고 중추 신경계 이상이 있으면 진단할 수 있습니다. 태아알코올증후군의 기준을 만족하지 않지만 알코올의 영향으로 발생하는 질환을 태아알코올범주질환이라고 합니다.

임신 중 안전한 음주량은 알려져 있지 않기 때문에 단 한 잔의 술도 마시지 않도록 권고하고 있습니다. 하지만 초기에 임신인 줄 모르고 마신 술의 영향은 크지 않을 것으로 생각됩니다. 수정이 되고 12일이 되어야 임신부와 태아 사이에 혈관이 형성된다고 알려져 있어 초기에 태아에게 알코올이 넘어갈 가능성은 매우 낮습니다.

또한 뇌의 발달은 임신 기간뿐만 아니라 출생 후에도 진행되기 때문에 임신 초기에 술을 마셨더라도 걱정할 정도의 이상이 발생할 가능성은 낮습니다. 그렇더라도 태아가 알코올에 노출되지 않도록 최대한 노력을 해야 합니다.

담배에는 니코틴·코티닌·시안화물·일산화탄소·카드뮴·납·탄화수소 등이 복합적으로 섞여 있습니다. 이 물질들이 태아에게 직접 해로운 영향을 줄 뿐만 아니라 혈관 수축 작용을 가지고 있어 태아 조직 내의 산소 농도를 떨어뜨립니다. 담배의 독성 성분이 태아에게 직접 작용하여 기형을 일으키는 데 관여한다는 보고도 있지만 이것보다는 혈관 수축에 의해 2차적으로 태아성장제한을 일으키는 것이 더 큰 문제입니다.

또한 흡연은 임신이 잘 되지 않거나 유산·전치태반·태반조기박리·조산 등에도 관련이 있다고 보고되었습니다. 다행인 것은 임신 전 흡연은 태아에게 미치는 영향이 거의 없으므로 임신하고 금연을 한다면 걱정하지 않아도 됩니다.

커피 · 차 · 콜라 · 초콜릿 음료 등에서 임신부가 주의해야 할 물질은 카페인입니다. 동물 실험에서 카페인을 고농도 섭취한 뒤 태아 기형 · 암 · 돌연변이 등이 발생됐다는 보고들이 있으나, 사람에서는 아직 카페인이 기형을 일으켰다는 증거는 없습니다. 자궁 내 태아 발육 부전과 유산이 증가한다는 보고가 있지만, 인과관계가 확인되지는 않았습니다.

하루 200밀리그램 이하의 카페인은 안전하다고 알려져 있습니다. 술 · 담배와 달리 커피와 차 등은 많은 양이 아니라면 임신부도 마실 수 있습니다.

Doctor Said

커피와 자주 마시는 음료에 든 카페인의 함량이 궁금할 때는 caffeinein former.com라는 웹사이트 정보를 참고하세요.

임신 전부터 복용하는 약,
아기를 위해 끊어야 할까요

임신에서 가장 중요한 사람은 여성입니다. 임신부가 희생하듯, 혹은 한 번도 해본 적 없는 노력을 타고났다는 듯이 해나갈 수는 없습니다. 가족과 주변 사람들이 임신에 대한 지식을 충분히 쌓아야 하고, 임신부는 태아와 함께 있을수록 자신을 소중히 하는 태도를 유지해야 합니다. 나아가 이러한 맥락에서 모체가 건강해야 태아 역시 건강하게 자랄 수 있습니다.

그렇기 때문에 임신 전 병이 있어 약을 먹는 여성은 임신을 하더라도 계속 사용하는 것이 원칙입니다. 임신했다고 해서 있던 병이 없어지는 것은 아니기 때문입니다.

가능하면 빨리 약을 처방했던 의사를 만나 임신 사실을 알리고 어떻게 할지 상의해야 합니다. 임신 중 먹어도 되는 약이면 당연히 계속 사용해야 합니다. 먹고 있는 약이 태아에게 해로운 영향을 준다는 것이 확인되었지만, 다행히 대체할 수 있는 안전한 약이 있다면 바꾸는 것을 고려해야 합니다. 임신부의 상태가 일시적으로 약을 중지하거나 용량을 줄여도 괜찮다면, 특히 임신 초에 일시적으로 약을 끊을 수 있다면 약의 영향을 최소화할 수 있습니다.

가장 위험한 선택은 약이 태아에게 좋지 않을 것이라고 스스로 판단하여 의사와 상의하지 않고 임의로 약을 중단하는 것입니다.

임신 초기에 약을 먹었다는 사실만으로 유산을 생각하면 절대 안 됩니다. 많은 약들이 태아에게 나쁜 영향을 미치지 않을 뿐만 아니라 장기간 복용하면 해로운 약도 일시적인 복용으로는 영향을 미치지 않는 경우가 많이 있습니다.

만일 먹고 있는 약물이 특정 장기에 이상을 일으키는 것이 알려져 있으면 임신 중기에 초음파로 태아가 영향을 받았는지 확인할 수 있습니다.

Doctor Said

> 약을 복용하고 있는 여성이 임신을 계획하고 있다면 산부인과 의사를 찾아가 의견을 듣고 안전한 임신을 계획하세요. 절대로 의사 상담 없이 약을 중단하지 마세요.

엽산은 어떻게
먹어야 하나요

엽산은 비타민의 일종입니다. 신선한 과일과 채소 등에 많이 들어 있지만 식사로 필요량을 채우기 어려운 영양소입니다.

임신부라면 한 번쯤은 들어봤을 엽산이 지금처럼 널리 알려진 지는 오래되지 않았습니다. 엽산을 복용했던 임신부에서 신경관결손증 발생률이 낮아졌다는 연구 결과가 1990년대 초부터 다수 발표되었고, 이후 산부인과 의사들이 임신을 계획하는 여성들에게 엽산 복용을 권장하게 되었습니다.

엽산의 효과가 처음으로 입증된 것은 신경관결손증의 예방입니다. 신경관결손증에는 무뇌아와 척추이분증이 있습니다.

헝가리 의사 치이젤은 신경관결손증 아이를 분만했던 임신부를 대상으로 하루 4밀리그램 엽산을 복용한 군에서 먹지 않은 군보다 신경관결손증의 발생이 70퍼센트 줄었다는 결과를 발표했습니다.

신경관결손증의 가족력이 없더라도 엽산을 복용하는 것이 건강한 임신에 도움이 된다고 알려져 있습니다. 미국·영국·덴마크·칠레 등 여러 나라에서는 1990년대 이후 주식인 밀가루에 일정량의 엽산을 넣어 모든 국민이 먹고 있습니다.

동물 실험에서는 엽산 결핍 시 기형 발생이 증가했고, 엽산의 기능을 방해하는 물질인 엽산 길항제가 기형을 유발했습니다. 하지만 사람에서 엽산 결핍이 기형 유발 가능성은 있지만 증명되지는 않았습니다.

엽산 복용으로 신경관결손 등 태아 기형을 줄이는 효과를 기대할 수는 있지만, 엽산이 결핍되었다고 기형이 더 발생하지는 않는다는 것입니다. 즉, 임신 초기에 엽산을 먹지 않았던 임신부가 신경관결손증을 가진 아이를 임신했더라도 임신부에게 책임이 있다고 할 수는 없습니다. 다태임신의 증가, 태반조기박리, 임신성 고혈압, 유산 등과의 연관성도 아직까지 인정받지 못하고 있습니다.

엽산은 0.4밀리그램(400마이크로그램), 0.6밀리그램, 0.8밀리그램, 1.0밀리그램, 4.0밀리그램 등 다양한 용량으로 시판되고 있지만, 어느 용량이 더 도움이 되는지는 밝혀진 바가 없습니다. 구하기 쉬운 용량의 엽산을 먹으면 됩니다.

그러나 신경관결손증 아이를 분만한 적 있는 여성에게는 4밀리그램을 추천합니다. 고용량이기 때문에 특별한 이상이 나타나지 않는지 의사의 감독하에 먹도록 권유하고 있습니다.

엽산의 용량보다는 엽산을 먹느냐 안 먹느냐가 더 중요합니다. 또한 쌍태 혹은 삼태임신이라고 더 먹을 이유는 없습니다.

엽산은 복합 비타민에 섞여 있는 형태가 아닌, 단독으로 먹는 것이 좋습니다. 복합 비타민으로 먹게 되면 엽산을 필요한 양만큼 복용하려면 여러 알을 먹어야 되고 그러면 필요 이상의 지용성 비타민을 먹을 수도 있기 때문입니다.

1998년에는 미국 한림원 내 의료평가원에서 엽산 복용을 권장했으며, 2009년 5월에는 미국 질병예방대책위원회에서 증거가 가장 확실하다는 의미의 A등급 평가를 내리며 0.4~0.8밀리그램을 가임기 여성 모두에게 권하고 있습니다. 미국은 전체 임신의 50퍼센트가 계획되지 않은 임신이고, 신경관결손증 발생 여부는 임신 후 3~4주가 중요한데 많은 경우 임신인줄 모르고 지내기 때문입니다. 따라서 가임기 여성이라면 임신 여부와 관계없이 먹으라고 권하는 것입니다.

우리나라는 보건소에서 임신 여부를 확인한 뒤에야 엽산을 줍니다. 앞으로는 임신을 계획하는 모든 여성에게 줄 수 있도록 제도를 바꾸는 것도 고려할 필요가 있습니다.

엽산 복용으로 신경관결손증의 발생이 70퍼센트까지 감소할 수 있다지만 절대적 효과는 각국의 신경관결손증 발생률에 따라 차이가 납니다.

신생아가 100만 명 태어난다고 가정하면, 신경관결손증 발생이 100명 당 1명인 국가는 7,000명의 예방 효과를 기대할 수 있습니다. 1,000명당 1명꼴로 발생하는 국가는 700명의 예방 효과를 기대할 수 있습니다.

우리나라는 아직 신경관결손증 발생률에 대한 통계가 없지만 일본과 비슷하다고 하면 약 2,000~3,000명당 1명꼴입니다. 신경관결손 발생률이 낮은 국가에 속하지요. 한 해 30만 명이 분만하고 2,000명당 1명꼴로 신경관결손증이 발생한다고 가정하면 약 100명의 감소를 기대할 수 있습니다.

국내 판매 중인 엽산들

제품명	회사명	가격	포상 단위
신일폴산정 (1mg/1정)	신일제약(주)	13/정	1,000정
폴시드정 (1mg/1정)	조아제약(주)	13/정	1,000정
폴다정 5mg (5mg/1정)	(주)다림 바이오텍	48/정	100 · 300 · 500정

엽산은 임신을 계획하고 있는 여성만이 아니라 임신이 가능한 모든 여성들에게 권하기 때문에 약값도 중요할 것입니다.

우리나라에는 신일폴산정 · 폴시드정 · 폴다정 세 가지가 있습니다. 모두 환자 진료에 반드시 필요하나 원가의 보전이 필요할 정도로 경제성이 없어서 생산과 수입을 기피하는 퇴장 방지 의약품 목록에 등록되어 있습니다. 1만3,000원이면 3년 동안 먹을 분량을 구입할 수 있습니다.

엽산 복용으로 태아 기형을 예방할 수 있습니다. 임신부들이 당사자이지만 보건 당국과 의사 모두 신경을 써야 합니다.

Doctor Said

엽산은 임신 전부터 임신 12주까지 먹기를 권해요. 뇌와 척수를 형성하는 신경관이 임신 직후부터 발달하기 때문이에요.

철분제를 먹으면
변비가 생겨요

임신 중 곡류·육류·채소류를 포함하는 균형 잡힌 식사를 하면 대부분의 영양소는 결핍 상태가 되지 않지만 철분은 예외적으로 정상적인 식사를 하더라도 부족할 수 있습니다.

임신 전 기간 동안 철 성분으로 약 1그램(1,000밀리그램) 정도가 필요합니다. 300밀리그램이 태아와 태반 등에 사용되고 임신부의 혈액 증가에 따른 필요량이 500밀리그램, 그리고 나머지가 임신 기간 중 몸에서 배설되는 양입니다.

혈액은 적혈구·백혈구·혈소판 등 혈구와 액체인 혈장으로 구성됩니다. 임신 초기부터 혈장의 증가량이 적혈구의 증가량보다 많아 적혈구의 농도는 점점 떨어져 임신 28~32주경에 최저에 도달하며 이후에 늘어납니다.

따라서 임신 중 빈혈의 진단은 임신 시기에 따라 달라집니다. 임신 초기와 말기에는 비임신 시와 마찬가지로 혈색소 수치(g/dL)가 12 미만일 때를 빈혈로 진단합니다. 임신 28~32주에는 10~10.5 미만이 빈혈입니다.

빈혈 검사는 임신 초기와 임신 28~32주경에 하는 것을 권장합니다. 이 시기에 한 번 더 검사하는 이유는 철분 복용의 효과를 확인하고 만일 빈혈이 있다면 철분의 양을 늘려서 분만 전까지 정상 수치로 올리기 위함입니다.

임신 초기부터 철분제를 먹는 경우도 있습니다. 그러나 초기에 빈혈이 없다면 20주부터 먹으면 충분합니다. 임신 20주경 태아 체중이 약 300그램밖에 되지 않아 임신 전반기에는 철분 필요량이 많지 않으며, 임신부의 혈구 증가는 대부분 임신 후반기에 일어납니다. 또한 철분제 복용으로 입덧 증상을 악화시킬 수 있고 소화 장애·변비 등이 발생할 수 있습니다.

철은 원자 상태가 아니라 황산·푸마르산·글루콘산 등의 분자들과 결합된 형태로 존재합니다. 일반 의약품에는 전체 용량과 함께 철 성분 용량도 함께 적혀 있습니다. 단태아에서는 철 성분으로 하루 30~40밀리그램, 다태아를 임신했거나 체격이 큰 임신부는 더 먹을 것을 권합니다.

철분제의 용량이 많으면 효과가 좋을 수 있습니다. 하지만 철

성분이 150밀리그램인 약이 30밀리그램인 약보다 5배 더 효과가 있다고 할 수는 없습니다. 실제 흡수되어 적혈구를 만드는 데 사용되는 양은 임신부의 상태, 철분제의 종류 혹은 복용 방법 등에 따라 달라질 수 있기 때문입니다.

높은 용량의 약제를 꾸준히 잘 복용하는데도 빈혈 상태가 좋아지지 않는 경우도 종종 보게 됩니다. 이런 경우에 다른 종류의 철분으로 바꾸는 것이 좋습니다.

철분제의 흡수를 고려하면 아침 식사 전이나 공복에 먹는 것이 좋습니다. 비타민 C와 함께 복용하면 도움이 될 수 있습니다. 철분만 들어 있는 일반 의약품을 복용하는 것이 복합 영양제 형태로 들어 있는 것보다 낫습니다. 복합 영양제로 필요한 만큼의 철을 섭취하려면 엽산의 경우와 마찬가지로 다른 영양소들을 너무 많이 섭취할 수 있습니다. 또한, 철분제를 매일 규칙적으로 먹는 것이 어렵다면 한 번의 용량을 늘리는 것도 좋은 방법입니다.

철분제는 임신 중 지속적으로 먹기 때문에 가격도 중요합니다. 알약에 비하여 액상으로 된 것은 5~10배, 캡슐로 된 것은 2~4배 정도 비싸지만 그만큼 효과가 더 좋은지는 확실하지 않습니다. 대부분 알약으로 충분히 효과를 기대할 수 있습니다.

철분제를 먹으면 소화가 안 되거나 변비 등이 생길 수 있습니다. 설사를 하는 임신부도 있습니다. 부작용이 심하면 복용 간격을 늘려 며칠에 한 번씩 먹거나 먹는 시간을 자기 전 혹은 식후로 바꾸고, 그래도 불편하면 철분이 많이 포함된 음식을 먹으면 도움이 됩니다.

철분이 많이 든 음식으로는 간·살코기·달걀 그리고 푸른 채소와 말린 콩 등이 있습니다. 흡수와 부작용 등을 고려할 때 동물성 철분이 더 우수합니다.

혈색소 수치를 측정하여 빈혈이 있는지를 확인해보고 빈혈이 없다면 일시적으로 중지할 수도 있습니다. 철분을 복용하면 변이 까맣게 나와 당황하는 수가 있는데 철분이 변색되어 생기는 정상적인 현상이므로 걱정하지 않아도 됩니다.

철분제는 고혈압이나 당뇨병에 쓰는 약과는 다릅니다. 매일 먹는 음식에 들어 있지만 부족할 수 있어 보충해주는 것입니다. 임신 중 철분제를 복용하지 않더라도 임신부 20퍼센트에서는 빈혈이 생기지 않습니다.

철분제를 먹고 부작용이 나타나면 철분이 잘 흡수되고 있는 증거일 수도 있습니다. 철분제를 먹는데 부작용이 전혀 없다면 흡수가 잘 안 되거나 필요한 용량보다 적게 먹고 있을 가능성도 생각해야 합니다.

임신부에게는 일반 의약품이라고 적힌 철분제가 적당합니다. 몇몇 대형 제약 회사에서 철분 보충을 위한 건강 보조 식품을 내놓는데 임신 중 필요한 철분 양으로는 부족합니다.

약품명	제약 회사	철분 종류	총량 (mg)	철성분 (mg)
훼로바유	부광 약품	건조황산 제일철	256	80
볼그레	종근당	철아세틸 트랜스페린	200	40
헤모 에이큐	알피 바이오	푸마르산철	100	32.9
엘레비트	바이엘	푸마르산철	183	60
엘레뉴II	바이엘	푸마프산철	30	60

　　보건소에서 무료로 받는 철분제는 미덥지 못하다고 약국에서 건강 보조 식품을 구입해서 먹는 경우가 종종 있습니다. 이런 제품을 먹고 있는 임신부는 대부분 철분을 먹어서 생기는 부작용이 없다고 좋아하지만 철분 함유량이 적기 때문에 부작용이 없을 수도 있습니다.

　　부작용이 심해서 철분제를 먹지 못하는 임신부가 빈혈이 있으면 주사용 철분제를 사용할 수 있습니다. 주사용 철분제는 위장 관계 부작용은 없지만 가격이 비싸고 정맥 주사를 해야 되는 단점이 있습니다. 또한 검사 후 기준을 만족해야 건강보험 혜택을 받을 수 있습니다.

임신부가 철분제를 먹는 것은 태아를 위해서가 아닙니다. 임신부가 심한 빈혈 상태라도 태아의 혈색소는 거의 정상입니다. 임신부의 건강을 위해 철분제를 복용합니다. 빈혈이 심하면 여러 증상이 나타날 수 있고, 또한 분만 과정에서 어느 정도 출혈이 있을 수 있으므로 미리 피를 준비해둔다고 생각하면 됩니다. 빈혈이 없는 임신부는 분만 시 보통 정도의 출혈로는 수혈이 필요하지 않지만 빈혈이 있다면 수혈할 가능성이 높아집니다.

최근 임신부의 철 저장 상태가 충분하지 못하면 태아 및 신생아의 발달에 영향을 줄 수 있다는 연구 결과들이 발표되어 관심을 끌고 있습니다. 하지만 지금까지의 연구만으로 임신 중 철분 보충이 신생아의 건강에 직접 도움이 된다고 할 근거는 충분하지 않습니다.

Doctor Said

철분 부족은 균형 잡힌 식사를 하더라도 생겨날 수 있어요. 빈혈 검사 후 철분제를 처방받았다면 자신의 건강을 위해 꼭 챙겨 먹어야 해요.

입덧을
피할 수 없나요

입덧이란 임신 초기에 음식을 먹으면 구역질이 나고 심하면 구토를 하는 증상입니다. 임신부 약 70퍼센트가 경험합니다. 특정 음식을 생각하거나 냄새만 맡아도 증상이 나빠집니다. 침이 많이 나와 하루 종일 컵이나 화장지를 들고 다니거나 물 한 컵도 제대로 못 마시는 임신부도 있습니다. 항암제 치료할 때와 유사한 정도로 심한 구토를 호소하기도 합니다. 입덧의 원인은 호르몬의 변화 혹은 심리적인 요인이라는 주장이 있으나 아직 확실히 밝혀지지 않았습니다.

입덧은 보통 임신 4~5주부터 시작해서 9주경에 가장 심해졌다가 이후 점점 가라앉습니다. 하지만 개인차가 매우 큽니다. 드물게는 임신 중기 이후까지 지속되기도 하며 증상이 완전히 없어졌다가 임신 말기에 다시 나타나기도 합니다. 다태임신에서 더 심한 경향이 있습니다.

입덧을 임신 중에 거치는 대수롭지 않은 일로 여기면 안 됩니다. 어떻게든 줄여줄 방법을 찾아야 합니다. 증상을 완전히 없애기는 쉽지 않지만 여러 가지 방법으로 상당 부분 호전을 기대할 수 있습니다.

가장 먼저 할 일은 적은 양의 음식을 여러 번에 나누어 먹고 포만감을 느끼기 전에 그만 먹는 것입니다. 이 방법은 물을 포함한 음료수에도 적용됩니다. 대부분의 임신부는 먹을 당시에는 불편하지 않기 때문에 물 한 컵을 한번에 마십니다. 그리고 조금 지나서는 속이 불편하다고 느끼거나 토하기도 합니다.

아무것도 먹지 않는다고 증상이 좋아지지 않습니다. 공복인 상태만으로도 증상이 악화될 수 있습니다. 달지도 고소하지도 않은 별 맛이 없는 과자를 옆에 두고 조금씩 먹는 것도 한 방법입니다. 먹던 영양제를 끊는 것도 많은 경우 도움이 됩니다.

아기에게 영양을 공급해줘야 한다는 생각으로 입덧이 심한 데도 불구하고 무리하게 먹는 임신부도 있습니다. 그러나 실제 임신 10주경 태아의 크기는 5센티미터 정도이고, 무게는 10그램도 되지 않기 때문에 임신부가 먹지 않더라도 아기가 자라는 데는 문제가 없습니다.

입덧이 있어도 먹어야 하는 이유는 임신부 자신 때문입니다.

제대로 먹지 못하면 기운이 없고 생활 자체가 힘들어집니다. 따라서 어떤 음식인지는 중요하지 않고 칼로리를 공급해주면서 필요한 만큼 수분 섭취를 할 수 있으면 됩니다. 과일만 혹은 과자만 먹어도 문제되지 않습니다. 일반적으로는 기름지고 자극적인 음식을 피하는 것이 좋지만 개인차가 있으니 자신에게 맞는 음식을 찾는 과정도 중요합니다.

입덧이 심하더라도 태아의 건강과는 관계없다는 점이 다행입니다. 오히려 입덧 증상이 있을 경우 자연 유산이 적게 생겼다는 보고도 있습니다. 한편, 입덧이 없어지는 상태를 유산 증상으로 생각하고 불안해하는 임신부도 있습니다. 걱정이 된다면 태아 심장 박동을 확인하는 것으로 충분합니다.

입덧 증상은 갑자기 무 자르듯이 없어지지 않습니다. 좋아졌다 나빠졌다를 반복하면서 천천히 사라집니다. 어느 날부터 증상이 없어져 끝났으려니 했는데 그 다음 날 다시 증상이 나타나서 실망하는 임신부들을 종종 봅니다. 그래서 증상이 좋아졌다고 너무 기뻐하지도 말고 나빠졌다고 너무 실망하지도 말라고 말해줍니다. 임신 11~12주를 넘어서면서 대부분 좋아지며 이전보다 조금이라도 나아지면 회복 단계에 들어선 것입니다.

입덧은 증상이 경하다고 하여도 토할 것만 같은 구역감이 하루 종일 계속되기 때문에 매우 괴로운 상태입니다. 하루 종일 흔들리는 배를 타고 있다고 생각하면 됩니다.

입덧을 하는 임신부에게 제일 나쁜 것은 남들도 다 하는 입덧을 당신만 유난스럽게 한다는 식의 남편, 주위 사람의 태도입니다. 가까운 사람에게 받는 이해와 격려가 증상에 긍정적으로 작용할 수 있으므로 입덧으로 고생하는 임신부에 대한 따뜻한 관심이 필요합니다.

Doctor Said

임신하면 식성이 임신 전과 바뀔 수 있기 때문에 입덧 초기에 여러 가지 음식을 먹어보는 것도 좋은 방법이에요.

입덧을 없애주는
약이 있나요

입덧을 줄이기 위해 약을 먹을 수 있습니다. 피리독신(비타민 B6)과 독실아민의 복합제인 디클렉틴을 먼저 사용할 수 있습니다. 밤에 잠들기 전에 두 알을 먹고 아침에 증상이 있으면 오전에 한 알, 오후까지 지속되면 오후에 한 알 더 먹습니다.

밤에 한 알만 먹어도 하루 종일 증상이 좋아지는 경우부터 네 알을 먹어도 전혀 반응이 없는 임신부까지 다양합니다. 따라서 처음에는 1주일 이내의 처방만 받아 약이 잘 듣는지 확인하고 추가 처방을 받는 것이 좋습니다. 이 약을 먹으면 잠이 오는 부작용이 나타나는데, 이것도 개인적 차이가 많이 있습니다.

이 방법으로 증상에 호전이 없으면 경구용 메토클로프라미드 혹은 온단세트론을 사용합니다. 약을 먹기 어려운 상태면 주사용 제제를 쓸 수 있습니다.

탈수 증상이 나타나거나 탈수 증상이 없더라도 먹는 것이 충분하지 않으면 포도당액에 비타민 B 복합제를 섞어 정맥 주사를 하면 많은 경우 증상이 호전됩니다. 임신 중에 약물 복용을 싫어하지만 위의 약들은 안정성이 확인되었기 때문에 안심하고 사용할 수 있습니다.

가장 심한 상태는 계속 토하고 물을 포함해서 모든 음식을 전혀 먹지 못해 체중이 줄어들 뿐만 아니라 탈수 현상이 심해지며 전해질 불균형이 일어나는 경우입니다.

이런 상태를 임신오조(姙娠惡阻)라고 하며, 곧바로 입원하여 치료받아야 하는 응급 상황입니다. 수액으로 전해질 불균형을 교정하고 주사용 구토 억제제를 사용합니다.

드물게 심한 입덧 증상이 내과적 질환으로 생길 수도 있습니다. 입원을 할 정도라면 모든 가능성을 염두에 두고 담당 의사의 소견에 따라 필요한 검사를 해야 합니다.

입덧으로 입원할 때는 임신부의 상태뿐만 아니라 임신부의 의견도 고려합니다. 물이나 음료수를 거의 마시지 못하거나 입덧 증상으로 정상 생활이 어려운 경우, 그리고 의사의 생각과 달리 임신부가 힘들어한다면 입원하는 것이 좋습니다. 또한 퇴원 여부도 스스로 결정하도록 합니다.

입덧이 심하면 하루하루가 괴로운 시간이지만 결국 대부분은 증상이 완화되거나 좋아집니다. 입덧은 사람 차이가 워낙 크기 때문에 각각 개개인의 증상 정도에 따라 맞춤형 처치가 필요합니다.

Doctor Said

입덧은 임신부 건강과 일상생활에 심각한 영향을 줍니다. 증상이 있으면 반드시 의사와 상담하세요.

속 쓰림 증상이 생겼어요,
약을 먹어도 되나요

임신 중 속 쓰림은 잠깐 불편한 정도의 경미한 경우부터 목이 타들어가는 증상이 자주 나타나 일상생활에 지장을 받을 정도로 심할 수도 있습니다. 임신 초기나 임신 30주가 넘어서 나타나는 경우가 많지만, 임신 전 기간에 걸쳐서 나타날 수도 있습니다. 임신 중에 식도와 위를 연결하는 부위의 괄약근이 상대적으로 이완되어 나타나는 증상입니다. 과식을 하거나 자극성 있는 음식을 먹을 경우 더 심해질 수 있습니다.

속 쓰림 증상이 나타나면 식사를 할 때 조금 덜 먹고 남겨두었다가 이후에 나누어 먹으면 증상이 좋아질 수 있습니다. 또한, 먹고 난 뒤 바로 눕지 않고 잘 때 머리를 높게 하여 자는 것도 도움이 됩니다.

그래도 좋아지지 않으면 위산 분비 억제제와 제산제를 먹으면 됩니다. 위산 분비 억제제는 하루에 두 번 꾸준히 먹으면 증상이 없어지거나 줄어들어 훨씬 지내기 편해집니다. 자기 전에 주로 나타나면 증상이 나타나기 1~2시간 전에 위산 분비 억제제를 먹거나 제산제를 미리 먹으면 도움이 됩니다.

그런데 많은 임신부는 속 쓰림 증상이 나타난 뒤에 약을 먹어서 약을 먹더라도 약간의 증상 호전만 기대할 수 있습니다. 증상이 심할 경우에는 시간 간격을 두고 규칙적으로 먹는 것이 좋습니다.

Doctor Said

제산제와 위산 분비 억제제는 임신 중 어느 시기에나 복용할 수 있는 안전한 약제입니다.

변비가 생겨서
불편해요

임신을 하면 장운동이 감소하고 장이 눌려서 변비가 자주 생깁니다. 변비란 배변 습관이 변하는 것을 말합니다. 2~3일에 한 번씩 화장실에 가던 사람이 같은 빈도로 화장실에 가는 것은 정상이지만 하루 한 번씩 화장실을 가던 사람이 2~3일에 한 번씩 간다면 변비라고 할 수 있습니다.

임신 전에 정상적인 배변 습관을 가지고 있던 여성도 임신하면 변비가 생길 수 있기 때문에 충분히 물을 마시고, 김치 · 미나리 · 시금치 등의 음식물을 섭취하면서 적절하게 운동을 병행하는 것이 변비를 예방할 수 있는 방법입니다.

변비의 가장 흔한 이유는 먹는 양이 줄었기 때문입니다. 특히 임신 초기에 입덧으로 제대로 먹지 않으면 화장실에 가는 횟수가 줄어들게 됩니다. 따라서 본인이 생활하는 데 불편하지 않으면 화장실 가는 횟수가 줄어드는 것을 걱정할 필요는 없습니다. 먹는 양이 늘면 다시 예전으로 돌아갈 수 있습니다.

야채를 많이 먹고 음식물의 양을 늘리고 활동도 적당히 하는데도 불구하고 좋아지지 않으면 마그네슘과 대변 연화제 등 변비약이 도움이 됩니다. 병원에서 임신부에게 처방하는 변비약들은 장에서 흡수되지 않기 때문에 태아에게 미치는 영향은 없습니다.

약을 먹어도 좋아지지 않는 드문 경우라면 변비약의 용량을 늘려서 먹으면 됩니다. 임신 중에는 변비가 심하더라도 지용성 제제, 강력한 설사제, 관장 등은 하지 않는 것이 좋습니다.

Doctor Said

철분이 변비의 원인이 될 수 있어요. 빈혈이 없다면 철분제 먹는 간격을 늘리거나 용량을 줄이거나 잠시 먹지 않는 방법도 있습니다. 철분제와 변비약을 같이 먹으면 서로 흡수를 방해할 수 있기 때문에 적어도 누 시간 이상의 간격을 두고 먹기를 권해요.

정맥류와 치질을
알게 됐어요

임신 중에는 다리나 외음부에 정맥류가 종종 나타납니다. 정맥류란 임신한 자궁이 정맥의 흐름을 방해해서 주로 다리와 외음부에 임신 전에는 보이지 않던 정맥이 보이는 것입니다. 심하면 굵고 꼬불꼬불한 혈관이 다리의 뒷부분이나 외음부에도 나타나지만 다행히 대부분 증상은 없습니다.

정맥류는 다리를 높은 데 얹고 자거나 일상에서 압박 스타킹을 사용하면 좋아질 수 있습니다. 외음부 정맥류는 분만 시에 출혈이 많을 것처럼 보이지만 실제로는 그다지 심각한 영향을 주지는 않습니다. 아기를 낳으면 저절로 좋아지기 때문에 임신 중이나 분만 직후에 수술하지는 않습니다.

치질로 고생하는 임신부가 많습니다. 임신 전부터 있던 치질이 심해지거나 처음 생기기도 합니다. 처음 치질을 발견하고 놀라는 임신부들도 많이 있습니다.

치질은 정맥류의 일종입니다. 커진 자궁이 정맥을 눌러 생기는 현상으로 아기를 분만하기 전까지 증상의 호전과 악화를 반복합니다. 변비가 있어 배변할 때 힘을 과하게 주어 더 심해질 수 있으므로 평상시 변비가 생기지 않도록 주의해야 합니다. 치질은 정도의 차이는 있지만 대부분 생깁니다. 증상이 없으면 다행이지만 통증이 있으면 치료를 하면 좋아집니다.

먼저 하루에 3~5회 정도 약간 뜨거운 물에 10분 정도 좌욕하면 많은 경우 증상이 완화됩니다. 자주 하기 어려우면 아침·저녁으로 두 번만 해도 좋아집니다.

그래도 좋아지지 않으면 바르는 진통제를 쓸 수 있습니다. 분만 후에 시간이 지나면 저절로 좋아지므로 임신 중이나 분만 직후에 치질 수술을 할 필요는 없습니다.

Doctor Said

수술 등의 치질 치료는 분만 후 2~3개월까지 경과를 살펴보면서 결정하세요.

빈뇨,
저를 너무 초라하게 해요

임신을 하면 소변 때문에 화장실을 자주 갑니다. 특히 잠자다가 깨서 화장실에 갔는데 얼마 나오지도 않습니다. 그런데 돌아온 지 얼마 지나지 않아 또 요의를 느낍니다. 빈뇨는 자궁이 커지면서 방광을 눌러 나타나는 현상입니다.

임신 3개월이 지나서 자궁이 골반 밖으로 나가면 증상이 좋아질 수도 있지만 사람에 따른 차이가 많습니다. 임신 말기가 되면 커진 자궁뿐만 아니라 태아가 움직이면서 머리나 발로 방광을 자극해서 더 심해질 수 있습니다.

임신 말기에는 1시간에 한 번씩 화장실을 가느라 잠을 못 자는 임신부도 많습니다. 이런 일들로 힘들어하는 임신부를 만나면 의사로서 특별히 처방해줄 것이 없어 안쓰럽다는 마음이 듭니다.

잠자리에 들기 1~2시간 전부터 물을 마시지 않고 자기 직전에 화장실을 가면 횟수를 조금 줄일 수 있습니다.

임신에 의한 생리적 현상이 아니라 방광염의 증상일 수도 있습니다. 그러므로 통증이 동반되거나 의심되면 소변 검사를 통해서 비뇨기계 감염 여부를 확인하는 것이 필요합니다.

Doctor Said

여러 몸의 변화 중에 통증과 관련한 증상은 반드시 담당 의사를 찾아가 진료 받아야 해요.

배와 골반에
수시로 통증이 있어요

　　개인적인 차이가 있지만 대부분의 임신부는 배와 골반 부위가 항상 불편합니다. 임신 초기에는 생리할 때처럼 기분 나쁜 불편감이 아랫배에 있습니다.

　　조금 더 지나 임신 16~17주가 되면 이따금씩 배가 뭉치기 시작합니다. 아프지는 않지만 만져보면 딱딱하게 느껴집니다. 조산은 아닐까 걱정하게 됩니다. 바늘로 콕콕 찌르듯이 아프기도 하고 사타구니 부위가 당기듯이 아픕니다. 보통은 한쪽이 더 아프고 골반의 앞부분이 아픈 경우도 있습니다. 자주는 아니지만 칼로 베는 듯하여 '악!' 소리가 날 정도의 짧지만 심한 통증도 있습니다.

　　임신 25주가 넘어서면 자궁이 뭉칠 때 통증으로 느끼는 경우가 있는데 항상 같은 부위가 아프고 수축할 때 가슴이 뻐근하기도 합니다. 특히 걸을 때 증상이 심해져서 잠시 걸음을 멈추기도 합니다.

임신이 진행되면서 더 자주 나타납니다. 30주가 되면서는 자세를 바꿀 때마다 아파서 천천히 움직여야 하는 임신부도 많이 있습니다. 사타구니 통증은 더 심해지고 아래로 힘이 쏠리고 빠질 것 같은 느낌이 들기도 합니다. 매일이 불안합니다. 다행인 것은 이런 통증들이 조산으로 이어지는 경우가 거의 없다는 사실입니다. 자궁이 커지면서 나타나는 생리적인 증상입니다. 증상이 심하면 잠시 쉬는 것이 바람직하고, 필요하면 진통제를 복용하면 도움이 될 수 있습니다. 주위의 사람들, 특히 남편이 아내의 불편함을 이해하고 조금이라도 덜어줄 수 있도록 노력하는 자세가 필요합니다.

허리 통증도 임신부가 자주 호소하는 증상입니다. 임신 초기부터 허리가 아픈 사람도 있습니다. 특히 임신 전에 허리 통증이 있었으면 더 일찍 더 심하게 느낍니다. 요통을 예방하기 위해서는 과도한 체중 증가를 피해야 합니다. 척추 근육에 도움이 되는 운동을 꾸준히 해서 통증을 감소시킬 수도 있습니다. 편한 신발을 신고 가능하면 굽이 높은 구두는 피해야 합니다.

허리 통증 때문에 진통제를 먹어야 생활이 가능할 정도로 심한 임신부도 종종 있습니다. 허리 통증은 너무 많이 움직여도 생기지만 너무 안 움직여도 생길 수 있습니다.

임신하면 평소 체중에서 보통은 10킬로그램 이상 늘고 20킬로그램 이상 느는 경우도 종종 있습니다. 갑작스럽게 체중이 늘면 무릎과 발목 관절에 통증이 옵니다. 체중을 줄이면 통증이 줄거나 좋아질 수도 있겠지만 임신 중에 체중을 줄이기는 쉽지 않을 뿐만 아니라 태아에게 미치는 영향도 아직 확실히 알려져 있지 않습니다. 오히려 임신 초기부터 꾸준한 운동을 통해서 근력을 유지하거나 늘리는 것이 더 바람직합니다.

손가락과 손목 통증도 임신하면 자주 생깁니다. 팔목 보호대를 쓰거나 통증 완화를 위해 파스를 쓸 수도 있습니다. 아침에 일어났을 때 손을 쥐지 못하는 임신부도 많습니다. 약 20퍼센트에서 나타나는 흔한 증상입니다. 손가락의 작은 관절들이 뻣뻣해져서 구부리려면 통증이 생깁니다. 보통은 일어났을 때 통증이 가장 심각했다가 시간이 지나면서 조금씩 증상이 좋아집니다. 낮잠을 자고 일어나면 다시 증상이 나타납니다. 움직이지 않다가 움직이기 시작할 때 나타나는 증상으로 분만 후 대부분 좋아집니다.

관절이 아프면 덜 움직이게 되고, 덜 움직이면 체중은 늘고, 근력은 감소합니다. 그러면 당연히 통증은 더 심해집니다. 이런 악순환을 막기 위해서 임신 초기부터 계획적으로 운동을 하는 것이 좋습니다.

손목 통증은 아기를 낳은 뒤에도 지속되는 경우가 많아 류마티스내과 진료
가 필요해요.

어지러워서 쓰러졌어요,
빈혈인가요

"지하철에서 갑자기 어지럽고 속이 메슥거렸어요. 땀이 나다가 의식을 잃고 쓰러졌어요."

정기 진찰을 받는 임신부에게 특별한 일이 없었느냐고 물어보면 이런 대답을 심심치 않게 듣게 됩니다. 쓰러질 정도의 심한 어지럼증은 임신부의 약 5퍼센트가 경험합니다. 의식을 잃지는 않았으나 순간적인 현기증과 메슥거림을 겪은 임신부는 30퍼센트 정도 됩니다.

가장 흔한 원인은 신경심인성실신이라고 하여 자율신경계의 부조화로 일어납니다. 혈관미주신경실신으로 혈관이 확장되고 맥박이 느려지면서 뇌로 가는 혈액량이 감소하여 의식이 없어지게 되는 것입니다.

커진 자궁에 혈관이 눌려서 정맥피가 하지에 많이 모이게 되어 순간적으로 현기증이 나고 의식을 잃는 경우도 있습니다. 오래 서 있거나 초음파 검사를 하려고 반듯하게 오랫동안 누워 있을 때도 생길 수 있습니다.

이럴 경우에는 임신부를 왼쪽으로 돌아눕히고 종아리를 마사지하여 혈류를 촉진시키면 바로 좋아집니다.

드물게 심각한 질환이 임신 중 처음으로 나타난 경우일 수도 있습니다.

만일 마비나 감각 이상 등 신경학적 이상이 있거나 발작, 소변 배출, 혀를 깨무는 등의 이상이 있으면 신경과 의사의 진료를 받아야 합니다. 청진을 했을 때 심잡음이 들리는 경우도 추가 진료가 필요합니다.

Doctor Said

공공장소에서 갑자기 속이 메슥거리고 의식이 흐릿해지는 것 같으면 그 자리에 주저앉으세요. 다치는 것을 예방해야 합니다. 대부분 오래 지속되지 않고 바로 좋아질 거예요.

알아두면 도움 되는 의학 용어

자율신경계

교감신경계와 부교감신경계로 이루어져 있으며 심장 박동·혈압·소화·호흡·땀 분비와 동공의 크기와 같이 의도적으로 조절할 수 없는 기능에 관여한다. 교감신경계는 스트레스를 받으면 항진된다. 혈압, 심장 박동의 증가, 땀 분비 증가, 동공 확대가 일어난다. 부교감신경계가 활성화되면 심장 박동 횟수와 혈압이 낮아지고 소화 기관에 혈류 공급이 증가해 소화 효소분비가 늘어난다. 교감신경계와 부교감신경계는 한 가지가 활성화되면 나머지는 기능이 억제되는 길항작용을 통해 유지된다.

혈관미주신경실신

신경성으로 급격한 혈압 강하, 심박수 감소가 있을 때 뇌로 가는 혈류량이 감소하여 의식을 잃게 된다. 대부분 곧 회복된다.

온몸이 가려워서
잠을 잘 수 없어요

소양증(瘙癢症)은 가렵다는 뜻의 한자어입니다. 임신 중 가려움증을 동반하는 대표적인 질환은 다음과 같습니다.

임신성 아토피 발진은 임신 중 가장 자주 생기는 피부 질환으로 이전에 아토피의 병력이 있으면 의심할 수 있습니다.

임신 습진은 관절의 안쪽, 젖꼭지, 목, 얼굴 등에 건조하고 두꺼운 비늘 모양의 붉은 색으로 나타납니다.

임신성 양진(痒疹)은 밖으로 튀어나온 결절을 특징으로 하며 주로 팔의 바깥쪽에 생깁니다.

임신성 소양성 팽진 구진반도 비교적 자주 보이는 증상입니다. 작은 발진이 모여서 두드러기를 이루며 임신선을 따라 발생합니다. 주로 배·엉덩이·다리에 생깁니다. 얼굴·손·발에는 거의 생기지 않습니다.

이 질환들은 모두 국소 스테로이드와 항히스타민제를 사용하면 대부분 좋아집니다. 증상이 좋아지지 않으면 경구용 스테로이드를 먹어야 하는 경우도 있습니다.

임신성 간 내 담즙 정체는 임신 중 전신적으로 매우 심한 가려움증을 호소하지만 다른 피부병과는 차이가 있습니다. 피부에 구진·발진 등이 전혀 없고 가려워서 긁은 자국만 있는 것이 특징입니다. 다태임신에서 더 많이 발생하고 약 10퍼센트에서는 황달이 나타납니다.

특히 인종에 따라 발생률에 차이가 있습니다. 자주 볼 수는 없지만 혈액 검사에서 담즙 산이 높게 측정되면 진단할 수 있으며 치료는 우르소데옥시콜린산(우루사)입니다.

임신 중 가려움증은 매우 흔한 증상입니다. 특히 배가 커진 것만으로도 힘든 임신 3분기에 잠 못 드는 중요한 이유 중 하나입니다.

위의 여러 질환을 구별하는 것이 쉽지만은 않습니다. 다행인 것은 임신성 간 내 담즙 정체를 제외하고는 대부분의 치료 방법이 비슷해서 일단 항히스타민과 국소 스테로이드를 사용하고 그래도 듣지 않으면 스테로이드 약을 처방합니다. 증상이 심하면 피부과 진료를 받아 적극적으로 치료하는 것이 좋습니다.

가려움증은 없지만 다리 피부 색이 변하는 경우도 있습니다. 아기를 낳으면 없어지기 때문에 걱정하지 않아도 됩니다.

Doctor Said

가려움증은 흔한 증상이지만 일상생활에 심각한 영향을 미치기 때문에 적극적인 치료가 필요해요.

심장이
두근두근해요

임신 중 심장병의 진단은 쉽지 않습니다. 심장병이 있으면 나타나는 증상들, 가령 몸이 붓거나 숨 쉬기 힘든 증상이 임신부에서는 심장병이 없어도 자주 나타납니다. 자신의 심장 뛰는 것이 느껴지는 상태를 심계 항진이라고 하는데 임신부에서 흔하게 보는 증상입니다. 따라서 이전에 심장병을 앓은 적이 없고 심계 항진 등의 증상이 있더라도 평상시에 지속적으로 불편하지 않다면 임신에 의한 증상으로 생각할 수 있습니다.

1990년대만 해도 임신부가 심장병이 있다고 하면 대부분 류머티즘열(熱)의 합병증으로 생긴 판막 질환이었지만 최근에는 어릴 때 선천성 심장 기형으로 수술을 받았던 아이가 성장하여 결혼하고 임신하여 옵니다. 우리나라는 1980년대부터 심장 수술을 시작했습니다.

심장병의 종류는 다양하며 각각의 질병에 따라 예후도 매우 다릅니다. 임신하더라도 큰 문제가 없는 심장병부터 임신하면 사망률이 50퍼센트에 이르는 매우 위험한 심장병까지 범위가 넓습니다.

심장병의 종류와 함께 임신 유지를 결정하는 데 중요한 기준은 임신하기 전 심장의 기능입니다.

심장 기능의 평가는 뉴욕심장협회에서 제안한 기준을 많이 사용합니다. 네 단계 중 1·2단계면 가능하지만 3·4단계가 되면 임신을 하지 않는 것이 좋습니다.

뉴욕심장협회의 심장 기능 평가 기준

1단계	정상. 신체 활동의 제한 없음. 증상이 전혀 없는 경우
2단계	경도의 신체 활동 제한. 쉴 때는 증상이 없지만 보통 정도의 일을 해도 피곤하고, 맥박이 빨라지며, 숨쉬기가 힘들어지거나 가슴 통증이 생긴다.
3단계	중증도의 신체 활동 제한. 쉬고 있을 때는 괜찮지만 보통보다 적은 활동을 할 때 2단계 증상이 나타난다.
4단계	심각한 신체 활동 제한. 어떤 육체적 활동을 하더라도 증상이 나타나는 경우. 쉬고 있어도 심부전의 증상이나 가슴 통증이 있고 증상이 심해진다.

임신 전에 심장병으로 활동에 제한을 받았다면 임신 중기 이후 급격히 나빠질 가능성이 높아집니다.

임신 30주가 넘어가면 심장이 감당해야 할 혈액의 양이 임신 전과 비교하여 50퍼센트까지 증가합니다. 임신 전이나 초기에는 증상이 없던 임신부도 임신이 진행하면서 심장병에 의한 증상이 나타날 수 있기 때문에 항상 주의를 기울여야 합니다. 이전에 심장병의 병력이 있었다면 임신을 견디기에 문제가 없는지 먼저 확인해야 합니다.

심부전·심근 허혈·뇌졸중, 분만 전후 심근증의 병력이 있는 경우, 뉴욕심장협회 기능적 분류 3·4 단계에 해당되는 경우, 승모 판막이나 대동맥 판막이 좁아져 있는 경우, 좌심실 박출률이 40퍼센트 미만, 폐동맥 고혈압, 대동맥이 늘어난 마르팡증후군, 청색증이 있는 심장병 환자 등은 임신을 하면 안 됩니다. 만일 임신이 되었다면 초기에 치료적 유산을 심각하게 고려해야 합니다. 임신부가 심장 기형이 있었으면 약 4퍼센트의 태아에서 심장 기형이 발생하기 때문에 태아 심에코 검사를 권유합니다.

심장병 임신부 관리에서 가장 중요한 것은 심장 상태를 악화시킬 수 있는 질병을 예방하고 심부전의 증상을 초기에 알아내어 적절하게 치료하는 것입니다. 감염은 매우 위험하므로 감기 등 호흡기 질환에 걸린 사람과의 접촉을 최대한 피하고 감염이 발생했으면 바로 병원에 알려야 합니다.

심장 질환의 증상으로 호흡곤란이 있습니다. 정상 임신에서도 흔히 있는 증상이고 초기에는 매우 천천히 진행되기 때문에 간혹 모를 수도 있습니다. 밤에 누워 있을 때 마른 기침을 하는 것이 첫 증상으로 나타날 수 있으며 가슴 통증이나 객혈도 있을 수 있습니다.

인공 판막을 해서 항응고제를 먹는 임신부는 임신이 확인되면 바로 헤파린 주사로 바꿔야 합니다. 경구용 항응고제(와파린)가 헤파린보다 항응고 효과는 좋지만 태반을 통과하여 태아 기형을 일으킬 수 있습니다.

어릴 때 선천성 심장 기형이 있어서 수술한 임신부는 앞으로 계속 늘어날 것입니다. 임신 전에 심장 기능에 대한 평가를 하고 임신이 진행하면서 주의 깊게 관찰해야 합니다. 특히 위험이 있다고 판단하면 임신 30주 경에 늘어난 혈액량을 심장이 잘 견디는지 확인하기 위해서 심에코를 하는 것도 필요합니다.

분만할 때는 소아청소년과 의사, 순환기내과 의사, 마취통증의학과 의사 등과두 긴밀히 협조하여 임신부가 최선의 진료를 받도록 가족이 노력해야 합니다.

분만은 산과적 적응증이 있으면 수술을 하지만 그렇지 않으면 일차적으로 정상분만을 권합니다. 제왕절개분만보다 정상분만이 혈압 등 혈역학적 변화가 적기 때문입니다. 분만 진통이 있을 때 산소를 준다든지, 경막 외 마취(무통분만)를 이른 시기에 한다든지, 진통 시간을 줄여주기 위해 흡인분만을 하는 등 가능하면 심장에 부담을 적게 주어야 합니다.

임신 중이나 분만할 때만이 아니라 분만 후에도 조심해야 합니다. 심장병이 있는 임신부는 아기를 분만했다고 안심하면 안 됩니다. 분만 후 많지 않은 출혈이나 일상적인 수액 공급 등으로도 갑자기 악화될 수 있습니다. 완전히 회복되었다고 판단할 때까지 합병증이 나타나는지를 면밀히 관찰해야 합니다.

Doctor Said

> 심장병이 있는 임신부가 임신을 유지하고 안전하게 분만을 마치기 위해서는 가족을 포함한 주위 사람의 도움이 중요해요. 심장에 무리가 가지 않도록 가능한 오랜 시간 쉴 수 있는 환경을 만들어주는 배려가 필요합니다.

마흔일곱,
세쌍둥이 엄마가
되었습니다

○ 남의 이야기로만 듣던
○ 임신 중 무수한 고비와 위험이
○ 나의 이야기가 되었다.

5년 전에 결혼했다. 이미 늦은 나이라 바로 아기를 가지려고 했지만 잘되지 않았다. 자궁근종 수술도 받았고 난임 병원에서 과배란 유도, 시험관 아기 시술도 여러 번 받았다. 그동안 임신이 되기도 했지만 한 번은 자궁 외 임신으로 실패했고, 다른 한 번은 아기집이 생겼는데 아기가 보이지 않다가 결국 자연 유산이 되었나. 게다가 갑상선저하증이 진단되어 약도 먹게 됐다. 나이는 점점 많아져 포기할까 생각도 했지만, 마지막이라는 심정으로 시험관 아기 시술을 했는데 임신이 되었다.

임신의 기쁨을 만끽하기도 잠시, 삼태임신이라고 한다. 쌍둥이는 종종 들어봤지만 삼둥이는 TV에서 본 송일국 씨의 대한, 민국, 만세를 본 것이 전부인데 내가 삼둥이를 임신하다니.

세 명 다 건강하다고 하니 다행이었지만 모두 낳을 생각을 하니 걱정이 이만저만이 아니었다. 체격도 크지 않은데 잘 품고 임신을 유지할 수 있을지도 걱정이고 낳은 뒤에 키울 생각을 하니 자신이 없어졌다.

난임 병원에서 셋은 위험하니 한 명이라도 선택 유산을 하는 것이 안전하지 않겠냐고 권했다. 가족들과 상의한 끝에 임신을 유지하기로 했다. 난임 병원을 졸업하고 산전 관리와 분만을 위해 서울대학교병원을 방문했다.

의사 선생님은 내게 융모막이 2개, 양막이 3개인 2융모막 삼양막성 삼태임신이라고 했다. 즉 단일융모막 쌍태임신에 한 아이가 더 있는 형태였다.

아기들은 임신 주수에 맞게 잘 크고 있는데 단일융모막 쌍둥이 중 한 아이의 목덜미 투명대가 조금 두꺼워져 있었다. 다행히 다른 아이는 정상이라 염색체 검사는 하지 않기로 했다.

난임 병원 선생님은 내 나이가 많고 삼태임신이니 가능한 한 움직이지 말고 안정을 취하라고 했는데, 이번 담당 선생님의 의견은 달랐다. 안정을 하는 것과 유산·조산은 아무런 관련이 없고, 활동을 줄이면 근육량이 감소하고 혈전증의 위험이 높아진다고 했다. 운동을 포함해서 임신 전에 했던 모든 활동을 다 해도 된다고 했다. 내가 좋아하는 수영도 괜찮다고 했다. 아니 하는 것이 좋다고 했다. 긴가민가했지만 전문가의 말이니 듣기로 했다. 수영을 시작하고 나니 이전보다 훨씬 지내기 편했다. 집에만 있을 때는 기력도 줄고 밥맛도 없었는데 수영을 시작하고는 잘 먹게 되고 생활에 활력이 생겼다.

임신 16주가 되면서 자궁 수축이 느껴졌다. 아프지는 않지만, 하루에도 몇 번씩 딱딱해졌다 풀어지기를 반복했다. 삼태임신은 조산이 많다던데 혹시 조산의 징후가 아닌지 걱정이 되었다. 담당 선생님은 정상적인 수축이니 걱정하지 말라고 했다. 조기 진통은 수축이 있을 때 참기 어려운 통증이 반드시 있다고 했다. 자궁 수축이 자주 있더라도 아프지 않으면 병원에 오지 않아도 된다고 했다.

임신 20주에 정밀 초음파를 보았다. 삼둥이는 오래 걸린다고 하여 밥도 든든히 먹고 남편과 함께 왔다. 정말 오랫동안 초음파를 보았다. 허리가 아파서 몇 번 쉬었다. 아이들에게 특별한 이상은 발견되지 않았는데 단일융모막 쌍태임신에서 두 아이의 양수 차이가 난다고 했다. 한 아이는 양수가 많고 다른 아이는 양수가 적었다. 지금까지 한 번도 들어보지 못했던 태아수혈증후군이라는 병이 의심된다고 했다. 그 후 매주 병원을 방문하여 초음파 검사를 했다. 다행히 양수 차이는 더 늘어나지 않았고 임신 25주가 되면서 오히려 줄어들어 둘 다 정상 양수량을 보였다.

임신성 당뇨검사를 했는데 높게 나와 다시 검사를 했다. 두 번째 검사는 정상으로 나왔다. 요즘 부쩍 잘 먹게 되었다. 너무 잘 먹으니 주변 사람들이 체중이 너무 늘면 임신중독증이 생길 수도 있고 아기도 많이 커서 좋지 않으니 조심하라고 했다. 합병증을 걱정해서 먹는 것을 조절하는 것이 나은지 담당 선생님에게 물어보니 그럴 필요는 없다고 했다. 먹고 싶은 것을 맛있게 해서 먹을 만큼 먹고 회도 먹어도 된다고 했다. 회를 먹으면 아이에게 좋지 않다는 말을 들어 그동안 참고 있었는데 이제 편하게 먹을 수 있게 되었다.

임신 29주에는 빈혈 검사를 했다. 혈색소가 10.9로 빈혈은 없었다. 세 아이의 예상 체중은 1.21 · 1.29 · 0.96킬로그램이었다. 임신 31주에 혈압이 138/84로 고혈압은 아니지만 이전에 비하여는 올랐다. 혈압이 걱정이 되어 1주일 후 다시 방문했다. 혈압은 비슷한데 단백뇨가 1+로 나왔다. 임신 33주, 혈압은 비슷했지만 단백뇨가 2+로 나왔다. 아이들 몸무게가 첫 아이는 1.7, 둘째는 1.46, 셋째는 2.06이었다. 이전의 둘째와 셋째가 바뀌었나보다. 둘째가 작지만 아직 혈류는 괜찮다고 했다. 지난주까지 매일 수영도 하고 불편하지 않게 일상생활을 했는데 이제 조금씩 힘들어진다.

임신중독증의 가능성이 있고 분만할 때도 되어 임신 33주 4일에 입원했다. 입원 후 혈압은 외래와 비슷한 정도였고 단백뇨는 3+로 나왔다. 하루 6회 세 아이 태아 심장 박동 수를 확인하고 일주일에 2회 초음파를 보았고 태동 검사는 매일 했다. 자궁 수축이 있기는 한데 규칙적이지는 않았다.

입원할 때 몸무게는 67킬로그램이었는데 10일 만에 6킬로그램이 늘었다. 다리도 점점 붓고 하루하루 몸이 무거워지는 것이 느껴졌다.

이제 분만할 때가 되었다. 이전에 자궁근종수술을 해서 자연분만은 위험하다고 하여 제왕절개로 아기를 낳기로 했다.

35주 2일. 아이들과 만나는 날이다.

분만장 수술실로 들어갔다. 낯선 환경이었지만 입원 중 병실에서 매일 보던 담당 선생님과 전공의 선생님도 있어 조금 안심이 되었다. 척추 마취를 위해 자세를 잡았고 등이 따끔, 하더니 끝났다고 한다. 마취를 마치고 똑바로 누웠다. 위에는 수술등이 환하게 비치고 있다. 수술 부위를 소독하고 커다란 포를 내 몸 위에 덮었다. 그리고 수술 시작한다는 담당 선생님의 이야기가 들리는 듯 했는데 얼마 지나지 않아 아기의 울음소리가 들렸다. 하나, 둘, 셋. 그렇게 모두 세상의 빛을 보게 되었다. 간호사가 아이 얼굴을 보여주었지만 실감이 가지 않았다. 첫째 남자 아이는 1.84킬로그램, 둘째 여자아이는 2.05킬로그램, 셋째 여자 아이는 1.52킬로그램이었다. 모두 건강했지만 셋째 아이는 체중이 적어 신생아중환자실로 갔다.

수술이 끝나고 얼마간 회복실에 있다가 병실로 왔다. 남편이 좋아하는 모습을 보니 힘들었던 시간들이 멀게 느껴졌다.

이제 며칠만 더 있으면 만으로 47세가 된다. 남들보다 늦게 아기를 낳았지만 누구보다도 건강하고 밝게 키워야겠다는 다짐을 한다…….

　이 이야기는 내가 본 환자와의 인연을 임신부 입장에서 풀어 쓴 것이다. 보통의 임신부들이 겪는 이야기이지만, 이 안에도 몇 번의 고비가 있고, 무수한 걱정이 있다.

| 두 번째 안내 |

여성을 위한
산전 관리와 정기 검진

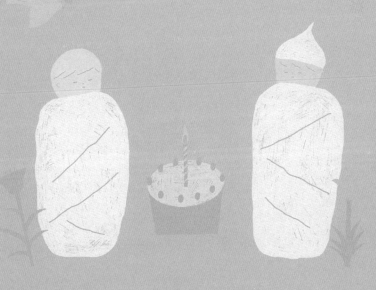

임신 전 상담에서
무엇을 알 수 있나요

임신을 계획하고 있는 부부는 산부인과를 방문하여 임신 전 상담을 받는 것이 좋습니다. 처음 임신이거나 이전에 임신의 경험이 있는 부부는 물론이고 결혼 전이라도 임신에 관심이 있다면 예비부부도 대상이 됩니다.

상담을 통해 걱정거리를 해결할 수도 있고, 잘못 알고 있던 내용을 정확하게 알 수 있으며, 당사자들의 몸에 아무 문제가 없다는 것을 확인할 수도 있습니다.

임신 전에 병원을 방문하면 필요한 검사뿐만 아니라 임신과 관련한 전반적 생활 방식에 대한 의학적 조언을 들을 수 있습니다.

간염 · 풍진 · 수두 등 예방접종을 할 수 있고, 고혈압 · 당뇨병와 같이 임신에 영향을 주는 질병이 없는지 확인합니다.

당뇨병이 있는 여성은 임신 전 철저한 혈당 관리를 통해 기형아의 발생률을 낮출 수 있습니다. 특히 고혈압이나 당뇨병이 있으면 체중을 줄여야 임신 후 혈압 조절이나 당뇨병 관리에 도움이 되고 그에 따른 합병증도 줄일 수 있습니다. 과체중이거나 비만이라면 미리 체중을 조절해두는 것도 좋습니다.

병이 있어 약을 먹는 여성은 태아에게 미치는 영향을 미리 확인하고 적절한 조처를 할 수 있습니다. 예를 들어 고혈압 약이나 항경련제를 먹고 있는 임신부는 태아에 대한 영향을 최소화하기 위해 임신하면 어떻게 약을 먹을지 의사와 계획을 세웁니다.

만일 가족 내에 유전병이 있다면 유전자의 어느 부위에 돌연변이가 있는지 미리 알고 있어야 산전 진단을 할 수 있습니다. 유전자의 돌연변이 위치를 찾는 데 수개월이 걸리기도 합니다.

임신 전 상담은 임신했을 때 생길 수 있는 문제를 최소화할 방법을 찾을 수 있을 뿐만 아니라 괜한 걱정을 덜 수 있습니다. 특히 다운증후군에 대한 걱정이 큰 경우가 많습니다. 임신 전 상담을 통해 가족력 등을 상세히 이야기하면 걱정할 일이 줄어들 것입니다.

다음의 표는 특히 임신 전 상담으로 특히 도움을 받을 수 있는 경우입니다.

임신 전 상담이 필요한 경우

1. 이전 임신 병력

    1) 조산, 임신성 고혈압, 태반조기박리, 전치태반

    2) 기형아, 유전적 이상이 있는 아이를 분만했던 여성

    3) 반복 유산의 경험이 있는 여성

2. 내외과적 질병 혹은 약물 복용

    1) 고혈압

    2) 당뇨병

    3) 항응고제 복용

    4) 항경련제 복용

3. 유전적 질환의 가족력이 있는 부부

4. 35세 이상 여성

Doctor Said

임신을 계획하고 있다면 엽산 섭취를 시작하세요.

제가 엄마가 되었다는 걸
어떻게 알 수 있나요

요즘은 월경이 없어서 병원을 찾는 여성보다는 임신 진단 키트로 검사하고 오는 경우가 많습니다. 이 키트는 소변에 임신 특이 호르몬인 인융모성 성선자극 호르몬(human Chorionic Gonadotropin, hCG)에 반응하는 원리로 임신을 확인할 수 있습니다.

수정된 난자가 자궁에 착상하면 태반의 영양막에서 이 호르몬이 분비됩니다. 영양막에서 만들어진 호르몬은 임신부의 혈액 내로 들어오고 소변으로 배설됩니다.

소변으로 하는 임신 검사는 양성·음성으로 나오지만, 혈액으로 하는 검사는 혈액 내 hCG농도를 숫자로 나타냅니다. 10 이상이면 임신으로 진단합니다.

임신 진단 키트로 양성이면 임신은 맞지만, 정상 임신, 자궁외 임신, 비정상 임신인 포상기태를 구별할 수는 없습니다. 세 경우 모두 hCG 양성이기 때문입니다. 또한, 이미 유산이 되었더라도 양성으로 나올 수 있습니다. 따라서 소변 검사에서 임신 양성이면 필요에 따라서 초음파 검사나 혈액 내 hCG 검사를 해야 합니다. 포상기태는 태아 발생 과정에서 비정상적인 수정으로 태아가 생기지 않고 영양막만으로 채워진 임신을 말하며 매우 높은 hCG 농도를 보입니다.

임신 검사에서 양성이 나와 초음파를 했는데 아기집(임신낭)이 보이지 않을 수 있습니다. 이런 상태를 화학적 임신이라고 합니다. 정상 임신이면 1주일 후 초음파로 아기집을 확인할 수 있습니다. 초음파로 아기집을 확인하면 임상적 임신이라고 부릅니다.

아기집이 보이기 위해서는 어느 정도 이상의 크기가 되어야 하는데 최근 초음파의 발달로 2~3밀리미터만 되어도 확인할 수 있습니다. 하지만 일부 자궁 외 임신에서도 아기집과 유사한 모양을 보일 수 있어서 아기집이 10밀리미터 이상이고 달걀의 노른자에 해당하는 난황이 보여야 정상 자궁 내 임신이라고 합니다.

자연 임신이면 자궁 내와 자궁 외 임신이 같이 되는 중복 임신의 가능성이 거의 없습니다. 하지만 시험관 아기 시술 등을 했을 때는 0.1퍼센트에서 발생하여 많지는 않지만, 수술이 필요하므로 관심을 가져야 합니다.

Doctor Said

소변 · 혈액 · 초음파 검사를 통해 정확하게 임신 진단을 받으세요.

알아두면 도움 되는 의학 용어

인융모성 성선자극 호르몬

태반에서 만들어지는 호르몬으로 임신 진단에 사용된다.

포상기태

태아 발생 과정에서 비정상적인 수정으로 태아가 생기지 않고 영
양막만으로 채워진 임신을 말하며 매우 높은 hCG 농도를 보인다.

산전 관리는
꼭 해야 하나요

요즘은 임신하면 병원 가는 것을 당연하게 생각하지만, 지금부터 40~50년 전만 하더라도 임신을 하고 병원에 한 번도 가지 않고 집에서 분만하는 일이 더 많았습니다.

그럼 언제부터 임신부에 대한 관리가 시작되었을까요?

미국의 경우 근대적 의미의 산전 관리는 1901년 보스톤산과 병원에 등록된 여성을 대상으로 시작하였다고 알려져 있습니다. 이 첫 시도는 간호사와 사회사업가가 임신부의 집을 규칙적으로 방문하여 건강을 확인했습니다. 이 프로그램이 성공적이어서 1911년에 병원 외래를 통한 산전 관리를 시작하게 되었습니다.

우리나라에서 산전 관리는 건강보험이 본격적으로 도입된 1980년대부터 활발해졌습니다.

임신부와 태아의 상태가 이상이 없으면 진료 시간은 길지 않습니다. 특별히 하는 것이 없는 것 같은데 왜 자주 진찰을 받아야 하는지 의문을 가질 수 있습니다.

하지만 산전 관리는 꼭 받아야 합니다. 임신부와 태아가 위험한 상태이지만 증상이나 징후가 없는 경우가 종종 있기 때문입니다.

미국의 통계에 따르면 1900년대 초에 10만 명의 신생아가 태어나면 임신부가 800~900명 사망했습니다. 이 숫자는 출산 후 출혈로 사망에 이른 임신부를 포함합니다. 산전 관리가 활성화된 1950년대 들어서면서 100명 이하로 감소했고 1970년대 들어서면서 더욱 낮아지게 되어 현재 우리나라를 포함한 대부분의 선진국에서는 10명 전후가 되었습니다. 임신부의 건강이 어느 정도 확보되면서 태아 건강에 대한 관심이 높아지게 되어 임신 중 태아에 대한 검사를 하게 되었습니다.

Doctor Said

산부인과 의사의 중요한 역할은 위험한 임신부와 태아를 찾아내어 적정한 분만 시점과 방법을 결정하는 것입니다.

산전 관리는
무엇을 하는 건가요

산전 관리에서 가장 중요하게 생각할 질문은 다음 두 가지입니다. 첫째, 임신부는 건강한가? 둘째, 태아는 건강한가?

먼저 임신이 맞는지 확인합니다. 대부분 소변 혹은 초음파로 하지만 혈액으로 검사하기도 합니다. 초음파는 탐측자를 배에 대고 보는 방법(복부 초음파)과 질로 접근하는 방법(질식 초음파)이 있습니다.

질식 초음파는 해상도가 좋은 장점이 있지만 볼 수 있는 범위가 좁아서 초기 임신이나 자궁 경부를 확인할 때 사용하고 임신 중에는 대부분 복부 초음파로 검사합니다. 이때 아기집의 개수와 자궁근종의 유무, 난소의 크기와 혹 등도 확인합니다.

병원 첫 방문 때 하는 진료 내용

1. 내과적, 외과적 위험 요인

2. 유전적 질병의 위험 요인

3. 정신건강의학과적 위험 요인

4. 산과적 위험 요인

5. 분만예정일을 확인

6. 신체 검진

7. 검사: 일반 혈액 검사, 소변 검사, 혈액형 검사, 자궁 경부암 검
   사, B형간염 검사, 매독 혈청 반응 검사, 풍진 항체 검사, HIV
   항체 검사, 기타

8. 임신과 관련된 교육: 체중 조절, 금주, 금연 등

다음으로는 이전에 임신한 경험이 있다면 언제 어떻게 분만했
는지 임신 중이나 분만 중에 합병증은 없었는지를 기록해둡니
다. 임신부의 과거 질병과 현재 앓고 있는 병, 가까운 가족의 질
병과 사망 원인 등도 알아보아야 합니다. 이런 내용을 묻는 이유
는 이번 임신에 영향을 줄 수 있는 요인이 있는지 찾아내기 위해
서입니다. 키와 몸무게 측정을 포함한 신체 검진을 하며 혈압도

측정합니다. 임신 초기에 혈압을 확인해두면 자간전증과 만성고혈압을 구별할 수 있습니다.

필요한 검진이 끝나면 임신 초기 검사를 합니다. 검사의 종류나 시기는 담당 의사에 따라 다를 수 있습니다.

첫 방문 이후부터 임신 28주까지는 보통 4주의 간격을 두고, 28주부터 36주까지는 2주 간격으로, 나머지 한 달간은 1주 간격으로 병원을 방문하게 됩니다. 방문 간격은 임신부와 태아의 상태, 이전 병력 등에 따라 더 짧아지거나 길어지기도 합니다.

병원에 방문할 때마다 태아의 심장 박동 여부를 확인하며, 임신 16~18주가 되면 태동을 느끼는지 물어봅니다. 혈압과 체중을 매번 측정하며, 지난번 방문 이후에 임신과 관련된 증상이나 특별한 일이 있었는지 확인합니다.

임신 초에는 입덧이 있는지 물이나 음식을 먹을 수 있는지 등을 확인하며 만일 증상이 있으면 줄일 방법을 찾아봅니다. 배가 뭉치는 증상이 있는지도 확인합니다. 중기 이후 하루에 몇 번씩 자궁이 뭉치는 증상이 있을 수 있는데 이것을 브랙스톤 힉스 수축이라고 합니다. 단태임신은 16~18주부터, 다태임신은 조금 일찍 시작합니다. 또한, 경산부가 초임부보다 조금 일찍 느낍니다. 이것은 모든 임신부에게 나타나는 정상적인 수축이기 때문에 걱정할 필요가 없습니다.

내진은 임신 초기와 중기에도 필요하면 할 수 있습니다. 특히 분만을 앞둔 시점에 질 검진을 하여 분만에 영향을 줄 수 있는 이상이 없는지 알아봅니다. 내진하여 자궁 경부의 변화를 포함해서 태아의 위치, 골반의 크기 등을 알 수 있습니다.

Doctor Said

사소하다고 여겨지는 것이라도 궁금했던 점은 메모해서 병원에 방문할 때 의사와 상담하세요.

알아두면 도움 되는 의학 용어

브랙스톤 힉스(Braxton-Hick) 수축

모든 임신부에서 나타나는 정상적 자궁 수축을 말하며 임신 16주 경부터 분만 시까지 나타난다. 간격이 불규칙하며 하루에 5~6회 많게는 10회 이상까지 있을 수 있다. 꽉 죄어오는 느낌은 들지만 대부분 통증은 없다. 수축이 있을 때 자궁이 위로 올라온다거나 한쪽으로 비대칭적으로 튀어나와 보이기도 한다. 조기 분만 진통은 이와는 달리 짧더라도 통증이 동반된 자궁 수축이 있고 주기성을 가지며 시간이 지나면서 점점 심해진다. 대부분 1시간에 적어도 6번 이상 나타난다.

임신 중에는
어떤 검사를 하게 되나요

검사 종류는 임신부의 과거 병력과 현재의 상태에 따라 달라질 수 있지만 위험 요인이 없으면 임신 시기에 따라 다음 표와 같이 시행합니다. 시행하는 검사는 대략 아홉 종류입니다.

임신 중에 초음파 검사를 몇 번 하는 것이 가장 좋은지에 대하여는 여러 가지 의견이 있습니다. 초음파는 태아에게 해가 없고 우리나라는 외국에 비하여 초음파가 많이 보급되어 있으며 임신부들도 아기의 상태를 직접 확인하고 싶어하지만 병원 방문할 때마다 할 필요는 없습니다. 자주 초음파를 하지 않는 가장 큰 이유는 비용에 비하여 환자 처치에 도움이 되는 정보가 많지 않다는 것과 실제 초음파를 많이 하더라도 태아의 예후에 큰 영향

임신 중 하는 검사 내용

- 첫 방문: 임신 확인

- ~ 임신 12주: 혈액 및 소변 검사, 자궁 경부암 검진

- 임신 11~14주: 기형아 검사 (혈액 검사+태아 목덜미 투명대)

- 임신 16~18주: 기형아 검사 (혈액 검사)

- 임신 20~22주: 정밀 초음파 검사

- 임신 24~28주: 임신성 당뇨 검사

- 임신 28~32주: 빈혈 검사

- 임신 30주 이후: 초음파 검사

- 임신 34주~분만 시: 태아의 위치 및 성장 확인

을 주지 않기 때문입니다. 단, 다태임신에서는 더 자주 합니다.

특히 단일융모막 쌍태임신이면 16주 이후 분만 전까지 2주마다 초음파를 권하고 있습니다. 또한, 이전에 조기 진통에 의한 조산의 경험이 있으면 16주부터 24주까지 2주마다 자궁 경부 길이를 측정합니다. 저체중아가 의심되거나 출혈이 있는 임신부도 더 자주 초음파를 봅니다.

임신 중 검사는 정확성과 효율성을 고려한 적정 시기가 있어요.

태교
유감

- ○ 나는 임신부들에게 태교를 권하고 싶지는 않다.
- ○ 나는 태교에 심드렁한 산부인과 의사다.
- ○

얼마 전 외래에 구순열(토순, 언청이)이 있는 태아를 임신한 여성이 방문했다. 임신 6개월에 발견되어 가족들과 상의하였고 태어난 후에 수술하기로 하였다. 항상 혼자 외래에 왔고 말도 없었는데 어느 날 나에게 물었다.

자신은 임신하고 계속 운전을 해왔고, 운전하면 스트레스와 관련되는 호르몬이 올라간다고 하는데 그것 때문에 아기가 그런 것은 아니냐고. 자기 탓이 맞느냐고.

임신하고도 자신의 생활을 유지하며 잘 지내는 여성도 많지만, 생활의 많은 부분을 바꾸는 여성도 적지 않다. 임신했다고 여성이 달라져야 할 이유는 거의 없다. 임신 전과 마찬가지로 생활하면 된다. 이참에 태교에 관하여 한 번 생각해보고자 한다.

태교란 임신 전부터 경건한 마음가짐과 건전한 생활 습관으로 정성을 다해 준비하여 정신적·육체적으로 건강한 아이를 얻기 위한 광범위한 의미의 교육을 말한다. 태교가 가지고 있는 이상은 옳고 바람직하지만, 임신부들에게 태교를 권하고 싶은 생각은 없다. 나는 실제로 태교에 대하여 심드렁한 편이다.

그 이유는 첫째, 생활을 위하여 일하지 않을 수 없는 우리의 예비 엄마들은 어떻게 하란 말인가? 물론 일도 하고 태교도 잘하면 좋은 일이다. 그러나 생활을 위해서 일하지 않을 수 없는 엄마들의 상대적 박탈감과 아기에게 충분한 태교를 못 하고 있다는 죄의식은 어떻게 할 것인가?

둘째, 태아나 태어난 아기에게 문제가 생겼을 경우 때문이다. 전체 신생아의 약 2~3퍼센트는 심각한 기형을 가지고 태어나며 자라면서 발달 장애로 진단받는 아이들도 종종 있다. 아이들이 아픈 원인에 대하여 설명을 찾을 때 부모는 자신이 했던 생각이나 행동을 돌이켜본다. 아빠 태교란 말도 있지만, 태교는 임신부가 주 대상이어서 아이에게 이상이 발견되면 엄마에게 책임을 돌릴 수도 있고 임신부 스스로 자책할 가능성도 높다.

이런 문제에도 불구하고 태교가 태아의 성장과 발달에 도움이 되는 것이 확실하다면 태교를 해야 할 것이다. 하지만 놀랍게도 태교의 효과는 제대로 검증되지 않았다. 매우 드물게 논문의 형식으로 발표된 것도 있기는 하지만 학술적 의미를 부여할 만큼 충분하지 않다. 실제로 우리나라에서 이에 대한 기초 연구나 임상 연구는 거의 없다고 해도 무방할 정도이다.

태교와 관련해서 사용하는 용어는 아무런 비판도 받지 않고 사용된다. 그럴듯한 작명이면 환영받고 더 많이 쓰인다. 과학적 증명에는 관심이 없다. 예를 들어 음악 태교란 말이 있다. 태교에 좋은 클래식 음악이라는 것도 있다. 임신부가 음악을 듣는 것이 나쁠 리가 없다. 임신부가 아니어도 음악을 듣는 일은 충분히 좋은 일이다. 하지만 음악을 듣는 것이 태아에게 어떤 영향을 미칠 수 있는지는 전혀 다른 이야기이다. 증명하기 어려운 문제인데도 불구하고 음악 태교란 말은 의심 없이 널리 받아들여지고 있다. 정말 태아는 임신부가 듣는 음악을 같이 들을 수 있을까? 그럴 가능성은 없다.

태교와 태아프로그래밍이라는 이론을 유사한 내용으로 소개하기도 하지만 사실 접점이 별로 없다. 태아프로그래밍이란 자궁 내 상태가 사람의 평생 건강에 영향을 미칠 수 있다는 이론이다. 자궁 내 환경이 좋지 않았던 아이는 20~30대에 고혈압·당뇨 등 성인병이 생길 수 있다. 이는 전쟁 중 영양 상태가 나빴던 임신부들에서 태어난 아이들을 통해 얻은 결론이다.

이 이론 대로면 임신 중 영양 상태에 신경을 써서 태아가 잘 자라게 하면 된다. 하지만 요즘에는 임신부가 못 먹어서 아기가 자라지 않는 경우는 거의 없다. 임신부가 소화 장애가 있어 체중의 증가가 거의 없는데도 태아는 또래의 아이들처럼 잘 크는 경우도 많다. 태아프로그래밍은 혹독한 환경에서 태어난 아이들이 주 대상이지, 영양 상태가 좋은 일반적인 아이들을 설명하기 위한 이론이 아니다.

태교를 이야기할 때 임신 중 스트레스를 받으면 태어나서 정서 불안이 된다고도 종종 말한다. 심각한 심장 기형이 있어 수술을 앞둔 아이나 지적 장애가 있는 아이를 키우고 있는 임신부 옆에서 이런 한가한 이야기를 한다면 그 엄마들은 어떻게 생각할까? 태교란 이런 아이들은 빼고 교육을 한다는 것인가?

처음에 말했던 임신부는 만삭에 정상분만으로 잘 낳았다. 그리고 외래에 다시 방문했을 때 들으니 처음에는 입술 갈라진 것이 눈에 들어왔지만, 일주일도 되지 않아 더는 문제가 되지 않았고 지금은 예쁘기만 하다고 했다.

태교를 제대로 하지 못했다고 걱정하는 모든 예비 엄마들에게 나는 자신 있게 말한다. 굳이 시간을 내어 태교하지 않더라도, 당신의 아이는 당신의 사랑만으로 세상의 누구보다도 더 잘 자랄 수 있다고.

제2부

작은 변화에도 크게 흔들리는 마음을 위한 안내

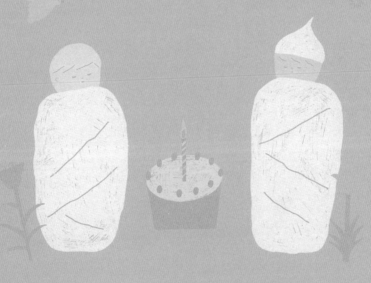

모든 임신부에게
일어날 수 있는 위험

자꾸 부어요,
임신중독증일까요

외래에서 얼굴이나 손발이 부어서 임신중독증이 아닌가 걱정하는 임신부를 자주 만납니다. 임신중독증의 대표적인 증상이 몸이 붓는 현상, 즉 부종이 생기는 것으로 알고 있지만 그렇지 않습니다.

임신 중기 이후에는 정도의 차이는 있지만 거의 모든 임신부에서 부종이 나타납니다. 임신중독증의 진단은 혈압이 중요합니다. 즉, 혈압이 정상이면 몸이 붓더라도 임신중독증이 아니고 반대로 몸이 붓지 않더라도 혈압이 높아지면 임신중독증을 의심합니다. 임신 중 고혈압의 기준은 수축기 혈압 140mmHg 이상 혹은 이완기 혈압 90mmHg 이상입니다.

초기에는 임신부가 알 수 있는 자각 증상이 거의 없어서 정기 검진을 왔다가 진단받는 경우가 종종 있습니다. 임신중독증의 의학적 진단명은 자간전증입니다.

혈압이 높으면 임신 전에 혈압이 정상이었는지 확인해야 합니다. 만일 임신 전의 혈압을 모른다면 임신 초기의 혈압도 진단에 도움이 됩니다. 임신 전 혹은 임신 초기에 혈압이 높았다면 원래 혈압이 높았다고 판단하고 그렇지 않다면 임신성 고혈압으로 진단합니다.

다음으로는 동반된 증상과 징후가 있는지 확인해야 합니다. 단백뇨, 혈소판 감소, 간이나 신장 기능 이상, 두통, 시야 장애, 상복부 통증, 폐부종 중 하나라도 있으면 자간전증이라고 진단합니다.

혈압이 높으면 임신부의 상태를 관찰하고 검사하기 위해 입원을 하는 것이 원칙입니다.

혈압이 높은 임신부가 경련하면 자간증이라고 합니다. 임신 중 혈압이 높아지면 심장·폐·간·신장에 영향을 줄 수 있으며 혈소판을 감소시켜 응고 장애도 일으킬 수 있습니다. 태아에게 가는 혈류가 감소하여 잘 크지 않거나 양수 양이 줄어들 수 있습니다.

가장 심각한 상태인 자간증은 임신부가 의식을 잃고 경련을 하는 것으로 이때 임신부는 뇌졸중이 발생할 수도 있고 심하면 생명을 잃을 수도 있습니다. 태아는 임신부가 경련하며 숨을 제

분류	기준
임신성 고혈압	임신 20주 이후에 혈압만 상승
자간전증	증상과 징후*가 동반된 임신성 고혈압
만성고혈압	임신 전 혹은 임신 초기부터 혈압만 상승
자간전증이 합병된 만성고혈압	증상과 징후*가 동반된 만성고혈압

* 증상과 징후: 단백뇨, 혈소판 감소, 간·신장 기능 이상, 두통, 시야 장애, 상복부 통증, 폐부종

대로 쉬지 않아 산소 공급이 잘되지 않아 위험해질 수 있습니다. 대부분의 자간증은 처음에는 혈압만 상승하고 다음으로 자간전증, 중증 자간전증의 단계를 거치기 때문에 혈압이 높아진 시기부터 적극적으로 관리하면 자간증을 예방할 수 있습니다.

임신 중 고혈압으로 진단이 되면 중증도를 평가해야 합니다. 중증으로 진단되면 경련을 예방하기 위하여 황산마그네슘을 주사하며 분만 후 24시간까지 지속해서 사용합니다. 혈압강하제는 수축기 혈압이 160mmHg 이상이거나 이완기 혈압이 110mmHg 이상으로 높아졌을 때 사용합니다.

임신 중 고혈압 질환의 가장 확실한 치료 방법은 분만입니다. 분만 방법은 정상분만이 원칙이며 다른 임신부와 마찬가지로 수

술이 필요하면 제왕절개분만을 합니다.

혈압이 더 높아지지 않고 동반된 증상도 악화하지 않으면 임신 37주가 지나서 분만합니다.

자간전증은 고혈압만 있는 것보다 더 심각한 상태이고 만삭에 가까운 시기이면 분만을 고려해야 합니다. 단, 단백뇨만 나오는 자간전증은 다른 이상이 나타나지 않으면 임신을 지속할 수 있습니다.

중증 자간전증으로 진단되면 아주 이른 시기라도 분만을 고려하며 특히 임신 34주가 되면 분만을 진행합니다. 임신을 유지해서 얻을 수 있는 이익과 비교하여 위험이 크기 때문입니다.

만성고혈압 임신부는 만삭까지 평상시의 혈압을 유지한다면 진통이 올 때까지 기다릴 수 있습니다. 하지만 혈압이 높아지거나 자간전증의 징후가 보이면 분만합니다.

Doctor Said

산전에는 혈압 측정이 정말 중요해요! 자간전증의 증상이 없더라도 수축기 혈압 160mmHg 이상 혹은 이완기 혈압 110mmHg 이상으로 자주 측정되면 분만을 고려합니다.

임신중독증을 예측하거나
예방할 수 있나요

자간전증의 발생을 예측하기 위하여 오랫동안 도플러 연구, 혈관생성인자 등 많은 연구가 이루어졌으나 저위험군 임신부를 대상으로 임상적 효용성을 뚜렷이 보여준 성과는 아직 없습니다.

최근 혈관생성인자를 이용한 키트가 개발되어 예측 가능성은 높여주있으나 비싸고, 예측이 되더라도 뚜렷한 예방법이나 치료법이 아직 없어 임상적 효용성은 제한적입니다.

자간전증을 예방하기 위하여 아스피린·생선 기름·칼슘·항산화제(비타민 C와 E) 등을 대상으로 수많은 연구들이 이루어졌으나 거의 대부분에서 효과를 증명하지 못했습니다.

그중에서 저용량 아스피린이 고위험군에서 유일하게 예방적 방법으로 인정받고 있습니다. 미국이나 영국 등 많은 나라에서는 자간전증의 위험이 높은 군에게 임신 12주부터 분만할 때까지 저용량 아스피린을 권유하고 있습니다.

고위험군으로는 이전 임신에서 자간전증이 있었던 임신부, 다태임신, 임신 전부터 혈압이 높았던 여성, 당뇨병·신장 질환·루프스 등을 겪은 임신부가 있으며, 중간 정도의 위험군으로는 초임부·비만·35세 이상 등이 있습니다. 고위험군은 한 가지 요소만 있어도 중간 위험군에서는 두 가지 이상 있으면 대상이 됩니다.

Doctor Said

자신에게 고위험군 요소가 있는지 파악하고 의사와 충분히 상담하세요.

매일 혈압을
측정해야 하나요

고혈압에 근접한 혈압을 보이는 임신부는 집에서 규칙적으로 혈압을 측정하여 외래 진료 시에 가져오면 진단에 도움이 됩니다.

집에서는 혈압이 정상인데 병원에만 오면 혈압이 높게 측정되는 소위 병원인성 고혈압인 임신부가 종종 있습니다. 집의 혈압계를 병원에 가셔와 병원 혈압계와 나란히 측정하여 비슷하게 나오는지 확인하는 과정이 필요합니다.

병원 혈압계와 차이가 없다면 병원에서 혈압이 높게 측정되더라도 집에서 낮게 측정된 혈압을 평상시 혈압으로 보고 그에 따라 관리를 하면 됩니다. 병원인성 고혈압이라고 생각되면 외래 방문 기간을 자주 하면서 혈압이 올라가는지를 확인하면 충분합니다.

집에서 측정할 때 고혈압의 기준은 수축기 혈압 135mmHg 혹은 이완기 혈압 85mmHg입니다. 이것보다 높게 반복적으로 측정되면 빨리 병원을 방문하도록 해야 합니다.

임신 중 고혈압을 진단하기 위해서는 사람이 측정하는 수은혈압계를 사용하라고 권고하지만 전자식 자동혈압계가 사용하기 편리하고 가격도 합리적이며 비교적 정확하게 측정할 수 있기 때문에 집에서 혈압을 측정할 때 대부분 이것을 사용합니다.

혈압은 일정하지 않고 측정할 때마다 차이를 보이기 때문에 지침에 따라 정확하게 측정하는 것이 중요합니다.

Doctor Said

혈압 측정하기 적당한 때를 참고하세요.
아침 2회: 약물 복용 전, 식사 전 측정. 기상 후 1시간 이내, 화장실을 다녀온 후
저녁 2회: 잠자리에 들기 전 측정. 소변을 본 후 잠자리에 들기 전에 측정
아침·저녁 2회라고 함은 한 번 측정 후 반복해서 측정하는 것을 의미합니다. 굳이 시간 간격을 두고 측정할 필요는 없습니다. 하루 동안의 혈압은 아침과 저녁에 10~30mmHg 정도 차이가 날 수 있습니다.

임신성 고혈압은
완치되나요

임신 중 혈압이 높았던 임신부는 분만 후 적어도 72시간은 입원한 상태로 혈압을 관찰해야 하며, 분만 후 7~10일째까지 혈압을 측정해야 합니다.

아기를 낳은 뒤에도 중증의 증상이 나타나거나 수축기 혈압이 160mmHg 혹은 이완기 혈압이 110mmHg 이상이면 경련의 예방을 위하여 황산마그네슘을 사용해야 합니다. 자간전증의 증상이 퇴원 후에라도 나타나면 바로 병원에 가야 합니다.

임신성 고혈압 혹은 자간전증이 있었던 임신부는 분만 후 12주까지 혈압이 정상으로 돌아왔는지 반드시 확인해야 합니다.

만일 정상으로 돌아온다면 임신 중 일시적으로 혈압이 상승한 일과성 고혈압으로 생각할 수 있으며, 다음 임신에서는 대부분

혈압이 올라가지 않습니다.

임신 중 고혈압 질환은 첫 임신에서 자주 발병하며 다음 임신에서 재발 위험성은 혈압이 올라간 시기에 따라 차이가 있지만 전체적으로는 10~15퍼센트입니다.

첫 임신에서 발생했더라도 다음 임신에는 적어도 85퍼센트 이상은 혈압이 높아지지 않는다는 뜻입니다.

하지만 전체 임신부에서 임신 중 고혈압이 5~10퍼센트에서 발생한다는 점을 고려하면 10~15퍼센트는 높은 수치이기 때문에 다음 임신을 하면 임신 중 고혈압 질환의 고위험군입니다.

분만 후 12주가 지난 뒤에도 혈압이 떨어지지 않으면 고혈압 환자일 가능성이 크므로 내과 진료를 받아야 합니다. 고혈압은 만성 질환이기 때문에 만성 고혈압이라고 하는 것이 어색할 수 있으나 임신성 고혈압과 구별하기 위해 사용합니다.

자간전증이 있었던 임신부는 향후 심혈관계질환의 위험이 커집니다. 만일 자간전증으로 34주 이전에 분만한 임신부는 심혈관계질환의 위험이 8~9배 증가하는 것으로 알려져 있습니다. 자간전증 자체가 심혈관계질환의 위험을 높인다기보다는 자간전증과 심혈관계질환이 같은 위험 인자를 공유하기 때문으로 생각됩니다.

미국 심장학회에서는 환자 문진 시에 임신 중 고혈압 병력을 확인하라고 합니다. 자간전증의 병력이 있었다는 것을 미리 알면 위험군으로 조기에 분류하여 이른 시기에 검사를 하여 조기에 처치할 가능성이 커집니다.

하지만 지금까지의 증거에 비추어 볼 때 모든 임신부에게 적용하는 것이 적절한지는 아직 의문의 여지가 있습니다.

Doctor Said

임신 중 혈압이 높았던 여성은 아기를 낳은 후에도 혈압 관리에 관심을 가져야 해요.

질 출혈이
잦아서 걱정돼요

임신과 관련된 출혈을 산과 출혈이라고 합니다. 임신 초기의 출혈은 유산의 전조 증상일 수 있어 중요한 의미가 있지만, 출혈량 자체는 많지 않아 임신부의 건강에 미치는 영향은 크지 않습니다.

그러나 임신 3분기가 되면 자궁이 커지며 출혈량도 상당히 많아집니다. 임신 말기가 되면 자궁으로 공급되는 혈액의 양은 평균적으로 1분 동안 450~600밀리리터나 됩니다.

임신 중기 이후에 질 출혈로 병원을 방문하면 먼저 자궁 경부에서 나는 출혈인지 확인합니다. 자궁 경부의 출혈은 종종 있는 일이지만, 다행히 양이 많지 않습니다. 이 출혈은 태아의 건강과 직접 관련이 없기 때문에 크게 걱정할 필요는 없습니다.

하지만 자궁 안에서 출혈이 있으면 초음파를 비롯한 추가적 검사가 필요합니다. 임신 중기 이후 자궁 내 출혈의 중요한 원인은 전치태반과 태반조기박리입니다. 전치태반은 태반이 산도를 막고 있는 것이고 태반조기박리는 태아가 자궁 내에 있는 상태에서 태반이 일찍 떨어지는 것입니다. 임신 24주 이후에 묻어나는 정도의 적은 질 출혈이 아니면, 병원을 방문하여 태아에게 이상은 없는지, 어떤 원인으로 출혈이 되는지 확인해야 합니다.

전치태반은 초음파로 정확히 진단할 수 있으며 전치태반에 의한 출혈이면 일단 입원하여 출혈이 지속되는지를 살펴봅니다. 전치태반이 아니라면 잠정적으로 태반조기박리라고 진단하고 관찰하는 것이 안전합니다.

태반조기박리는 짧은 시간 내에 임신부와 태아 모두에게 심각한 영향을 줄 수 있어 특히 조심해야 합니다. 복부 통증이 있는지 자궁 수축이 있는지 태아가 잘 움직이는지를 확인하는 것도 중요합니다.

전치태반은 통증이 동반하지 않는 출혈이고 태반조기박리는 심한 자궁 통증과 동반하는 경우가 많지만, 이러한 구별점이 절대적인 것은 아닙니다.

예를 들어 전치태반이 있으면서 조기 진통이 동반되면 자궁이 뭉치거나 진통이 있을 수도 있으며 태아가 사망할 정도의 심한 태반조기박리인데도 자궁 통증이 심하지 않을 수 있습니다. 이때 출혈량이 많으면 임신부가 위험해질 수 있으므로 바로 병원에 와야 합니다.

출혈량이 많지 않다고 안심할 수는 없습니다. 태반조기박리에서 출혈이 태반에 둘러싸여 밖으로 배출되지 않는 잠복 출혈의 형태이면 상태가 심각한 데도 불구하고 출혈이 거의 없을 수도 있습니다. 전치태반은 출혈이 많으면 심각한 저혈압으로 임신부를 위험에 빠뜨리지만, 다행히 소모성 응고 장애는 거의 발생하지 않습니다. 전치태반에서 태아곤란증은 임신부가 저혈압 상태에 빠지면 나타날 수 있습니다.

전치태반도 아니고 태반조기박리의 가능성도 떨어진다고 하면 출혈의 원인은 무엇일까요? 아마도 태반의 일부분이 떨어졌지만 더는 진행하지는 않는 상태일 가능성이 있습니다.

만삭에 이유를 알 수 없는 자궁 내 출혈이 계속되면 분만을 고려할 수도 있습니다. 이런 임신부는 분만을 하더라도 특별한 원인을 밝히지 못하는 경우가 많습니다.

분만을 하고 태반이 떨어진 뒤의 출혈도 중요합니다. 양이 많지 않으면 괜찮지만 지속적으로 상당한 양의 출혈이 계속된다면 즉시 수혈 등 다음 준비를 해야 합니다. 자궁 수축 상태가 좋지 않으면 자궁 마사지와 함께 자궁 수축제를 사용합니다.

자궁 수축이 되지 않는 대표적인 경우는 아기가 크거나 다태임신, 양수과다증 등으로 자궁이 매우 커져 있는 상태와 진통 시간이 너무 길어 자궁 근육이 탈진된 상태 등입니다.

분만 후 출혈은 개인에 따른 차이가 심할 뿐만 아니라 예측이 되지 않습니다. 자궁 수축이 좋고 산도에도 이상이 없는데 출혈이 계속되면 자궁 아래쪽의 수축이 좋지 않을 가능성이 있습니다. 분만 4기는 분만 후 1시간 동안을 말하는데 출혈이 많은지, 혈압이나 맥박은 정상인지를 확인하는 시간입니다.

퇴원하고 아기 낳은 지 약 10~14일이 지난 뒤 멎었던 질출혈이 갑자기 많아지기도 합니다. 수축되었던 자궁이 일시적으로 수축이 풀리면서 나타나는 현상으로 생각합니다. 이때도 양이 많으면 바로 병원에 와야 합니다.

Doctor Said

임신 기간 중 출혈이 있으면, 임신부와 태아의 안전을 위해 병원에서 정확한 진단을 받아야 해요.

분만할 때 출혈의 처치는
어떻게 이뤄지나요

분만 전 혹은 분만 후에 상당량의 출혈이 있으면서 임신부의 혈압이 떨어지고 맥박이 빨라지면 적절한 처치를 위해 많은 사람이 필요합니다. 우선 지속적으로 혈압과 맥박을 확인하고 시간당 소변량을 알기 위해 유치 도뇨관을 삽입합니다. 혈액 및 수액 공급을 위하여 굵은 정맥 주사를 두 군데 이상 확보해두고 수혈에 대비하여 교차 적합 검사를 합니다.

산과 출혈에서는 수혈이 가장 중요합니다. 바로 수혈하기 어려우면 일단 생리식염수 등으로 혈압을 유지해야 하지만 궁극적인 해결책은 수혈입니다. 가능한 빨리 적혈구농축혈액을 줍니다. 대량 출혈이 있으면 이미 많은 양의 수액을 사용하여 혈소판과 응고인자가 희석되었기 때문에 대부분 희석성 응고 장애가 나타나고, 증상은 소모성 응고 장애와 유사합니다.

요즘은 혈액의 성분이 모두 들어 있는 전혈의 형태로 공급하지 않고 혈액 제제별로 성분수혈을 합니다. '빨간 피'라고 부르는 적혈구농축혈액만 수혈하면 여기에는 혈소판과 응고 인자가 거의 들어 있지 않기 때문에 혈소판농축혈액과 신선동결혈장을 같이 줍니다.

산과 출혈에서는 대량 수혈을 할 때 적혈구농축혈액 3개 당 적어도 2개 이상의 신선동결혈장을 주도록 권장합니다. 혈소판도 희석되어 낮아지므로 혈소판 수혈도 준비합니다. 태반조기박리가 발생하면 응고 인자의 결핍으로 인한 소모성 응고 장애가 자주 나타나므로 초기부터 신선동결혈장 혹은 동결침전제를 반드시 같이 주어야 합니다.

신선동결혈장이 동결침전제보다 더 많은 종류의 응고인자가 들어 있어 일차적으로 고려해야 하지만 이미 너무 많은 양의 수액 및 혈액이 들어간 상태면 같은 용량의 혈액 응고 인자를 줄때 부피가 적은 동결침전제를 먼저 고려할 수 있습니다.

대량 출혈로 희석성 응고 장애가 발생했거나 소모성 응고 장애로 임신부의 상태가 불안전하면, 섬유소원과 국제표준응고비율 검사를 1시간 간격으로 규칙적으로 하며 모니터링합니다. 경험에 의하면 국제표준응고비율 검사의 수치가 확실히 감소하기 시작하는 시점(좋아지는 징후)부터는 추가로 응고 인자를 주지 않더라도 자연히 회복됩니다.

응고 장애는 자연적으로 회복되는 시점이 있으며 이 시점까지 환자가 치명적인 상태가 되지 않도록 유지시키는 것이 치료의 중요한 점입니다. 소모성 응고 장애가 발생하는 산부인과의 대표 질환은 태반조기박리와 양수색전증입니다.

자궁 수축제도 도움이 됩니다. 옥시토신·듀라토신·메덜진 등 자궁 수축제를 사용하여 지혈을 도와줍니다. 나라돌 주사 혹은 사이토텍정도 사용합니다.

바크리 카테터는 수축이 잘되지 않은 자궁 내로 풍선 형태의 주머니를 넣어 혈관을 직접 압박할 목적으로 사용합니다. 주머니에는 수액을 주입할 수 있게 되어 있으며 또한 주머니 끝에 관이 연결되어 자궁 내 출혈이 바깥으로 나올 수 있도록 만들었습니다. 자궁 수축이 좋고 산도에 상처가 없으면서 출혈이 지속되는 이유는 자궁 경부 바로 윗부분의 수축이 좋지 않기 때문입니다. 이 경우에 특히 도움이 됩니다.

네 번째 방법은 색전술입니다. 자궁으로 가는 혈관을 막아서 치료하는 방법으로 영상의학과 의사가 시술합니다. 예전 같으면 자궁적출술을 했을 임신부를 이 방법으로 치료하는 경우가 많이 있습니다.

색전술을 하기로 결정하고 실제 시술에 들어가는 데 20~30분 정도 필요하므로, 임신부의 혈압과 맥박이 어느 정도 유지되는 경우에 할 수 있습니다. 제왕절개수술 중에 발생한 출혈보다는 주로 정상분만 후 출혈이 많을 때 사용합니다.

다섯 번째 방법은 수술입니다. 자궁으로 가는 혈관을 묶는 자궁동맥결찰술, 내측장골동맥결찰술과 전자궁적출술, 부분자궁적출술 등이 있습니다.

수술은 주로 제왕절개분만을 했을 때 쓰는 방법입니다. 정상분만을 했다면 먼저 색전술을 합니다. 전치태반으로 자궁적출술을 해야 하는 경우에는 시간이 걸리더라도 자궁 경부를 포함한 전자궁적출술을 해야 하지만, 자궁의 윗부분인 자궁 저부의 이완으로 수술을 해야 한다면 부분자궁적출술로 충분합니다. 부분자궁적출술은 수술 시간이 짧게 걸리고 합병증이 현저하게 적습니다.

Doctor Said

수혈을 많이 하면 희석성 응고 장애뿐만 아니라 생명을 위태롭게 하는 폐질환을 일으킬 수 있으므로, 가능한 한 수혈을 적게 하는 것이 바람직합니다.

알아두면 도움 되는 의학 용어

교차 적합 검사

환자 피와 수혈할 피를 직접 섞어 응집을 보는 검사

소모성 응고 장애 (consumptive coagulopathy)

혈전이 발생하며 많은 응고 인자가 소모되어 혈액 내 응고 인자가
부족해져 응고 장애가 발생하는 질환

희석성 응고 장애 (dilutional coagulopathy)

수액이나 전혈 등을 많이 투여하여 혈액 내 응고 인자가 희석되어
소모성 응고 장애와 유사한 증상이 나타나는 질환

전혈 (whole blood)

적혈구 · 혈소판 · 응고 인자 등이 들어 있음

적혈구농축혈액 (packed red blood cells)

적혈구만 들어 있음

혈소판농축액 (platelet concentrate)

혈소판만 들어 있음

신선동결혈장 (fresh frozen plasma)

응고 인자들이 들어 있음

동결침전제 (cryoprecipitate)

신선동결혈장과 유사한 성분과 양이 들어 있으나 부피가 적음

섬유소원 (fibriongen)

응고 인자 중 하나

자연 유산은
원인을 알 수 있나요

자연 유산이란 태아가 임신 20주 이전에 임신부의 몸 밖으로 나오는 것을 말합니다. 아랫배가 아프고 출혈이 있으면서 태아가 나오기도 하지만 출혈 등 증상이 전혀 없이 자궁 내에서 사망한 상태로 있기도 하며, 이럴 경우 계류 유산이라고 합니다.

태아와 태반이 완전히 다 배출될 경우는 완전 자연 유산이라고 하여 특별한 처치가 필요 없지만, 태반 등의 임신 산물이 남은 불완전 자연 유산은 소파 수술로 제거하는 것이 다음 임신에 도움이 됩니다.

자연 유산이 되었다고 하면 임신부는 자신들이 무엇인가 잘못해서 아이가 유산되었다고 먼저 생각합니다. 임신 초기에 신경

쓸 일이 많았다든가, 일이 바빴다든가, 혹은 남편과 다투었다든가, 심지어는 운전을 해서 유산된 것이 아닌지 물어봅니다.

하지만 자연 유산은 임신부나 남편에게 문제가 있어 생기는 것이 아니라 임신한 태아의 이상으로 일어납니다. 임신이 지속되기 어려운 태아가 자궁 내에서 사망하거나 몸 밖으로 나오는 것으로 적자생존의 원리가 적용되었다고 보면 됩니다.

임신 초기에 유산된 임신 산물은 50~60퍼센트 정도에서 염색체이상이 있습니다. 이는 만삭에 분만된 태아에서 염색체이상이 1퍼센트인 경우와 비교하면 매우 높은 수치입니다.

유산된 뒤 임신 산물에 대한 염색체 검사를 꼭 할 필요는 없습니다. 궁금해서 검사하기에는 비용이 너무 비싸고 비정상이 나온다고 해도 다음 임신을 준비하는 데 별 도움이 되지 않습니다.

자연 유산은 나이가 많아질수록, 분만 횟수가 늘어날수록 증가합니다. 무배아 임신낭도 자연 유산의 한 형태입니다. 이는 태아 없는 임신낭만 있는 것입니다. 임신낭의 일부가 파손되어 태아가 빠져나갔다고 수장하는 사람도 있으나 태아 자체가 제대로 생기지 않아서 발생합니다.

유산이 되었다고 들으면 그 자체가 큰 충격이지만 앞으로 임신이 더 걱정입니다. 다행인 것은 자연 유산이 다음 임신에 끼치는 영향은 크지 않습니다. 자연 유산은 8명이 임신하면 1명에서 발생합니다. 발생 단계에서 생물학적 오류가 일어날 확률이 1/8이란 뜻입니다. 다음 임신에서 1/8의 확률로 또 유산될 가능성이 있지만 7/8의 확률로 임신이 유지됩니다.

Doctor Said

자연 유산은 습관성 유산과는 다른 질환인지 질문하는 임신부들이 있습니다. 저는 원인이 다르기 때문에 다른 질환으로 생각하는 것이 맞다고 대답합니다.

부모가
될 수 있을까요

습관성 유산이란 두 번 이상 임상적 임신이 확인된 뒤 유산되면 진단할 수 있습니다. 임상적 임신이란 자궁외 임신이나 포상기태 등은 제외하고 자궁 내 임신만을 말합니다.

최근 반복임신손실이란 용어를 많이 쓰지만, 편의상 습관성 유산 혹은 반복 유산이란 용어를 사용하겠습니다. 두 번 자연 유산되는 확률은 2~3퍼센트, 세 번 일어날 확률은 1퍼센트 미만으로 추정하고 있습니다. 따라서 세 번 이상 유산이 된 뒤 원인을 찾기 위한 검사를 하는 것이 바람직하지만 2회 이상의 임신 실패 후에 검사를 진행하기도 합니다. 특히 여성의 나이가 35세 이상, 특별한 원인이 의심되거나 혹은 환자와 보호자가 검사를 원하는 경우면 할 수 있습니다.

습관성 유산의 원인과 추천 검사 (미국 생식학회, 2012년)

원인	확률	추천하는 검사
염색체이상	2~5	염색체 검사
항인지질항체증후군	15 (8~42)	항인지질항체 검사
자궁 기형	12.6 (1.8~37.6)	자궁 조영술 초음파 자궁 난관 영상 3차원 초음파
호르몬 혹은 대사장애		유즙 분비 호르몬 당화 혈색소 갑상선 자극 호르몬
감염		없음
남성 요인		없음
심리적 요인		없음
면역		없음
환경, 직업 등		병력 확인

습관성 유산의 원인은 염색체이상이 전체의 2~5퍼센트, 항인지질항체증후군은 15퍼센트, 자궁의 형태학적 이상이 13퍼센트 정도이고 나머지는 면역학적 이상 및 내분비계 이상으로 알려져 있습니다. 검사를 하더라도 약 50퍼센트에서는 원인을 알 수 없습니다.

원인으로 생각되는 요인은 많지만 추천하는 검사는 단지 네 가지뿐입니다. 부부의 염색체검사(유전), 항인지질항체증후군 검사(면역), 자궁-난관 검사(형태), 호르몬 검사(내분비)입니다.

부부의 염색체 검사는 염색체의 전좌를 확인하는 것이 목적입니다. 전좌란 특정 염색체에 있어야 할 부분이 다른 염색체에 붙어 있는 형태를 말합니다.

두 염색체 사이에서 전좌가 일어나도 염색체 양은 변화가 없는 균형적 전좌와 염색체 양에 변화가 생기는 불균형 전좌가 있습니다. 부모가 균형적 전좌를 가지고 있으면 전체 염색체 양의 손실이 없어 이상이 없지만, 임신이 되면 태아에서 염색체의 특정 부위가 중복 혹은 결손이 일어나서 불균형 전좌가 되어 유산의 원인이 될 수 있습니다. 염색체는 1~2cc의 혈액으로 검사를 할 수 있으며 전좌가 없으면 유전학적 검사는 더 할 필요가 없습니다.

습관성 유산의 원인으로 면역학적 요인이 가장 많은 부분을 차지한다고 알려져 있습니다. 하지만 항인지질항체증후군에 대한 검사만 하면 충분합니다.

항인지질항체증후군이란 우리 몸의 세포막을 구성하는 인지질에 대한 항체(항인지질항체)가 임신부 몸에서 만들어져 임신 유지에 해로운 영향을 주어 발생하는 자가면역 질환입니다.

원래 항체는 외부에서 들어온 낯선 항원에 대하여 만들어지는데, 자가면역 질환은 자기 몸의 항원에 대하여 항체가 만들어지는 것입니다. 항인지질항체의 종류는 매우 많지만 습관성 유산과 관련된 항체는 루푸스 항응고제·항카디오리핀항체·항베타-2 당단백항체 세 가지뿐입니다.

진단을 위해서는 이 항체 중 한 가지라도 높은 농도로 12주 이상의 간격을 두고, 2회 양성으로 나와야 합니다. 항인지질항체 증후군이면 혈전의 위험이 높아져 습관성 유산을 포함한 질병이 발생할 수 있습니다.

자궁-난관 검사는 자궁 경부에 조영제를 주입하고 X-선 사진을 찍어 자궁과 난관의 질병을 확인하는 자궁 난관 조영술과 조영제 대신 생리식염수를 넣고 초음파를 보며 자궁과 난관의 상태를 살펴보는 초음파하 자궁 난관 조영술이 있습니다. 보통 초음파하 자궁 난관 조영술이 더 정확한 정보를 얻을 수 있습니다.

복강경으로 자궁의 외부 형태를 관찰하여 이상 여부를 확인할 수도 있지만 습관성 유산을 검사하기 위해서 반드시 필요한 검사는 아닙니다. 최근 유럽생식학회에서는 자궁 기형의 진단에 3차원 초음파 검사를 1차적으로 권하고 있습니다.

내분비계 이상을 확인하기 위해 갑상선자극호르몬·유즙분비호르몬·당화혈색소를 검사합니다.

면역학적 치료는 30년 이상 시도되었습니다. 특히 여러 면역 질환에서 유효성이 확립된 프레드니솔론·면역글로블린 등이 관심을 끌었습니다. 일부 효과가 있었다는 연구도 있었지만 그후에 이루어진 대부분의 믿을만한 연구에서 치료를 하지 않은 대조군과 차이 없다는 결과를 얻었습니다.

많은 의사들이 참고하는 영국의 코크란 리뷰에서도 반복 유산에서 사용하는 모든 면역치료가 효과가 없다고 결론지었습니다. 이런 연구 결과가 나온 이유는 아마도 치료하지 않더라도 임신이 잘 되기 때문으로 생각됩니다. 세포사멸세포 등도 제시되어 있지만 양성 결과가 나와 치료하더라도 성공률이 좋아지지 않기 때문에 검사 차체를 권고하지 않습니다.

혈액 응고 관련 유전자의 돌연변이 혹은 다형성증으로 발생하는 유전적 응고 장애에 대한 검사도 하지 않습니다. 유전적 응고 장애와 반복 유산의 관련성이 분명하지 않을 뿐만 아니라 이들에서 항응고 치료를 하더라도 좋아지지 않기 때문입니다.

원인이 밝혀지면 원인에 따른 치료를 하면 됩니다. 즉, 내분비계 기능 이상이 발견되면 적절한 호르몬 제재나 혈당 조절을 하고 자궁 중격이 발견되면 제거 수술을 하면 됩니다. 하지만 자궁근종 · 단각자궁 · 쌍각자궁 등 자궁의 형태적 이상은 수술하더라도 도움이 되지 않아 수술을 권하지 않습니다.

습관성 유산 환자에서 항인지질항체증후군이 나타나는 비율은 8~42퍼센트로 매우 다양합니다. 항인지질항체증후군의 진단이 중요한 이유는 치료 방법이 있기 때문입니다. 치료하지 않으면 20~30퍼센트의 낮은 성공률을 보이나 치료하면 70퍼센트 이상에서 성공합니다.

항인지질항체증후군으로 진단된 여성은 임신 확인 후 바로 헤파린과 아스피린으로 치료를 시작합니다. 최근 유럽생식학회에서는 임신을 시도하는 시기부터 아스피린을 복용하고 임신이 확인되면 바로 헤파린 치료를 권유하고 있습니다.

위에서 제시한 검사에서 이상이 없으면 원인 불명의 반복 유산이라고 합니다. 환자와 보호자들은 아무 이상이 없다고 하면, 원인이 없는데 왜 반복 유산이 되었는지 궁금해합니다.

하지만 다행인 것은 원인 불명의 반복 유산이 '앞으로 아기를 가질 수 있는 가능성이 낮다'는 말은 아닙니다. 아기가 없는 부부에서 5회 이상 자연 유산이 되더라도 향후 아기를 가질 수 있는 가능성은 50~60퍼센트 정도가 됩니다.

3회 이상 반복 유산이 되었던 여성을 추적 관찰한 대규모 연구에서 5년 이내에 67퍼센트에서 아기를 가졌다고 보고하고 있습니다. 3회 반복 유산이 있었던 군에서는 72퍼센트, 6회 이상 반복 유산이 있었던 군에서도 50퍼센트로 보고하였습니다.

또한 20대에 3회 반복 유산을 겪었던 여성에서 80퍼센트, 40세 이상인 여성에서는 42퍼센트에서 성공하였습니다.

즉, 나이가 젊을수록 유산의 횟수가 적을수록 성공률이 높았습니다. 이 연구에서 1/3의 부부는 결국 아기를 갖지 못했고 그 이유를 여성의 나이가 너무 많아졌거나 여러 번의 반복 유산 후 정신적으로 힘들어 더 이상 임신 시도를 포기하였기 때문이라고 결론지었습니다.

Doctor Said

반복 유산을 경험한 부부는 한 번의 유산도 힘든데 2~3회의 유산을 겪으면서 임신하는 것 자체를 포기하는 경우가 종종 있어요. 하지만 아이를 원한다면 한 살이라도 젊을 때 포기하지 말고 시도할 것을 권해요.

모든 임신부에게
조산이 일어날 수 있나요

조산이란 임신 20주부터 37주 이전에 태어나는 것을 말합니다. 달을 채웠다는 만삭은 임신 37주 이후 42주까지이며 42주 지나서 분만하면 과기산입니다. 20주 이전에 분만하면 유산입니다.

만삭에 태어나는 신생아가 일찍 혹은 늦게 태어나는 아이들보다 더 건강합니다. 태아가 임신 기간을 충분히 채우지 못하고 조산하면 여러 기관이 충분히 성숙하지 않아 합병증이 발생합니다. 완전히 회복되는 아이들도 있지만 일부는 평생 장애가 남을 수도 있습니다. 분만 주수가 빠를수록 심각한 합병증의 가능성이 높아집니다.

조산은 산부인과에서 자주 일어나는 일입니다. 그래서 예비 부모라면 우리 가정에도 일어날 수 있는 일이 아닐지 걱정이 될 것입니다.

단태아를 기준으로 37주 이전에 태어나는 아이는 8~10퍼센트이고 34주 이전은 3퍼센트, 30주 이전에는 약 1퍼센트입니다. 쌍태아는 37주 이전에 50퍼센트의 아이가 태어나고 34주 이전이 15퍼센트, 30주 이전이 5퍼센트입니다.

쌍태아는 단태아에 비하여 약 5배 조산 확률이 높습니다. 하지만 거꾸로 생각해보면 95퍼센트의 쌍태임신도 30주 이후에 분만합니다.

조산 확률을 높이는 가장 중요한 위험 인자는 이전에 조산했던 경험입니다. 한 번 조산했던 임신부가 임신해서 다시 조산이 될 위험은 3배 높아집니다. 첫 임신에서 35주 이전에 분만했던 임신부들 중 21퍼센트가 다음 임신에서도 35주 이전에 분만을 했으며, 첫 임신에서 35주 이후에 분만했던 임신부 중 4~5퍼센트만 다음 임신에서 35주 이전에 분만하였다는 연구 보고도 있습니다.

하지만 이전에 35주 이전에 분만했다고 하더라도 다음 임신에서 35주 이후에 분만할 가능성은 79퍼센트입니다. 거의 5명 중 4명 확률입니다.

다태아 평균 분만 주수는 쌍태아는 36~7주, 삼태아는 33주입니다. 따라서 쌍태아는 반 정도가 37주 이전에 분만하고 삼태아는 거의 모두 조산한다고 보면 됩니다.

조산의 병력, 질내 감염, 다태임신은 조산의 가능성을 높입니다. 그 이외에 임신 초기 질출혈이 있었거나 임신 전에 저체중 혹은 과체중도 조산과의 관련성이 알려져 있습니다.

Doctor Said

질내 감염이 조산을 일으키는 원인이라는 것은 잘 알려진 사실이지만, 질내 감염을 치료하더라도 조산율에 차이를 보이지 않아요. 질내 감염을 검사하거나 치료를 권하지는 않습니다.

자궁 경부가 짧아졌다고
하는데 많이 위험한가요

자궁 경부는 단단한 구조물로 분만 진통이 오기 전에는 거의 변화가 없다가 분만 진통이 시작되면서 비로소 변하기 시작합니다. 그리고 분만 진통이 오더라도 자궁 경부가 다 열릴 때까지는 상당한 시간이 소요됩니다.

그런데 일부에서는 진통 없이 열리는 경우가 있습니다. 전형적인 예는 이전에 특별한 이상이 없던 임신부가 임신 20주경에 정기 산전 진찰을 받던 중 자궁 경부가 4~5센티미터 열려 있는 것을 알게 되는 경우입니다.

임신 중기에 이런 일이 있으면 자궁 경부 무력증을 의심할 수 있습니다. 배가 심하게 아프지도 않았는데 자궁 경부가 열리고 조산이 된 뒤에야 진단이 됩니다.

자궁 경부 무력증을 진단하기 위해서는 정확한 병력을 알아야 합니다. 진통 없이 자궁 경부가 열린 것을 확인했는지가 중요합니다. 자궁 경부가 닫혀 있었는데 진통이 와서 자궁 경부가 열렸다면 조기 진통에 의한 분만입니다.

자궁 경부 무력증으로 조산을 했으면 다음 임신에서 자궁 경부 봉축술을 시행하지만 조기 진통으로 분만을 했다면 자궁 경부 무력증이 아니므로 수술할 필요가 없습니다.

구별이 쉬워 보이지만 이전에 조산을 했던 임신부 중 일부만이 진통이 시작된 시점과 자궁 경부가 열린 것의 시간 관계를 정확하게 알고 있습니다. 진통이 없이 자궁 경부가 열려 있었다는 기록이 있으면 자궁 경부 무력증의 가능성이 더 높습니다. 진료하는 의사가 다음 임신에서 수술을 하는 것이 좋겠다는 것을 기록으로 남기거나 환자에게 명확히 말해두는 것이 필요합니다.

자궁 경부 길이와 조산의 관련성에 대한 연구는 20년이 넘게 이어지고 있습니다. 1996년 미국 오하이오대학의 아이암스 등이 임신 22~24주 임신부를 대상으로 자궁 경부 길이를 측정해서 자궁 경부가 짧을수록 조산의 위험이 높아진다고 발표하여 초음파로 조산을 예측할 수 있다는 가능성을 보여주었습니다.

모든 임신부에서 자궁 경부 길이를 측정하는 것이 좋은지에 대하여는 아직 논란이 있습니다. 미국 산부인과학회에서는 저위험군 임신부에서 16주~24주 사이에 한 번 정도 측정하고 이전에 조산했던 고위험군 임신부는 16주~24주 사이에 2주에 한 번씩 자궁 경부 측정을 권하고 있습니다.

Doctor Said

임신 24주 이후에는 자궁 경부 길이가 짧아도 임신 예후에 영향을 주지 않아 측정을 권하지 않아요.

자궁 경부 길이가 짧으면
수술해야 하나요

       우리나라는 대부분 병원에서 임신 중기 정밀 초음파를 하며 자궁 경부 길이를 측정합니다. 정밀 초음파를 보다가 우연히 자궁 경부가 짧아져 있는 것을 알기도 합니다. 자궁 경부가 거의 남아 있지 않거나 열려 있으면 분만을 위한 수술을 하지만, 2센티미터 전후이면서 닫혀 있을 때는 의사로서 고민이 됩니다. 이때 의사는 자궁 경부 봉축술을 했을 때 도움이 되는 임신부를 선별해냅니다.

  자궁 경부가 짧아져 있다고 모두 조산하는 것은 아니기 때문에 '수술할 정도로 짧아졌다'라고 판단하기는 쉽지 않습니다. 앞에서 언급한 1996년도 연구 결과를 보더라도 임신 24주에 자궁 경부 길이가 15밀리미터였던 임신부 중 35주 이전 조산은 단지 20퍼센트밖에 되지 않았습니다.

병력이나 검사로 자궁 경부 무력증의 가능성이 크면 한 번의 조산 병력만으로 수술할 수도 있지만, 일부 가이드라인에서 3번 이상 자궁 경부 무력증이 의심되는 조산을 했을 때 자궁 경부 봉축술을 권고하기도 합니다. 이것은 불필요한 수술을 줄이기 위한 것입니다.

또한 드물지만 수술에 따른 합병증으로는 조기 진통, 양막 파수, 수술에 따른 감염 등이 발생할 수 있습니다. 자궁 경부 원추 절제술을 받았던 병력이나 쌍태임신만으로는 자궁 경부 봉축술을 하지는 않습니다. 수술이 도움이 된다는 증거가 없습니다.

왜 수술하느냐에 따라 임신부와 가족은 세 가지의 자궁 경부 봉축술을 고려할 수 있습니다.

자궁 경부 무력증으로 조산했던 임신부에서 임신 초기에 예방적으로 하는, 병력 근거 자궁 경부 봉축술이 있고, 진통이 없는데 이미 자궁 경부가 열려 있거나 양막까지 밖으로 나와 있는 상태에서 하는, 검진 근거 혹은 응급 자궁 경부 봉축술이 있습니다.

위의 두 가지 자궁 경부 봉축술이 도움이 된다는 점에서는 이견이 없습니다.

세 번째는 초음파로 측정한 자궁 경부 길이가 짧아 수술하는, 초음파 근거 자궁 경부 봉축술입니다. 수술하는 대상과 수술 기준이 되는 자궁 경부 길이에 대하여 다양한 의견이 있습니다. 미국산부인과학회에서는 조산의 병력이 있는 임신부에서 25밀리미터보다 짧으면 수술을, 그렇지 않으면 20밀리미터 이하에서 프로게스테론 질정을 권고합니다.

자궁 경부 봉축술의 성공률은 적응증에 따라 차이가 납니다. 병력 기반의 자궁 경부 봉축술이 가장 좋고 자궁 경부가 이미 열려 있는 임신부에서 하는 검진 기반 자궁 경부 봉축술이 가장 나쁩니다.

자궁 경부가 약간 열려 있어 양막이 보이지만 밖으로 돌출되어 있지 않으면 높은 성공률을 기대할 수 있습니다. 하지만, 양막이 자궁 경부 밖으로 돌출되고 태아가 막을 통해서 보일 정도로 태아막이 얇아져 있으면 성공률이 떨어집니다.

초음파 기반 자궁 경부 봉축술은 대상과 기준에 따라 차이가 많습니다. 또한 자궁 경부가 짧아져 있는 원인에 따라서도 영향을 받습니다. 일부 자궁 경부가 짧은 임신부에서 자궁 내 감염에 의한 2차 변화로 진통이 없으면서 자궁 경부만 짧아져 있는 경우도 있습니다. 자궁 내 감염이 있으면 수술을 하더라도 조기 분만의 가능성이 높습니다.

자궁 경부 봉축술은 질을 통한 방법과 복부를 통한 방법이 있습니다.

질을 통한 방법은 맥도날드 수술법과 쉬로드카 수술법이 있으며 두 가지 모두 효과적인 방법입니다. 수술 방법은 시술자의 선호도에 따라 결정됩니다. 맥도날드 수술법은 자궁 경부에 바늘을 통과시켜 묶어주는 방법이고 쉬로드카 수술법은 자궁 경부의 3시와 9시 방향으로 지나는 혈관과 신경을 기구로 잡고 그 아래쪽으로 바늘을 통과시켜 묶어주는 방법입니다.

복부를 통한 수술은 개복 후 방광을 밀어내고 자궁 동맥이 보이는 부분까지 노출한 뒤에 실을 묶어주는 방법으로 경부를 통한 수술보다 더 높은 위치에서 자궁 경부를 묶어줄 수 있는 장점은 있지만, 수술을 위해 개복을 해야 되고 수술 후에 태아가 생존할 수 없는 시기에 조기 진통이 와도 개복 수술을 해야 한다는 단점이 있습니다. 또한, 제왕절개분만을 해야 합니다. 따라서 자궁 경부가 선천적으로 없거나 여러 번의 수술로 심하게 손상되어 질로 접근할 수 없는 일부 제한된 임신부들에서만 시행해야 합니다. 복강경으로 개복하여 수술하는 자궁 경부 봉축술과 유사한 수술을 하는 경우도 있지만 권고할 수 있는 방법은 아닙니다.

자궁 경부 봉축술을 받았던 임신부의 분만은 수술 방법에 따라 달라집니다. 질식 수술을 했으면 임신 37주경에 실을 풀고 정상분만을 시도하고, 복식 수술을 했으면 묶었던 실은 그대로 두고 제왕절개분만을 합니다.

질식 수술을 했을 경우 실을 그대로 두고 제왕절개분만을 할 수도 있지만 제왕절개분만에 비해 자궁 경부 봉축술은 비교적 간단한 수술이기 때문에 제왕절개분만의 적응증이 없으면 정상 분만을 원칙으로 합니다.

37주경에 실을 풀면 바로 분만이 되지 않느냐고 걱정하는 임신부들이 있는데 자궁 경부가 짧아져 있거나 심지어는 양막이 보이더라도 진통 없이 분만하지는 않습니다.

Doctor Said

자궁 경부 무력증이 있더라도 진통을 겪고 분만해요. 진통이 시작되면 다른 임신부에 비해서 조금 더 일찍 병원에 가야 해요.

자궁 수축이 자주 있으면
조기 진통인가요

임신 중기가 되면 하루에 여러 번 자궁 수축을 느낍니다. 자궁 수축의 빈도는 임신부에 따라 차이가 많이 있습니다. 자궁 수축은 밤이나 새벽에 더 느껴지고 임신이 진행되면 더 잦아집니다.

자궁 수축이 있다가 조기 진통으로 진행될까봐 걱정하지만 그런 경우는 거의 없습니다. 자궁 수축이 있으며 자궁이 딱딱해지는 것을 느끼고 가끔씩은 통증이 있기도 하지만 심한 통증은 아닙니다. 이런 수축을 브랙스톤 힉스 수축이라고 합니다.

조기 진통은 다릅니다. 조기 진통은 만삭 진통과 마찬가지로 통증이 동반되고 골반 혹은 허리도 같이 아픕니다. 조기 진통은 일단 시작되면 분만이 될 때까지 지속되며 강도는 점점 세지고 간격은 점점 짧아집니다. 1시간에 6~8회 이상의 빈도로 규칙적이며 통증이 동반된 수축이 있으면 병원에 오는 것이 좋습니다.

만일 통증이 있다가 간격이 넓어지거나 통증이 줄어들면 진통이 아닐 가능성이 높습니다. 또한 진통이 없거나 심하지 않더라도 양수가 나왔다고 생각되면 즉시 병원에 가서 양막 파수 여부를 확인해야 합니다. 조기 양막 파수는 조만간 진통이 올 수도 있는 징후이고 조기 분만의 중요한 원인 중 하나입니다.

조기 진통이 의심되어 병원에 오면 검진을 합니다. 이때 소실과 개대라는 자궁 경부의 변화를 확인합니다. 소실은 3~4센티미터 길이였던 자궁 경부가 1~2센티미터로 짧아졌다가 결국에는 종이처럼 얇게 변하는 것을 말합니다. 개대는 자궁 경부가 열린 정도를 말합니다. 이전과 비교하여 자궁 경부의 변화가 있으면 진통의 가능성이 높고, 자궁 경부의 변화는 없이 통증이 심하지 않으면 자궁 수축이 있어도 가진통의 가능성이 높아집니다.

Doctor Said

진통이 있을 때 흔히 질 분비물이 늘어나거나 출혈이 동반되기도 해요.

조산도 예측이
되나요

조산할 임신부를 미리 알 수 있다면 조산의 예방에 도움이 될 수 있을 것입니다. 어떻게 알 수 있을까요? 지금까지 제시된 방법으로는 자궁 경부 길이 검사와 태아파이브로넥틴 검사가 있습니다.

조산했던 여성은 다음 임신에서 조산의 위험이 높아지지만 실제로 조산을 하는 여성은 약 30퍼센트이고 나머지 70퍼센트는 만삭에 분만합니다.

조산의 고위험군이지만 누가 조산할지 알아야 하고 그에 따른 대책이 있어야 합니다. 이 문제를 해결하기 위하여 34주 이전에 조산했던 임신부를 대상으로 16주에서 24주 사이에 자궁 경부 길이를 측정하였습니다. 자궁 경부 길이가 2.5센티미터보다 짧은 임신부에서 자궁 경부 봉축술을 하였더니 24주 이전, 37주 이전의 조산이 줄었고 주산기 사망률도 낮추었습니다. 특히 1.5 센티미터보다 짧으면 자궁 경부 봉축술의 효과가 더 분명하게 나타났습니다. 조산을 했던 임신부에서 짧은 자궁 경부 길이를 2.5센티미터로 하는 근거가 되었고 16주 이후 2주 간격으로 자궁 경부 길이를 측정하는 계기가 된 연구입니다.

첫 임신이거나 조산한 적이 없으면 조산의 저위험군입니다. 이 임신부들의 조산 예측에도 자궁 경부 길이가 도움이 된다고 알려져 있습니다. 지금까지 2.0센티미터, 1.5센티미터를 기준으로 한 연구에서 프로게스테론질정을 사용한 임신부에서 조산을 낮추었습니다. 이 연구들을 근거로 16주에서 24주 사이에 자궁 경부 길이가 2.0센티미터보다 짧으면 질정을 처방하고 있습니다. 하지만 2.0센티미터 미만인 임신부는 전체의 약 2퍼센트 정도밖에 되지 않아 모든 저위험군 임신부에서 자궁 경부 길이를 측정하는 것이 타당하냐는 반론이 있습니다.

다태임신에서 단태임신보다 자궁 경부 길이가 더 짧고 조산도 더 많이 있습니다. 하지만 다태임신에서 짧은 경부 길이가 발견되더라도 효과적인 치료가 없어 측정 자체를 권고하지 않습니다. 최근에 자궁 경부가 15밀리미터보다 짧으면 자궁 경부 봉축술이 도움이 된다는 연구 결과가 보고되기는 했지만, 아직 더 많은 연구가 필요할 것으로 생각됩니다.

앞서 언급한 태아파이브로넥틴은 양막이나 탈락막 등에서 발견되는 물질로 질 분비물에서 검사할 수 있습니다. 자궁 수축이 있는 여성에서 조산이 임박했는지 확인하기 위하여 종종 시행합니다.

대규모 연구에서 양성이면 1주일 내 분만할 확률이 13퍼센트, 음성이면 1주일 이내 분만하지 않을 가능성은 99퍼센트 이상이었습니다. 따라서 조기 진통이 의심되는 임신부에서 결과가 음성이면 1주일 내 조산할 가능성이 매우 낮다는 의미입니다. 태아파이브로넥틴 검사는 양성 예측률이 너무 낮아 조산을 예측하는 데 크게 도움이 되지는 않습니다.

Doctor Said

태아파이브로넥틴은 태아막과 자궁벽을 연결해주는 풀(glue) 같은 물질이에요. 임신 20주 이전과 임신 35주 이후에 질 내에서 쉽게 발견되지만 그 사이 기간에는 잘 검출되지 않아요.

아내가 조산으로
응급 이송되었습니다

자궁 수축을 억제하기 위해서 베타-교감신경자극제인 라보파, 유토파, 칼슘통로차단제인 니페디핀, 옥시토신길항제인 아토시반 등이 국내에서 사용되고 있습니다.

자궁 수축 억제제는 약 48시간 정도의 임신 연장을 가능하게 만듭니다. 이 48시간은 스테로이드를 투여하는 데 필요한 시간, 뇌보호를 위해 마그네슘을 사용하는 시간, 타 병원으로 이송에 소요되는 시간입니다. 자궁 수축 억제제가 임신 기간을 연장해서 신생아의 예후에 좋은 영향이 있었다는 연구 결과는 거의 없습니다.

하지만 지금까지 연구 결과와 권위 있는 기관의 권고에도 불구하고 이른 임신 시기에 자궁 수축이 있는 임신부가 오면 자궁 수축 억제제를 사용하고 있는 것이 현실입니다. 그리고 자궁 수축 억제제를 쓰면 수축이 줄어들거나 없어지는 것도 사실입니다. 자궁 수축이 있어 자궁 수축 억제제 사용 후 만삭에 분만했으면,자궁 수축이 있다고 내원한 임신부 중 일부는 조기 진통이 아닌 단순히 자궁 수축만 있었을 가능성도 있습니다.

곧 분만하는 것이 임신을 유지하는 것보다 더 나은 상황 즉, 자궁 내 감염이 의심되거나 중증 자간전증이 있거나 태아의 상태가 좋지 않을 때 자궁 수축 억제제를 쓰면 안 됩니다. 라보파의 흔한 부작용은 심장 박동 수가 빨라지는 빈맥이지만 가장 위험한 부작용은 폐부종입니다. 보호자는 임신부에게 숨이 차거나 마른기침이 있는지 반드시 확인해야 합니다.

스테로이드 주사는 1990년대에 이미 태아 폐성숙에 도움이 되는 것이 알려졌습니다. 그 이후 연구들에서 조산이 임박한 임신부가 스테로이드 주사를 맞으면 신생아에서 호흡곤란증후군·뇌실내출혈·괴사성장염과 사망률을 낮추는 것이 밝혀져, 34주 이전에 분만이 예상되면 적극적으로 사용을 권하고 있습니다. 베타메타존과 덱사메타존, 두 가지 스테로이드를 사용합니다. 단태아에서는 37주가 되기 전이면 사용이 도움이 된다는 연구가 있으나 다태아에서는 아직 이에 대한 결과가 없습니다.

조산의 합병증 중 가장 심각한 것이 태아의 뇌성마비와 발달장애이며, 이를 줄이기 위한 연구가 오래전부터 있었습니다. 최근 32주 이전에 황산마그네슘 주사를 맞으면 신생아에서 뇌성마비의 빈도가 반으로 줄었다는 결과가 발표되었습니다. 현재는 임신 32주 이전에 분만이 예상되는 모든 임신부에 사용하고 있습니다.

Doctor Said

자궁 수축과 통증으로 조산 위험 진단을 받으면, 입원 후 투약되는 약의 정보와 부작용을 보호자가 알아둬야 합니다. 더불어 임신부의 증상이 어떻게 변하는지도 관찰해주세요. 그리고 만삭이 되기 전 주기적인 통증이 있으면 병원에 가야 해요. 조산이 임박했다면 약물 치료가 태아에게 도움이 됩니다.

조산을
예방할 수 있을까요

조산의 위험성이 높은 임신부에서 조산을 줄이려는 의사들의 시도가 오래전부터 있었습니다. 예를 들어 조산의 고위험군 임신부에게 조기 진통의 증상과 징후들에 대한 교육을 하거나 산전 진찰의 기회를 늘리거나, 활동을 줄이고 안정을 하거나, 예방적인 항생제 투여, 자궁 경부 봉축술 시행, 진통 억제제의 예방적 투여 등을 시도했지요. 그러나 아직 뚜렷이 도움이 되는 방법을 찾을 수 없었습니다.

임신 중기 이후 황체호르몬의 투여로 조산을 줄여줄 수 있다는 연구가 발표되어 이 연구 결과에 근거하여 미국 모체태아의학회에서는 이전에 조산했던 임신부는 임신 16주부터 매주 한 번씩 황체호르몬 근육 주사를 권고하였습니다.

하지만 그 이후 황체호르몬이 조산 예방 효과가 없었다는 연구도 발표되었고 약을 구하기도 쉽지 않아 거의 사용되지 않고 있습니다.

〈조산도 예측이 되나요〉에 설명하였듯이 자궁 경부 길이를 측정하여 짧아져 있으면 자궁 경부 봉축술이나 황체호르몬을 사용하여 조산을 예방할 수 있습니다.

Doctor Said

활동을 줄이는 것이 조산 예방에 도움이 되지 않아요.

조산은 태아에게
얼마나 위험한가요

　　태아는 엄마의 몸 밖으로 나와도 살 수 있을 정도로 충분히 발달해야 하는데 일찍 분만하면 뇌·폐·장에 질병이 생겨 생존을 위협받게 됩니다.

　조산의 중요한 합병증으로는 호흡곤란증후군·기관지폐이형성증·뇌실내출혈·동맥관개존증·괴사성장염·미숙아망막증·발달 장애 그리고 뇌성마비 등이 있습니다.

　호흡곤란증후군은 폐가 충분히 발달하지 않아서 생기는 병입니다. 임신 28주에 80퍼센트, 30주에 60퍼센트, 32주 30퍼센트 34주 10퍼센트의 빈도로 발생합니다.

　1990년대에 들어서면서 인공 계면 활성제의 사용으로 호흡곤란증후군에 의한 사망률은 현저히 감소하였지만, 아직도 신생아 사망의 중요한 원인입니다.

호흡곤란증후군 이외의 합병증 빈도는 30주가 넘어서면 10퍼센트 미만으로 감소합니다. 높은 농도의 산소를 오래 사용하게 되면 만성 폐질환인 기관지폐이형성증이나 미숙아망막증이 생길 수 있습니다. 미숙아망막증은 실명에 이를 수 있는 심각한 질병이지만 조기에 발견하여 치료한다면 상당 부분 예방할 수 있습니다.

조산아에서는 미숙아망막증 이외에도 여러 안질환이 발생할 수 있으므로 주기적인 안과 검진이 필요합니다. 괴사성장염은 30주 이전에 5퍼센트정도, 30주 이후에는 1~2퍼센트에서 발생하는 드문 질환이지만 적절한 치료법이 없어 아직도 높은 신생아 유병률 및 사망률을 보이는 질환입니다.

조산아에서 정신 지체, 뇌성마비, 경련성 질환, 시각장애, 청각장애 등 신경 발달 장애의 발생이 증가하며 특히 1,000그램 이하로 태어났을 경우에 더 위험합니다. 자궁 내 감염에 의한 조산이면 뇌성마비 등 신경 발달 장애와 기관지폐이형성증의 빈도를 높입니다.

조산은 감염 이외에 다른 원인에 의해 발생할 수 있습니다. 특별한 원인을 찾을 수 없는 경우도 종종 있습니다. 분만 후 태반의 조직 검사를 하면 어떤 이유로 조산이 되었는지 정보를 제공해줄 수도 있습니다.

뇌성마비는 조산아에서 특히 이른 임신 주수에 분만하면 위험성이 더 높아집니다. 소아의 뇌는 질환에 대한 적응력이 어른에 비하여 높기 때문에 뇌성마비가 의심되는 아이는 일찍 치료를 시작할수록 예후가 좋아집니다.

Doctor Said

이른 시기에 조산된 신생아들은 오랫동안 신생아중환자실에서 처치를 받기 때문에 임신부와 유대감이 약해서 심리적 손상을 받을 가능성도 배제할 수는 없어요. 최근 이런 영향을 최소화하기 위해 캥거루 케어 등을 시도하고 있습니다.

알아두면 도움 되는 의학 용어

호흡곤란증후군 (respiratory distress syndrome, RDS)
폐의 폐포가 잘 펴지지 않아서 산소 공급 및 이산화탄소 배출이 원활하게 이루어지지 않을 때 발생하는 질병이다. 호흡이 정상적으로 되지 않는 상태. 신생아에서 호흡이 빠르고 힘들게 하면 의심할 수 있다. 산전 스테로이드 사용 및 태어난 뒤 인공 계면활성제의 사용으로 예방 및 치료를 하고 있다.

기관지폐이형성증 (bronchopulmonary dysplasia, BPD)

높은 농도의 산소를 지속적으로 사용하면 폐에 손상을 주어 발생한다. 폐포의 손상으로 원활한 산소 및 이산화탄소 교환이 일어나지 않아 저산소증과 고이산화탄소증이 지속되고 폐의 섬유화가 진행된다. 출생 후 상당 기간 동안 산소를 필요로 한다. 아이가 성장하면서 호흡기계 질환 및 신경 발달 장애의 위험성이 증가하는 것으로 알려져 있다.

뇌실내출혈 (intraventricular hemorrhage, IVH)

뇌실내출혈은 배아 기질부의 모세혈관이 파열되어 뇌실 내 혹은 뇌실질로 출혈이 일어나 발생하게 된다. 32주 이전에 태어난 조산에서 특히 위험하다. 대부분은 출생 3일 이내에 발생하지만 늦게 나타나는 경우도 있다. 양이 많지 않고 뇌실 내에 국한되어 발생하면 대부분 장애 없이 회복되지만, 병변이 크거나 뇌실주위백질연화증으로 진행하면 뇌성마비로 진행할 위험이 매우 높아진다.

동맥관개존증 (patent ductus arteriosus, PDA)

자궁 내 태아는 폐로 가는 혈액량이 매우 적기 때문에 우심실에서 나온 혈액의 대부분이 폐동맥과 대동맥을 연결하고 있는 동맥관을 통해 하대동맥으로 들어간다. 분만 후 호흡을 하면서 폐의 저항이 낮아져 폐로 가는 혈액량이 늘어나고 동맥관을 통한 단락은 줄어든다. 대부분의 신생아는 분만 후 몇 분 혹은 늦어도 몇 일내 동맥관은 막히게 되나 조산아에서는 열려 있는 경우가 종종 있다. 동맥관이 열려 있으면 폐 및 심장에 부담을 주기 때문에 프로스타 글란딘 억제제로 치료를 하거나 동맥관을 막는 수술을 한다.

괴사성장염 (necrotizing enterocolitis, NEC)

원인은 알려져 있지 않으나 허혈, 신생아 가사, 세균 등이 위험인 자로 알려져 있으면 주로 소장에서 발생한다. 신생아의 배가 불러 오면 의심해야 하며 장 파열로 인한 복막염 증상이 나타날 수 있다. 의심되는 환아가 있으면 금식을 하고 경과 관찰을 하며 수술 적으로 장 절제를 해야 하는 경우도 있다. 절제하는 장의 길이가 길면 예후가 나쁘다.

미숙아망막증 (retinopathy of prematurity, ROP)

신생아에게 높은 농도의 산소가 공급되어 발생하는 것으로 알려 져 있으며 실명의 원인이 될 수 있나. 산소 농도가 높으면 망막 혈 관의 수축이 일어나고 새로운 혈관이 망막을 지나 유리체 쪽으로 자라나면서 출혈이 발생할 수 있다. 주변 조직과 유착이 일어나 망막 박리가 발생할 수도 있다. 조산아에서는 안과 검진을 통해 신생 혈관의 발생을 관찰하고 필요시 적절한 치료를 통해 합병증 을 최소화하도록 해야 한다.

전반적 발달 지연 (global developmental delay, GDD)

어린이의 인지 및 신체 발달이 또래 아이들보다 의미 있는 정도로 늦어질 때 사용하는 용어이다. 하나 이상의 이정표에서 지연될 때 진단할 수 있다. 운동 능력, 말하기, 인지 능력, 사회적 및 정서적 발달로 분류한다.

뇌성마비 (cerebral palsy, CP)

비진행성이며 영구적인 운동장애로 운동을 담당하는 뇌부위의 손상으로 발생한다고 알려져 있다. 여러 형태로 나타날 수 있으나 경직성 사지마비가 가장 흔하다. 만삭아에서는 1,000명당 1~3명 정도의 빈도로 발생한다. 23주~27주 사이에 태어난 조산아에서는 5~10퍼센트까지 발생한다. 저체중아에서도 위험성이 증가한다.

양수가 새는 것을
알아채지 못할까봐 두려워요

양막 파수는 태아를 둘러싸고 있는 양막이 파열되어 양수가 흘러나오는 상태입니다. 엄밀하게 말하면 양막뿐만 아니라 융모막도 파열이 된 상태입니다. 양막 파수가 되면 진통이 시작될 수 있고 태아 감염 위험도 증가하기 때문에 의심되면 병원 방문을 해야 합니다.

진단은 자궁 경부로부디 양수가 흘러나오는 것을 확인하면 됩니다. 집에서 분명히 액상의 질 분비물이 왈칵하고 나왔는데 병원에 도착해서는 전혀 분비물이 흐르지 않고 질경으로 보아도 질 내에 양수가 나왔던 흔적이 없는 경우가 종종 있습니다. 양수가 나오는 것이 보이지 않더라도 질 내 분비물을 니트라진 용지에 묻혀 색이 변하면 양수가 나왔다고 봅니다.

하지만 니트라진 검사는 혈액이 섞여 있거나 양수가 아닌 다른 원인으로 질 분비물의 산도가 높아져 있으면 양성으로 나올 수 있기 때문에 주의가 필요합니다. 현미경으로 질 내 분비물이 고사리 모양의 변화를 보이면 의심할 수 있습니다.

양막 파수의 확진 검사는 없습니다. 양수 천자하듯이 바늘을 찔러 염색약인 인디고카민을 양막 내에 주입하고 질로 나오는지 확인하는 방법도 있지만, 이것도 항상 정확한 것은 아닙니다. 양막이 파수되었다가 저절로 막히는 경우가 있기 때문에 질 분비물에서 인디고카민이 안 보일 수 있습니다.

양수가 나왔다고 하는 시점부터 병원에서 검사할 때까지의 간격이 짧을수록 정확한 검사 결과가 나올 수 있습니다. 대부분의 검사가 정상 질 내 환경과 다른 양수의 특징을 검사하기 때문에 시간이 오래 경과할수록 정상 질 내 환경으로 돌아가기 때문입니다. 이런 이유로 더 정확한 검사가 필요하게 되었고 암니슈어 검사와 액팀피알오엠 검사가 개발되었습니다. 암니슈어와 액팀피알오엠은 양막 파수를 확인하는 데 우수한 검사법으로 우리나라에서도 많이 쓰이고 있습니다.

Doctor Said

어떤 검사라도 양막 파수가 되고 시간이 경과되면 음성으로 나올 수 있어요. 최대한 빨리 병원에 가세요.

알아두면 도움 되는 의학 용어

암니슈어 (Amnisure®)

양수에서 높은 농도로 존재하는 PAMG-1(placental alpha microglobulin-1)을 측정하여 양막 파수 여부를 확인하는 검사이다. PAMG-1은 질 분비물, 혈액, 소변, 정액 등에도 검출되지만 양수에서는 500~1,000배 정도의 농도로 존재한다. 이 검사의 기준점이 5ng/mL인데 위의 여러 체액에서는 대부분 3ng/mL 이하이기 때문에 양막 파수가 되었을 때와 구별할 수 있다고 알려져 있다.

액팀피알오엠 (Actim PROM®)

양수에서 높은 농도로 존재하는 IGFBP-1(insulin-like growth factor-1)을 측정하는 것으로 혈액이 있더라도 검사 결과에 영향을 미치지 않는 것이 큰 장점이다.

슬픔에 잠길
시간을 주기

○ 　기다리던 아기를 떠나보내는 날,
○ 　부부는 자신 혹은 상대방에게 책임을 묻지 않고
○ 　한마음으로 시간을 보내야 한다.

　　　　　　　　　나는 Grief Ceremony라는 말을 쓴다.
Grief란 말은 사전에 (특히 누구의 죽음으로 인한) 비탄, 큰 슬픔(을
주는 것), 고민 등이라고 쓰여 있다. Ceremony는 말 그대로 의식
(儀式)이다. 산과 의사인 나는 한 달에 서너 번은 이 단어를 떠올
린다.

　오늘도 그런 일이 있었다. 결혼한 지 5년 만에 처음으로 임신
이 되어 기뻐했던 것도 잠깐, 지난주까지 잘 뛰던 아기의 심장이
뛰지 않는다고 낙담한 여성이 남편, 친정어머니와 함께 왔다.
초음파로 심장 박동을 확인하지만 한 번 멎었던 심장이 다시 뛸
리는 없다. 가족들에게 아기가 유산되었음을 알리고 입원하라고
했다.

임신은 원하지 않는데도 쉽게 되는 사람이 있고 온갖 애를 써도 잘 되지 않는 사람도 있다. 그리고 임신이 되었다가 초기에 유산되는 경우도 많다.

아기집이 확인된 임신에서 8명 중 1명은 유산이 된다. 출혈과 함께 수태 산물이 몸 밖으로 나오면 자연 유산이라고 하고 이미 아기가 죽었는데도 모르고 있다가 나중에 확인하면 계류 유산이라고 한다. 계류 유산은 자연 유산의 한 형태이다. 자연 유산된 임신 산물을 검사하면 50~60퍼센트에서 염색체이상이 발견되고 나머지 20퍼센트에서도 기형이나 유전자 이상 등을 확인할 수 있다. 만삭에 태어나는 아이의 단 1퍼센트에서만 염색체이상이 있는 것과 비교하면 매우 높은 수치다.

임신이 되고 아기가 발달하는 것은 정교하고 복잡한 과정을 거치게 된다. 아기가 계속 생존하기 위해서는 발달 과정에 따라 기능을 할 수 있는 유전자가 있어야 하는데 그렇지 못한 태아는 유산이 되거나 외형적인 이상 혹은 기능적 이상을 가지고 태어나게 된다 문제가 있는 아이가 초기에 유산되는 것이다.

유산된 태아를 몸 밖으로 만출시키는 방법은 약물을 쓰는 내과적 방법과 시술을 통한 수술적 방법이 있다. 어느 정도 경험이 있는 산부인과 의사라면 외래에서 수술적 방법으로 10분 이내에 임신을 종결할 수 있다. 특히 이전에 자연분만을 했던 여성에서는 더 쉽게 끝낼 수 있다.

하지만 나는 아기집만 보이고 아기의 형태가 제대로 보이지 않는 초기 임신이라고 하더라도 유산이 확인되면 반드시 하루는 입원을 시켜서 내과적 방법을 먼저 시도한다.

살아 있는 태아에 약물을 사용하면 태반을 포함한 수태 산물이 모두 배출될 가능성이 높지만, 계류 유산은 태반이 남아 추가로 수술적 치료가 필요한 경우가 더 자주 있다.

내과적 방법으로 자주 쓰이는 약물은 미페진과 싸이토텍이 있다. 미페진은 처음부터 유산을 위해 개발된 약이고 외국에서 많이 쓰이고 있지만 우리나라에는 아직 들어와 있지 않다. 싸이토텍은 위장 질환의 치료제로 개발되었으나 사용 중에 자궁 수축을 일으키는 것이 알려지면서 유산이나 진통 유도 목적으로 사용되고 있다. 싸이토텍을 사용하면 출혈과 함께 수태 산물이 나올 수 있기 때문에 입원을 해서 사용한다.

내과적 방법은 수술적 치료 없이 끝낼 수도 있고, 수태 산물이 완전히 나오지 않더라도 자궁 경부를 부드럽게 하여 추가적 시술을 쉽게 할 수 있다는 게 장점이다.

유산이나 사산이 되었을 때 산부인과 의사의 중요 관심사는 다음 임신에 해가 되는 일을 피하는 것이다. 수술적 치료는 자궁 경부를 약하게 할 수도 있고 자궁 내막에 상처를 내어 자궁 내 유착을 일으켜 착상을 방해할 가능성이 있기 때문이다. 따라서 가능하면 우선적으로 내과적 치료를 권한다.

하지만 입원을 시켜서 내과적 방법을 먼저 쓰는 것이 의학적 이유 때문만은 아니다.

의사가 꼭 필요할 것으로 판단하여 입원하라고 하더라도 환자 입장에서 입원은 어떻게든 피하고 싶은 일이다. 입원이란 집을 떠나 병원이라는 낯선 장소에 있어야 하고 시간적으로도 제약을 받아야 하고 신체적인 고통도 동반될 수 있는 불편한 일이다.

사람들은 입원을 외래에서 해결할 수 없는 심각한 상태라고 이해한다. 그런 의미에서 유산된 여성에게 입원을 하라는 것은 '당신의 아이가 유산된 사건은 외래에서 간단히 해결할 사소한 일이 아니라 입원할 정도로 중요하다'는 사실을 의사가 인정해 주는 것이다.

기다리던 임신을 하면 가족은 물론이고 주변 사람들에게까지 알리고 축하를 받았을 것이다. 기다렸던 기간이 길수록 그리고 간절했을수록 기쁨은 더 컸을 것이다. 그러니 유산은 그만큼 더 고통스러운 경험이 된다.

이런 식섭석인 괴로움 말고도 유산한 여성을 힘들게 만드는 것은, 유산하고 한참 지난 뒤에도 유산한 사실을 모르는 사람에게 아기가 잘 크고 있느냐는 말을 듣는 것이다.

물어보는 사람은 그 여성의 임신 사실을 잊지 않고 있다는 관심의 표현인데 듣는 당사자는 얼마나 불편하겠는가. 일단 입원을 했다고 알려지면 양가의 부모는 물론이고 주변의 친척과 직장 동료들도 알게 된다. 따로 유산되었다고 말할 필요가 없다.

입원을 하라고 하면서 부부에게 반드시 해주는 말이 있다. 아기가 잘못된 이유가 부부 때문은 아니라는 것이다.

유산이 되었을 때 거의 항상 질문받는다. 원인이 무엇이냐는 것이다. 그러면서 자신으로부터 원인을 찾으려고 한다. 지금까지 무엇을 먹었는지부터 그동안에 있었던 여러 가지 일들을 떠올리며 자신의 잘못된 행동으로 이런 일이 일어났다고 생각한다.

정도는 덜하지만 남편도 비슷한 생각을 한다. 이때 부부에게 말해준다. 두 사람이 해야 할 일을 안 하거나 하지 말아야 할 일을 해서 유산된 것이 아니라고.

위에서 말했듯이 유산이란 자연의 오류로 잘못된 아이가 생겼던 것이지 어떤 걸 먹거나 과로하거나 화를 내서 생기는 일이 아니라는 것이다. 기다리던 아기를 떠나보내는 날 부부는 자신에게 혹은 상대방에게 책임을 묻지 않고 한마음으로 시간을 보낼 수 있게 된다.

구글에도 나오지 않는 Grief ceremony라는 말은 장례식의 한 형태로 보면 될 듯하다. 우리가 한 사람의 생애를 마칠 때 장례식을 치르듯이, 안타까운 생명의 끝을 성대하게 하지는 못하더라도 하루의 입원을 통해서 부부가 슬픔을 진하게 공유할 수 있다면 그 나름 가치 있지 않을까.

임신 중에
찾아오는 질병

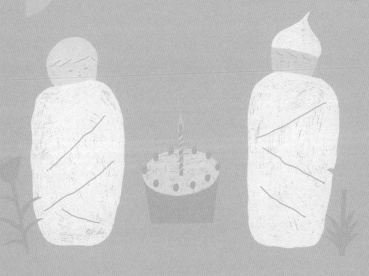

임신 중 질염이
생기는 이유가 궁금해요

임신하면 질 분비물이 늘어나 속옷에 동전 크기로 묻어나는 경우가 많습니다. 임신 중기 이후에는 양이 많아져서 양수가 새는 건 아닌지 걱정하는 임신부도 적지 않습니다. 질 분비물이 많더라도 자각 증상이 없으면 특별한 치료를 하지 않습니다.

칸디다 질염이니 세균성 질염은 성병은 아니지만 임신하면 늘어나는 것으로 알려져 있습니다.

임신 중 흔한 질염인 칸디다성 질염은 곰팡이인 칸디다균이 원인입니다. 가렵고 흰색 혹은 약간 황색을 띤 점도가 높은 분비물이 특징입니다. 치료는 비교적 쉽게 되지만 재발도 자주 하는 질염입니다.

세균성 질염은 임신부에게 젖산균이 없는 것이 중요한 진단 기준입니다. 질에는 원래 젖산균이 있어서 다른 균이 들어오지 못하게 막아주는데 임신 중 젖산균이 줄어들면 다른 균들이 번식하게 되어 발생합니다.

가려움의 정도가 심하거나 악취가 심할 경우, 분비물의 색이 녹색일 경우, 진단을 받고 치료하는 것이 좋습니다.

트리코모나스 질염은 생선 썩는 것 같은 고약한 냄새가 나며 도말 검사에서 움직이는 트리코모나스 원충이 확인되면 진단됩니다. 성병이기 때문에 남편도 같이 치료해야 합니다.

Doctor Said

질염이 의심될 때는 반드시 병원에서 원인균을 확인해야 해요. 병적인 질염이 의심되면 도말 검사를 할 수 있습니다.

임신 중 발견한 자궁근종,
수술해야 하나요

자궁근종은 젊은 여성의 20~25퍼센트에서 발견되는 매우 흔한 양성 종양입니다. 대부분 증상이 없기 때문에 임신하고 초음파를 하며 처음 알게 되는 경우가 많습니다.

혹이라고 하니 양성이라고 해도 신경이 쓰일 수 있습니다. 가끔씩 아랫배가 아팠던 것이 근종 때문이었나 생각합니다. 임신한 여성이 여러 개의 거다란 근종이 있더라도 수술 등 특별한 치료를 하지 않습니다. 자궁근종의 위치나 크기에 따라 유산이나 조산의 위험이 높아지는 경우도 있지만, 대부분은 무난한 임신 경과를 보입니다.

초기에는 크기가 작았던 근종이 계속 커지기도 하고 10센티미터 이상으로 커졌던 근종이 임신 중기 이후에 작아지기도 합니다. 6~7센티미터 이상의 근종이 있는 임신부들 중 일부는 심하게 통증을 호소하여 입원하기도 합니다. 통증을 일으킬 만한 다른 질병이 없으면 자궁근종의 2차 변성에 의한 통증으로 생각하고 진통제를 쓰며 기다립니다.

심한 통증이라도 3~4일 이내로 사라지고 대부분은 임신 전기간 중 한 번 정도 나타납니다. 임신 중 커졌던 근종은 분만 후에는 대부분 작아집니다.

만삭이 되었을 때 근종의 위치에 따라 분만 방법을 선택하면 됩니다. 실제로 근종 때문에 자연분만을 못하는 임신부는 100명에 1명도 되지 않습니다. 자궁근종이 있는 임신부들 중에 질식분만이 가능한데도 제왕절개분만을 하면서 근종을 같이 제거하고 싶어 하는 경우도 있지만 무증상의 자궁근종은 굳이 수술할 필요가 없습니다.

수술로 분만하면 다음 임신에서 또 수술을 해야 하고 제왕절개술 및 근종 절제로 의한 합병증을 감수해야 합니다. 만일 자궁근종이 걱정된다면, 아기를 다 낳은 뒤 수술 적응증이 있을 때 자궁절제술을 하면 됩니다. 수술의 적응증이 되지 않는다면 그대로 가지고 평생을 살아도 됩니다.

근종이 아닌 다른 이유로 제왕절개분만을 하는 임신부에서 근종의 위치, 크기 등을 고려해서 근종만 떼어낼 수도 있습니다. 가끔은 근종 제거를 위한 수술을 하다가 수술 시간이 과도하게

길어지거나 근종 제거 후에 출혈이 지속될 수도 있으며 드물지
만 자궁 전체를 떼어내야 하는 경우도 있습니다. 그러므로 제왕
절개분만 시 근종 수술은 담당 의사와 충분히 상의하는 것이 좋
습니다.

Doctor Said

> 자궁근종을 가졌어도 임신부 대부분은 큰 문제없이 임신을 유지할 수 있
> 어요.

알아두면 도움 되는 의학 용어

● 미국 생식학회가 2008년에 발표한 자궁근종에 대한 자료

1. 자궁근종 일반에 대하여

1) 자궁근종이 커지면 부속기 즉 난소를 내진할 수 없다는 주장.

: 이 의견은 자궁부속기 내진이 난소암의 조기 발견과 치료에 중
요하다는 전제를 하고 있는 주장이다. 하지만 대부분의 난소
암은 질병이 진행된 뒤에 발견이 되며 또한 난소는 자궁의 크
기와 관계없이 초음파나 다른 영상 검사로 측정이 가능하다.

2) 근종은 결국 증상이 나타나서 치료하게 될 것이라는 주장.

: 자궁근종이 커질지 작아질지 증상이 나타날 지는 매우 다양

해서 예측이 되지 않는다. 나타나지 않은 증상에 대한 치료가 적응증이 될 수는 없다.

3) 수술을 미루면 나중에는 수술하기 더 어렵게 될 것이라는 주장.

: 자궁의 크기에 따른 합병증이 별 차이가 없었다는 연구들이 많이 있다.

4) 갑자기 커지면 악성 평활근육종일 수도 있다는 주장.

: 자궁절제술을 시행한 여성에서 평활근육종의 발생은 나이가 많아지면 증가한다. 월경하는 여성에서는 0.1퍼센트이고 60세 이상인 여성에서는 1.7퍼센트로 알려져 있다. 또한 자궁근종의 크기나 커지는 속도와도 관련이 없다고 알려져 있다. 월경을 하는 여성에서 무증상의 자궁절제술을 했을 때 합병증으로 사망할 가능성이 1~1.6명/1,000명 인 것을 감안하면 수술할 이유가 없다.

2. 자궁근종이 임신에 미치는 영향

1) 자궁근종이 생식기능 즉, 임신, 유산, 조산 등에 미치는 영향은 아직 충분히 규명되지 않았지만, 현재까지의 연구 결과에 의하면 불임의 비교적 적은 부분(2~3퍼센트)만 차지할 것으로 생각된다.

2) 자궁 내강에 변형을 주거나 매우 큰 근종은 임신에 해로운 영향을 줄 수도 있다.

3) 근종에 대한 내과적 치료 방법은 불임 치료에 도움이 되지 않는다. 수술 전에 GnRH 길항제(gonadotropin releasing hormone antagonist)로 치료하는 것은 빈혈이 심하거나 크기가 크지 않아 덜 침습적인 방법으로 치료할 사람으로 제한해야 한다.

4) 반복 자연 유산의 병력이 있는 불임 부부에서 자궁근종적출술은 충분한 평가가 이루어진 뒤에 꼭 필요하다고 생각될 때 해야 한다. 자궁근종적출술은 비교적 안전하고 심각한 합병증이 드문 수술이지만 개복 수술로 하면 복강 내 유착이 자주 발생하며 이것이 향후 아기 갖는 데 영향을 미칠 수 있다.

5) 자궁동맥색전술, 근융해술, MRI가이드초음파치료(하이푸)등은 아직 효과와 안전성이 확립되어 있지 않기 때문에 임신할 계획이 있는 여성에서는 하지 말아야 한다.

전치태반이
무엇인가요

정상분만은 아기가 자궁 경부를 지나서 분만이 되는데 자궁 입구를 태반이 막고 있다면 어떻게 될까요? 진통이 시작되면 자궁 경부가 열리고 태반이 떨어지면서 심각한 출혈이 일어납니다.

태반이 나오기 전에는 아기가 나올 수 없습니다. 전치태반은 태반이 자궁 입구를 막고 있는 상태입니다. 전치태반으로 진단되면 제왕절개수술을 해야 합니다.

태반이 자궁 경부를 막고 있는 정도와 자궁 경부에서 떨어져 있는 위치에 따라 진단합니다.

자궁 경부 입구에서 2센티미터 이내에 태반이 위치할 때 전치태반이라고 진단합니다. 따라서 자궁 경부 입구에서 2센티미터

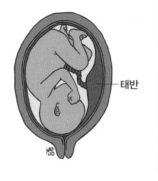
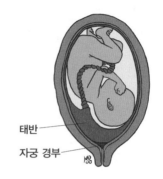

태반

태반
자궁 경부

정상 태반   태반이 자궁 입구를 막은 형태

이상 떨어져 있으면 전치태반이 아니며 정상분만을 하더라도 출혈의 위험이 높아지지 않습니다.

전치태반은 통증 없이 대량 출혈이 종종 있습니다. 진단은 초음파로 정확하게 할 수 있습니다.

전치태반이 의심될 때 바로 질초음파를 할 수도 있지만, 우선 복부 초음파로 태반의 가장 아랫부분이 자궁 경부 근처까지 가지 않았으면 전치태반의 가능성은 높지 않습니다. 복부 초음파로 전치태반의 가능성이 있으면 질초음파로 태반의 위치를 확인해야 합니다.

첫 번째 임신에서 전치태반이 되는 수도 있지만 2회 이상의 분만, 제왕절개수술이나 소파수술의 경험이 있으면 확률이 증가합니다.

특히 제왕절개분만 병력이 있는 임신부에서 전치태반이면서 자궁 절개 부분에 태반이 위치하고 있으면 수술에 따른 위험이 증가합니다.

Doctor Said

전치태반으로 진단된 임신부는 조산과 태아 기형, 태아성장제한 등의 위험이 증가하는 것으로 알려져 있어 주의 깊게 관찰해야 합니다.

전치태반에서
태반이 올라갔다고 해요

임신 중기에 아래쪽에 있던 태반은 많은 경우 임신 진행 중에 위로 올라갑니다. 실제로 태반이 움직이는 지는 확실하지 않습니다.

임신 중기에는 초음파상 전치태반으로 진단되는 경우가 전체 임신부에서 10~20퍼센트정도이지만, 만삭에서는 0.3퍼센트(300명당 1명)로 매우 낮아집니다. 이런 현상을 설명하기 위하여 태반 이동이라는 말을 씁니다. 임신이 진행되면서 체부(자궁의 윗부분)가 상대적으로 빨리 커지면서 태반이 부착된 부위가 위로 올라가는 것입니다.

임신 중기에 자궁 입구를 완전히 덮고 있었는데 만삭에는 자궁 경부에서 멀어져 정상 태반 위치에 있는 경우도 종종 보게 됨니다. 따라서 임신 중기에 태반이 아래쪽에 위치하고 있더라도 만삭이 되면 대부분은 정상 위치가 됩니다.

Doctor Said

중기에 전치태반이 의심된다고 듣더라도 너무 걱정할 필요는 없어요.

태반조기박리란
무엇인가요

태반은 태아에게 산소와 영양을 공급해주고 태아의 노폐물을 제거해주는 중요한 조직입니다. 태아가 분만된 뒤에 태반이 나와야 정상입니다. 그런데 만일 태아가 뱃속에 있는데 태반이 먼저 떨어지면 어떻게 될까요? 이런 상태를 태반조기박리라고 합니다.

태반의 일부가 떨어졌더라도 남아 있는 태반이 충분히 기능을 하고 있다면 태아는 영향을 받지 않을 수도 있지만, 떨어진 태반의 부위가 넓으면 태아가 바로 사망하기도 합니다. 그 중간 상태로 붙어 있는 태반이 어느 정도 있어 태아에게 산소와 영양분이 공급되고는 있지만 충분하지 않을 때 태아곤란증을 보일 수 있습니다.

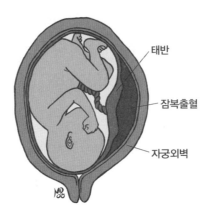

태반

잠복출혈

자궁외벽

조기 박리 잠복 출혈

태아곤란증이란, 태아의 저산소증을 의심할 때 사용하는 용어입니다. 진통이 시작되기 전에도 있을 수 있지만 주로 분만 진통 중에 나타나는 변화입니다. 그대로 두면 태아가 심각한 위험에 빠질 수 있으므로 생존 가능한 시기라면 즉시 태아를 분만시켜야 합니다. 가끔 잠복출혈상태이면 출혈이 없으면서도 태아가 사망할 수 있습니다.

태반조기박리는 전치태반과 달리 급격한 저혈압 상태가 되어 쇼크 상태에 빠질 수 있으며, 혈액 응고가 제대로 되지 않는 소모성 응고 장애가 자주 발생합니다. 저혈압 상태는 수혈이나 수액 등으로 교정할 수 있지만, 소모성 응고 장애는 혈액 응고 성분들을 주더라도 잘 회복되지 않습니다.

태반조기박리가 진단될 때 약 15퍼센트 태아는 이미 사망한 상태로 발견되며 반 이상에서 태아곤란증을 보입니다. 따라서 신속한 조치가 필요합니다.

태반조기박리는 약 200명에 1명꼴로 발생합니다. 원인은 아직 알려져 있지 않으며 위험 요인으로는 고령 임신부, 두 번 이상의 분만 경력, 흡연, 임신성 고혈압, 조기 양막 파수, 외부 충격, 자궁근종, 코카인 사용 등이 있습니다. 태반조기박리의 병력이 있는 임신부에게 다시 발생할 위험은 약 10배 정도 증가하여 5퍼센트 정도가 됩니다.

즉 태반조기박리가 발생했던 20명의 임신부 중 1명이 다음 임신에서 또 겪을 수 있지만, 나머지 19명은 정상적인 임신 경과를 보입니다.

태반조기박리를 겪은 임신부가 다시 임신을 하면 태반조기박리의 징후나 증상이 나타나는지 관심을 가지고 살펴보다가 의심이 되면 즉시 병원을 방문하여 확인하는 것이 좋습니다.

Doctor Said

태반조기박리 증상인 질 출혈 · 요통 · 복통, 그리고 풀리지 않는 심한 자궁 수축이 있고, 태동이 느껴지지 않으면 신속하게 병원에 가야 해요

임신성 당뇨병은
어떻게 관리하나요

당뇨병이란 인슐린 분비가 부족하거나 적당량이 분비되는 데도 불구하고 정상적인 기능이 이루어지지 않아 혈당이 높아지는 것을 특징으로 하며 이로 인한 증상과 합병증이 생기는 질병입니다.

임신 전부터 있던 당뇨병은 태아 기형, 임신성 고혈압, 조산, 거대아, 사산, 주산기 사망 등의 확률을 높입니다. 임신될 당시에 혈당이 높으면 태아 기형의 가능성이 높아지기 때문에 임신을 계획하고 있다면 적극적으로 혈당 조절을 해야 합니다.

임신성 당뇨병은 주로 거대아와 그에 따른 임신 합병증의 위험 그리고 분만 후에 2형 당뇨병의 위험을 증가시킵니다.

대한당뇨병학회에서 발간한 〈2016년 우리나라 당뇨병 실태〉

를 보면 30세 이상 성인에서 당뇨병의 발생률은 13.7퍼센트입
니다. 7명에 1명 꼴입니다. 최근 30세 이상 임신부의 증가를 고
려할 때 당뇨병을 가진 여성이 임신할 가능성이 이전보다는 높
아질 것으로 생각됩니다.

당뇨병은 인슐린이 전혀 분비되지 않는 1형 당뇨병, 분비되기
는 하지만 정상적으로 작용을 하지 않는 2형 당뇨병, 그리고 임
신성 당뇨병과 그 이외 드문 원인에 의한 당뇨병으로 분류합니
다. 임신성 당뇨병은 임신 중 처음으로 혈당 조절의 문제가 발견
된 임신부를 말합니다. 따라서 이전에 진단을 받지는 않았지만
임신 전부터 혈당 조절에 장애가 있었던 임신부도 포함됩니다.

다음의 한 가지가 해당되면 당뇨병을 진단할 수 있습니다.

당뇨병의 기준

1. 공복 혈당 ≧ 126mg/dL (8시간 이상 공복 유지)

2. 2시간 혈당 ≧ 200mg/dL (75g OGTT)

3. 당화혈색소(Hb A1c) ≧ 6.5퍼센트

4. 혈당 ≧ 200mg/dL (물을 많이 마시거나 소변을 많이 보거나 체
   중 감소 등 고혈당 증상이 있으면서 식사와 무관하게 측정된 혈당)

		두 단계 검사	한 단계 검사
방법		50g 경구당부하검사후 높으면, 100g 경구당부하검사	모든 임신부에서 75g 경구당부하검사
기준 (mg/dL)	공복	95	92
	1시간	180	180
	2시간	155	153
	3시간	140	
진단		2개 이상 높으면	1개 이상 높으면
지지 기관		미국산부인과학회	국제임신성당뇨병연구회

임신성 당뇨병의 진단은 두 단계와 한 단계 방법이 있습니다. 두 단계 방법은 식사 여부와 관계 없이 50그램 당부하 검사를 하고 135mg/dL 혹은 140mg/dL 이상이 나온 임신부만 100그램 경구혈당검사를 합니다.

한 단계 방법은 모든 임신부에게 75그램 경구당부하검사를 시행합니다.

한 단계 검사는 2008년에 발표된 고혈당과 불량한 임신 경과 연구를 분석한 후 제시되었습니다.

연구에서 혈당 수치와 임신부 · 태아 · 신생아 합병증은 특정 기준점을 기준으로 높아지는 것이 아니라 혈당의 증가에 따라 연속적으로 증가하는 것을 확인하였습니다. 따라서 기존의 당부하검사로는 혈당이 문제가 되는 임신부를 다 찾아내기에 어렵기 때문에 새로운 진단 기준을 제시하였습니다.

이 기준은 임신 경과를 근거로 만들었다는 점에서 중요한 의미가 있습니다. 하지만 새로운 진단 방법의 문제점으로 기존에 6퍼센트 정도였던 임신성 당뇨병의 빈도를 15~20퍼센트로 거의 3배 이상 높였습니다. 기존의 두 단계 검사로는 임신성 당뇨병이 아니었으나 한 단계 검사로 진단된 임신부들이 혈당 관리를 했을 때 얼마나 좋아지는가에 대한 자료가 충분하지 않아 아직은 두 단계 검사를 사용하는 의사가 많습니다.

임신성 당뇨병의 고위험군

1. 고도 비만 (BMI ≥ 30kg/m2)

2. 2형 당뇨병의 가족력 (부모 · 형제)

3. 임신성 당뇨병의 병력

4. 당조절 기능 이상

5. 소변에서 당이 검출됨

하지만 국제임신성당뇨병연구회와 같은 의견을 가진 의사들은 한 단계 검사를 하고 있습니다.

'임신성 당뇨병의 고위험군' 표와 같은 소견이 있으면 임신 초기에 임신성 당뇨병에 대한 검사를 시행합니다.

임신성 당뇨병이라고 진단이 되면 혈당 조절을 시작합니다. 정상이면 임신 24~28주에 다시 임신성 당뇨병 검사를 해야 합니다. 임신 초기에 2형 당뇨병이나 임신성 당뇨병으로 진단이 되면 안과 검사를 하여 당뇨병성 망막증 여부를 확인합니다.

혈당 관리는 이렇게 안내하고 있습니다.

임신 전 체중 관리가 중요합니다. 임신 중에는 권장 체중에 맞게 몸무게를 늘리는 것이 필요합니다.

당뇨병 임신부도 혈당 조절이 되면서 체중 증가도 적당하게 되는 것이 바람직합니다. 적절한 혈당 관리를 위해 식단이 잘 되었는지 실제로 어떤 음식을 먹고 있는지를 알아보고 추적 관찰도 해야 합니다.

운동은 다른 임신부와 마찬가지입니다. 걷기, 자전거 타기, 수영 등이 좋은 운동입니다. 식사 후에 빨리 걸으면 혈당이 떨어질 수 있습니다. 하지만 양막 파수·고혈압·출혈 등이 있으면 운동이 위험할 수 있으니 하지 말아야 합니다.

혈당은 공복일 때와 식후 1시간 혹은 2시간마다 하루 4번 측정합니다.

식후 검사는 식사 시작한 시간을 기준으로 합니다. 임신부가 직접 혈당을 측정하면서 혈당이 높아지는 음식을 피하는 등 스스로 식단을 조절할 수 있어야 합니다.

식이 조절과 운동을 하는 임신부의 경우 공복 혈당 95밀리그램 퍼센트 이하, 식후 1시간 140밀리그램 퍼센트 이하, 그리고 식후 2시간 120밀리그램 퍼센트 이하로 조절되지 않으면 인슐린을 고려합니다.

인슐린을 쓸 때는 저혈당이 나타나지 않도록 주의해야 합니다. 만삭이 가까워질수록 혈당 조절을 위한 인슐린 요구량이 많아집니다. 경구용 혈당 강하제가 임신부에서 안전하게 쓰일 수 있다는 연구들이 있지만 장기적인 영향이 확인되지 않아 아직 권고하지는 않고 있습니다.

분만 및 분만 후에는 이렇게 관리합니다.

인슐린을 쓰지 않고 식사와 운동만으로 조절이 잘 되고 아기도 크지 않다면 다른 임신부와 마찬가지로 진통이 올 때까지 기다리다가 분만을 하면 됩니다.

인슐린이 필요한 임신성 당뇨병 임신부는 임신 전부터 있었던 당뇨병과 마찬가지로 자궁 내 태아 사망의 위험이 높아지기 때문에 더 자주 태아 감시를 해야 합니다.

당뇨병이 있으면서 아기의 예상 체중이 4.5킬로그램이 넘으면 견갑 난산 등의 위험이 증가해 제왕절개분만을 권합니다.

75그램 당부하 검사 판독

혈당 (mg/dL)		정상	내당장애	당뇨병
	공복	〈 100		≧ 126
	2시간	〈 140		≧ 200
	당화혈색소(%)	〈 5.7		≧ 6.5

임신성 당뇨로 진단을 받았던 임신부의 약 절반 정도가 20년 이내 당뇨병이 된다고 알려져 있으므로 분만 후 4~12주에 75그램 경구 당부하 검사를 받아야 합니다. 정상으로 판정하기 위해서는 모든 항목을 만족해야 하며 당뇨병 진단은 한 가지 항목이라도 기준보다 높으면 됩니다.

내당 장애는 정상과 당뇨병이 아닌 모든 경우를 말하며 매년 혈당 검사를 해야 합니다.

Doctor Said

임신성 당뇨병이었던 여성은 출산 후 체중을 줄이고 일주일에 150분 이상 중등도 이상 운동을 권장해요. 75그램 경구 당부하 검사에서 정상이라고 해도 적어도 3년에 한 번씩은 검사를 받아야 합니다.

알아두면 도움 되는 의학 용어

당화혈색소

전체 혈색소에서 당과 결합된 혈색소가 차지하는 비율을 말하며 지난 3개월 동안의 평균 혈당치를 예측할 수 있다. 정상, 당뇨 전단계, 당뇨병으로 나눈다. 검사를 위해 공복 상태를 유지하거나 포도당을 먹을 필요는 없다.

임신부가 갑상선 질환이면
태아에 영향을 주나요

갑상선 질환은 젊은 여성에서 많이 발생하기 때문에 임신 중에 자주 보는 병 중 하나입니다.

임신부의 갑상선 기능은 태아의 갑상선 기능과 밀접히 연관이 되어 있으며 임신부가 먹는 갑상선 약도 태아에게 영향을 줄 수 있습니다.

갑상선호르몬의 분비를 촉진하는 갑상선자극호르몬은 임신 초기 10~12주경에 약간 떨어지는 것을 제외하고 나머지 시기에는 비교적 일정하게 유지됩니다.

활성화된 호르몬인 유리갑상선호르몬은 자극호르몬과 반대로 임신 초기에 약간 올랐다가 일정하게 유지됩니다. 갑상선 과산화효소는 갑상선호르몬의 생성에 관여하는 효소인데 이 효소에 대한 항체가 있으면 갑상선 과산화효소가 정상적인 기능을 할 수 없게 되어 갑상선호르몬의 기능이 떨어집니다.

따라서 갑상선 기능을 확인하기 위해서는 갑상선자극호르몬, 유리갑상선호르몬, 항갑상선과산화효소항체 세 가지를 측정합니다. 갑상선기능항진증인 그레이브즈병이 의심되면 갑상선자극호르몬 자가 항체도 측정합니다. 갑상선자극호르몬은 태반을 통과하지 않지만 갑상선호르몬과 항갑상선과산화효소항체와 갑상선자극호르몬 자가 항체는 태반을 통과합니다.

다음은 갑상선 질환 종류입니다.

갑상선기능항진증은 전체 임신부의 약 1퍼센트정도에서 나타납니다. 맥박이 빠르거나 갑상선 비대증, 안구 돌출증, 체중 증가가 잘 되지 않으면 의심할 수 있습니다. 갑상선자극호르몬이 정상보다 떨어져 있고, 갑상선호르몬이 증가되어 있으면 진단합니다. 안티로이드 혹은 메티마졸로 치료합니다.

갑상선기능항진증을 치료하지 않으면 유산이나 조산의 위험이 높아지며 자간전증 · 심부전 등이 발생할 수 있습니다. 신생아는 대부분 정상 갑상선기능을 유지하고 있지만, 약 1퍼센트에서는 갑상선기능항진증이 있을 수 있기 때문에 의심이 되면 검사를 합니다. 태아에서 갑상선기능저하증이 나타날 수도 있지만 대부분 태어난 뒤에 문제가 되지 않습니다.

무증상 갑상선기능항진증은 갑상선자극호르몬은 떨어져 있지만 갑상선호르몬 수치는 정상인 상태를 말하며 임신 예후에 해로운 영향을 주지 않으며 치료도 필요하지 않습니다.

갑상선기능저하증은 전체 임신부의 약 0.5~1퍼센트에서 나타납니다. 피로·변비·근육통·체중 감소, 추위를 많이 타는 등의 증상이 나타날 수 있습니다. 부종이 생기거나 머리가 빠지는 경우도 있습니다.

갑상선자극호르몬이 증가되어 있고 갑상선호르몬은 떨어져 있으면 갑상선기능저하증으로 진단됩니다. 조산·자간전증·태반조기박리·저체중아, 사산의 빈도가 높아지며 심장 기능 이상도 보고되고 있습니다.

갑상선자극호르몬은 증가되어 있지만 갑상선호르몬은 정상인 무증상 갑상선기능저하증은 전체 임신의 2~3퍼센트입니다. 전 세계적으로 갑상선기능저하증은 대부분 요오드의 부족으로 생기며 치료는 요오드의 보충입니다.

무증상 갑상선기능저하증 임신부가 임신 중에 증상이 나타나는 경우는 매우 드뭅니다. 무증상 갑상선기능저하증 임신부에서 갑상선호르몬을 치료한 군과 그렇지 않은 군에서 뇌신경 발달의 차이를 보이지 않았습니다. 지금까지 연구 결과에 기초하여 무증상 갑상선기능항진증의 선별 검사는 권고하지 않습니다.

임신하면 요오드의 필요량이 늘어나게 됩니다. 요오드는 임신이 된 직후부터 태아의 뇌신경 발달에 중요하기 때문에 임신부는 부족하지 않도록 섭취해야 합니다. 그러나 과량을 먹으면 갑상선기능저하증이나 자가면역성 갑상선염이 발생할 수 있으므로 주의해야 합니다.

> **Doctor Said**
>
> 우리나라는 모든 신생아에서 갑상선기능검사를 하고 있어요. 가끔 1차 검사 (선별 검사)에서 이상이 있으니 2차 검사를 하라는 말을 듣고 걱정하는 임신부들이 종종 있습니다. 어느 쪽도 괜찮다고 말해줍니다. 정상이면 정상이어서 좋고 이상이 있다면 빨리 발견해서 치료할 수 있어서 좋지요.

산과 의사로
살아가기

○ 임신부 사망률이 0퍼센트일 수는 없다.
○ 남겨진 아이를 생각하면
○ 너무 가슴이 아프다.

산과 의사를 한 지가 30년이 다 되어간다.

분만이 언제 있을지 모르기 때문에 내가 원하는 대로 시간을 조정하거나 계획하기가 어렵다. 새벽이나 주말에도 분만이 있으면 병원으로 달려간다. 그래도 그 시간은 괜찮다. 특별한 약속이 없을 시간이기 때문이다. 오히려 낮에는 학생 강의 시간처럼 중요한 약속과 겹칠 수 있어 걱정된다. 저녁이 있는 삶이나 워라밸과는 거리가 먼 세상에 살면서도 내가 하는 일이 워낙 중요하다고 생각하기에 그 정도의 포기는 그다지 어렵지 않았다. 가끔 임신부들이나 주위 사람들이 나의 건강을 걱정해주기도 한다. 그들의 마음 씀씀이에 감사하며 뱃속의 아이들은 시계도 달력도 볼 줄 모르니 어른인 내가 맞춰줘야 하지 않느냐고 화답한다.

산전 관리를 받는 임신부는 초기부터 분만할 때까지 6~7개월 동안 10번 이상 외래를 방문한다. 아기 낳을 때가 되면 낯도 익고 친숙해진다. 그래서 진료를 맡았던 임신부의 아이는 가능하면 내가 받으려고 한다. 직접 분만하려는 또 다른 이유는 분만이란 예상하지 못했던 위험한 상황이 언제든지 일어날 수 있기 때문이다. 하지만 저녁이나 주말에 가족들과 약속을 지키지 못할 때는 이 시간만 피했으면, 하는 생각이 들기도 한다.

산과 의사는 임신이라는 생명의 성장 과정과 분만이라는 새 생명의 탄생을 담당한다. 임신 중에는 임신부와 아기의 안전을 도모하며 분만의 조력자로 아기와 부모의 첫 만남을 주선한다. 수시간의 분만 진통을 겪고 마침내 건강한 아이의 울음소리와 함께 임신이라는 긴 여정은 끝나게 된다.

분만 후 떠나갈 듯 우는 아이의 울음소리는 어떤 음악보다도 평안함과 웃음을 준다. 눈을 질끈 감고 팔 다리를 버둥거리며 우는 아이는 언제 보아도 사랑스러운 모습이다. 내 눈에도 예쁜 데 부모에게는 더 말할 필요가 있겠는가? 임신 과정이 무난했던 임신부가 아기를 만나는 모습도 너무나 보기 좋은 그림이지만 임신을 위해 오랫동안 고생하고 임신 기간 중에도 힘들었던 임신부들은 더 말할 나위가 없다. 분만할 때마다 아기를 보는 재미는 시간이 지나도 줄어들지 않는다. 이렇게 즐거운 일이 일어나는 산과에서는 퇴원할 때 다시 오라고 하는 말이 덕담일 수 있다.

수술할 이유가 없으면 자연분만을 하지만 분만이 계획대로 되는 것은 아니다. 자연 진통이 시작된 혹은 유도분만을 하는 임신부 중 적어도 80퍼센트는 자연분만을 하지만 진통을 하다가 제왕절개로 분만하는 임신부도 있다. 진통은 진통대로 하고 수술까지 한다고 임신부와 가족이 불평을 한다.

임신부가 수술하고 싶다고 했는데 자연분만을 권유했다가 결국 수술을 하게 되면 더욱 입장이 난처해진다. 임신부와 아기가 건강하다면 그나마 다행이다. 임신부 혹은 아기에게 후유증이라도 생기면 수술할 걸 그랬나, 하는 생각이 들기도 한다. 하지만 모든 분만을 수술로 한다고 문제가 해결되지 않는다. 수술에 따른 합병증도 무시할 수 없기 때문이다.

아기를 원했지만 오랫동안 임신이 되지 않았거나 임신은 잘 되는데 유산이나 조산으로 계속 실패했거나 혹은 아픈 아이를 키우고 있는 여성이 임신하여 외래를 방문한다. 그동안 그들이 겪었을 고통을 생각하며 이번 임신은 성공적으로 잘 마쳐야 한다는 생각에 어깨가 무거워진다. 게다가 임신부의 나이가 많으면 걱정은 더 늘어난다.

임신부를 진료한다는 것이 힘들지만 보람도 많은 일이다.

쌍태임신에서 임신 18주에 한 아이를 유산한 뒤에 임신을 유지하여 34주에 건강한 두 번째 아이를 분만한 임신부, Rh 음성으로 감작되어 태아수종이 생겼는데 여러 차례 수혈을 하여 만삭에 분만한 임신부, 자궁 경부가 다 열렸지만 수술을 해서 아기를 구한 임신부, 분만 후 출혈이 많아 혈압이 잡히지 않는 상태에서도 회복한 임신부, 자간전증으로 폐에 물이 차서 숨쉬기도 어려웠지만 퇴원하여 외래를 다시 찾은 임신부, 여러 번의 조산으로 아이를 잃었지만 결국 건강한 아이를 품에 안고 퇴원하는 임신부……. 아기를 낳는다는 것이 결코 쉬운 일은 아니지만 할 수 있는 것까지 하고 기다리는 것이 의사가 할 일이다.

하지만 항상 좋은 일만 있는 것은 아니다.

태아에서 발견된 이상이 심각하여 살기 어려운 아이도 있고, 수술을 했는데 경과가 나빠 사망하거나 장애를 가지고 평생 살아야 하는 수도 있다. 태아에서 발견된 이상이 심각하여 인공임신중절을 선택하는 부모도 있다. 아기가 가지고 태어나는 문제는 최선을 다하는 수밖에 없다.

하지만 일찍 분만했으면 괜찮았을 아이들이 늦게 분만하여 사망하거나 장애가 남기도 한다. 아기가 나오기 전에 태반이 먼저 떨어지는 태반조기박리가 진단되었을 때 이미 15퍼센트에서는 태아의 심장이 뛰지 않는다.

살아 있지만 태아곤란증이 있는 아이들은 빨리 분만하면 할수록 예후가 좋다. 언제 병원에 도착했느냐와 얼마나 빨리 수술에 들어갔느냐가 아이의 평생 건강을 좌우하게 된다.

태아 혈액의 산소 농도는 어른에 비하여 낮아서 저산소증 상태에서도 비교적 잘 버티지만 일정 수준을 넘어가면 뇌가 회복하기 어려운 상태가 된다. 가끔은 진통 중에 괜찮다고 생각했던 태아가 태어난 뒤에 나빠지는 경우도 있다.

임신부는 아이보다는 심각한 일이 자주 생기지는 않지만 영향은 훨씬 크다. 물론 수술에 따른 합병증으로 상처가 낫지 않아 고생하거나 방광이나 장 수술을 하거나 혹은 외음부에 혈종이 생겨 추가로 수술을 할 수도 있다.

드물지만 분만 후 출혈이 멎지 않아 자궁을 들어내는 경우도 있다. 가장 괴로운 일은 아주 드물게 있는 일이지만 임신과 관련하여 임신부가 사망하는 것이다. 건강했던 임신부가 분만 과정에서 갑자기 나빠지는 경우도 있고 원래 있던 병이 원인일 수도 있다.

가족들은 걸어서 병원에 들어왔는데 어떻게 이런 일이 생길 수 있느냐고 생각한다. 임신부의 부모와 남편, 남겨진 아이를 생각하면 너무 가슴이 아프다.

가족의 그것과는 비교할 수 없겠지만 담당 의사에게도 쉽게 가라앉지 않는 충격이다. 이런 사고가 생겼을 때 원인을 어느 정도라고 추정할 수 있는 경우도 있지만 무엇이 잘못되었는지 왜 그렇게 되었는지 아무리 생각해도 알 수 없는 경우도 종종 있다.

아무리 경험 많은 의사가 있고, 의료 시설이 잘 갖추어져 있다고 해도 임신부 사망률이 0퍼센트일 수는 없다. 중요한 원인으

로는 과다 출혈·임신중독증·양수색전증·폐색전증·심장병 등
이 있다.

내가 받은 아이들의 부모가 보내주는 응원과 내가 진료를 했
는데 결국 지키지 못했던 임신부들에 대한 기억이 나를 분만 현
장으로 향하게 하는 가장 큰 이유이다.

나의 말을 너무도 잘 따라주었던, 그러나 지금은 볼 수 없는
임신부가 환히 웃던 모습을 기억하고 있다. 내가 진료해서 더 나
쁜 결과가 생기는 임신부, 즉, 내가 진료를 안 했으면 더 좋았을
임신부의 수를 줄이려는 다짐을 한다.

제3부

의학적 조언이 필요한
부모를 위한 안내

건강하기만을 바라게 되는,
태아

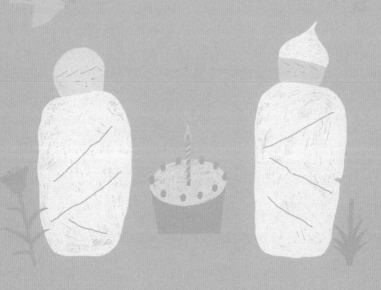

태아는 언제부터
독립된 인격체인가요

임신은 새로운 생명체의 시작입니다. 이 생명체는 언제부터 인격체로 인정을 받을 수 있을까요? 정자 혹은 난자를 도덕적 지위를 갖는 인격체라고 생각하는 사람은 없지만 수정된 난자는 잠재적 인격성을 가진다고 말할 수 있습니다. 다음의 어느 단계부터 존중해야 할까요?

① 수정된 시점

② 수정되고 3주 이후 : 기관형성이 일어나는 배아기

③ 수정되고 8주 이후 : 성장 발육이 일어나는 태아기

④ 임신 24주 이후 : 태어나면 생존이 가능한 시기

⑤ 분만 이후

생명 중시론적 입장에서는 수정된 이후를 생명체로 보고 있지만 의학적으로 가장 널리 받아들여지는 시기는 임신 24주 이후입니다.

임신 24주는 태아가 자궁 밖으로 나와도 살 수 있는 가장 이른 임신 주수로 간주하고 태아 생존성을 나누는 기준이 됩니다.

태아 생존성은 태어난 뒤에 처치를 받아 생존할 수 있다는 것을 뜻합니다. 그렇기 때문에 태어나는 국가, 지역에 따라 차이가 있습니다. 임신 22주를 기준으로 하는 나라도 있습니다. 대표적으로 일본입니다. 우리나라도 22주를 채택할 가능성이 높아졌습니다.

태아를 언제부터 인격적인 존재로 인정할 것이냐의 문제는 인공임신중절과 관련되어 있는 예민한 문제입니다.

생존성을 법적으로 인정받는 시기부터 태아를 독립된 개체로 인정하여 인공임신중절 등 임의로 태아에게 불리한 행위를 할 수 없습니다. 우리나라 모자보건법에는 임신 24주를 기준으로 하고 있지만 2019년 헌법재판소에서 낙태를 규정한 형법에 대하여 헌법불합치 판정을 내리며 임신 22주에 대한 언급이 있어 법 제정 과정에 반영될 가능성이 있습니다.

사실 22주와 24주는 큰 차이가 있습니다. 우리나라에서 22주에 분만한 아이들은 7명에 1명은 살고 23주에 태어난 아이들도 40퍼센트 이상 산다고 보고되고 있습니다.

하지만 이 시기에 태어나 생존한 아이에서 뇌성마비·시력·청력의 장애, 그 이외의 발달 장애 등 심각한 뇌병변이 발생하여 개인·가족·사회에 미치는 영향이 적지 않습니다. 법적으로 태아의 생존성을 정의하는 것은 보수적으로 하고, 그 이전에 태어난 아이에 대한 적극적인 치료는 가족과 의료진이 상의하여 결정하는 것이 더 타당할 것으로 생각됩니다.

Doctor Said

태아를 인격체로 생각하는 관점은 예비 부모, 특히 여성에게 중요한 화두입니다. 단순히 아기를 낳는다는 과정에서 나아가 한 인간이 세상에 나오는 일을 하고 있음을 자각하고, 스스로를 더 소중히 여겨주세요.

태아의 발달 과정이
궁금해요

태아의 발달 과정을 여섯 기관을 중심으로 살펴보겠습니다.

첫 번째는 신경계입니다.

뇌는 인지기능과 운동기능을 총괄하는 중요한 기관입니다. 언어·학습·감각 기능은 물론이고 호르몬을 포함한 우리 몸의 항상성 유지·순환기·호흡기·소화기 등 자율 신경계의 조절을 담당합니다.

항상성이란, 인체의 변화 과정이 평상시 상태에서 이탈할 때 원래의 상태로 되돌아와 일정한 상태를 유지하는 것입니다. 체온이 떨어지면 열을 내서 체온이 정상으로 되돌아오는 것이 그 예입니다.

따라서 배아의 초기 단계부터 발달하는 기관입니다. 뇌는 물론이고 눈의 시신경과 귀의 청신경은 모두 대뇌로부터 유래한 신경이고 임신이 상당히 진행된 뒤까지 완성되지 않습니다.

태아 신경계의 발달이 분만 시까지 계속된다는 것에는 두 가지 의미가 있습니다. 첫째, 임신 초기에 발달이 끝나고 성장만 하는 다른 기관과는 달리, 분만할 때까지 외부 요인에 의해 지속적으로 영향을 받을 수 있습니다. 둘째, 임신 중 특정 시기에 발달이 늦어 보이더라도 그 후에 계속 발달할 수도 있기 때문에 이상 여부를 정확히 판별하기 어렵다는 점입니다.

태아는 몸 움직임 7주, 목 움직임 8주, 입 움직임 10주, 삼키기 10주, 호흡 운동 14~16주, 빨기 24주, 소리 듣기 26주, 빛 느끼기 28주 기준으로 신경이 발달하고, 그에 따라 특정 기능을 시작한다고 보고 있습니다.

두 번째는 심혈관계입니다.

태아의 심장은 약 10주가 되면 구조적으로는 모두 완성되며 이후에는 크기만 커집니다.

심장의 형성은 짧은 시간 내에 여러 과정을 거칠 뿐만 아니라 폐동맥·대동맥 등 큰 혈관과의 연결도 일어나므로 기형이 가장 많이 발생하는 기관입니다.

태아의 혈액은 대부분 폐를 통과하지 않기 때문에 심장의 구조가 어른과는 다른 형태를 가지고 있습니다.

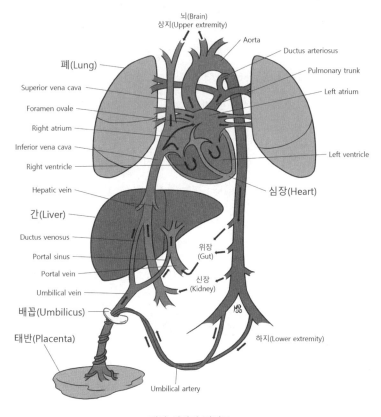

상지(Upper extremity)
뇌(Brain)
Aorta
Ductus arteriosus
폐(Lung)
Pulmonary trunk
Superior vena cava
Left atrium
Foramen ovale
Right atrium
Inferior vena cava
Left ventricle
Right ventricle
심장(Heart)
Hepatic vein
간(Liver)
Ductus venosus
위장
(Gut)
Portal sinus
Portal vein
신장
(Kidney)
Umbilical vein
배꼽(Umbilicus)
태반(Placenta)
하지(Lower extremity)
Umbilical artery

태아 심장과 연결도

태반으로부터 산소를 많이 함유하고 있는 혈액은 탯줄 정맥을
통해 우심방으로 들어온 뒤 난원공-좌심방-좌심실을 거쳐 심장
과 뇌로 보내집니다.

뇌에 산소를 공급한 뒤 산소 농도가 낮아진 혈액은 상대 정맥
을 통해 우심방-우심실-폐동맥-동맥관-하대동맥 순서를 거쳐

탯줄 동맥을 통해 태반으로 보내집니다.

태아에서 우심방과 좌심방 사이의 난원공과 폐동맥과 대동맥 사이의 동맥관이 있어 산소 농도가 낮은 태아의 혈액을 효과적으로 이용하고 있습니다. 이 두 부분은 분만 후 태아가 호흡을 시작하면서 닫히게 됩니다.

세 번째는 호흡기계입니다.

태아는 태반에서 산소를 공급받기 때문에 폐는 큰 역할을 하지 않지만 분만과 동시에 신생아 생존에 가장 중요한 기관이 됩니다.

태아의 폐는 임신 24주경이 되면 산소 교환이 일어나는 폐포가 생기기 시작합니다. 이후에는 폐가 영향을 받더라도 어느 정도 기능을 할 수 있지만 만일 이 시기 이전에 영향을 받았다면 예후가 좋지 않습니다. 만삭의 폐포 수는 어른의 약 15퍼센트밖에 되지 않으며 이후 8세까지 계속 늘어납니다.

폐포가 정상적으로 기능하기 위해서는 폐포가 커진 후 다시 줄어들지 않게 하는 계면활성제가 만들어져야 합니다.

계면활성제가 충분히 만들어져 있으면 신생아호흡곤란증후군이 발생하지 않습니다. 조산의 위험이 높은 임신부에게 계면활성제 생성을 촉진시키기 위해 스테로이드 주사를 주고, 아기가 태어난 후에는 합성된 계면활성제를 아기의 기관지 내에 투여하여 신생아호흡곤란증후군의 예방과 치료를 하고 있습니다.

네 번째는 위장관계입니다.

위장관의 형성은 10주 정도가 되면 대체적인 모양이 만들어지지만, 소장과 대장은 임신이 진행되면서 길어지고 기능적으로 성숙하게 됩니다.

이르면 임신 10주부터 태아는 삼키기 시작하며 이때부터 미약하지만 위장관의 움직임은 시작됩니다. 태아는 임신 전반기에도 양수를 마시지만 양이 많지 않아 양수의 양에 미치는 영향이 적습니다. 그러다가 만삭이 되면 하루에 700밀리리터까지 마시는 것으로 알려져 있습니다.

태변은 태아가 자궁 내에 있을 때 만드는 대변을 말하는 것으로, 떨어져 나온 위장관 점막과 태아가 마신 양수 내의 고형물질들로 이루어져 있습니다. 자궁 내에 있는 동안 태변을 보지 않는 경우도 많이 있지만 분만예정일에 가까워지면 태변을 배출하는 경우도 종종 있습니다.

다섯 번째는 비뇨생식기계입니다.

태아 발생 과정에서 비뇨기계와 생식기계는 밀접하게 연관되어 있어서 한 기관에 이상이 있으면 다른 기관의 기형이 동반되어 발생하는 경우가 드물지 않습니다.

신장을 포함한 비뇨기계는 임신 초기에 대부분 완성되며 임신이 진행하면서 약간의 분화만 더 일어납니다.

비뇨기계의 중요한 역할은 몸의 노폐물을 걸러내며 전해질의

균형을 맞추는 것입니다. 임신 중에는 태반이 이 역할을 대신 할 수 있기 때문에 신장이 없더라도 태아에서 노폐물이 쌓이는 일은 없습니다. 하지만 신장이 없으면 양수를 만들어내지 못하여 폐의 발달이 이루어지지 않아 만삭에 태어나더라도 생존할 수 없습니다.

생식기계는 임신 11주 이전에는 성을 구별할 수 있는 차이점이 없으나, 임신 14주경이 되면 남아와 여아의 외생식기와 내생식기가 모든 형태를 갖추게 됩니다. 이후에도 고환과 난소는 계속 분화하여 기능적으로 성숙하게 됩니다.

여섯 번째는 근골격계입니다.

손·발을 포함한 근골격계도 비교적 일찍 분화하고 이후에는 크기만 커집니다. 보통 상지가 하지에 비하여 더 일찍 발달하며 임신 10주경이면 거의 모든 형태를 갖춥니다.

> **Doctor Said**
>
> 뇌는 태어난 후에도 상당 기간 발달해요. 출산 후에는 소아과 의사와 아이의 성장과 기능에 대해 상담하세요.

태아의 크기는
어떻게 알 수 있나요

정자와 난자가 결합한 수정란은 현미경으로만 볼 수 있을 정도로 매우 작습니다.

수정되고 약 2주 정도 지나면 임신낭(아기집)이 보이면서 초음파로 임신을 확인할 수 있습니다. 임신낭이 보인 뒤에 난황이 보이며 마지막 월경을 기준으로 약 5~6주(배란된 뒤 약 3~4주)경에 처음으로 태아의 심장 박동을 확인할 수 있습니다.

7주경이 되면 1센티미터 이상 컸고 태아의 형태를 확인할 수 있습니다. 8~9주가 되면 2~3센티미터로 자라며 몸의 구별뿐만 아니라 움직임을 초음파로 확인할 수 있습니다. 임신 10주가 되면 많은 기관의 형태학적 발달이 끝나게 되며 그 이후에는 크기가 커지면서 기능적인 분화가 일어납니다.

태아가 잘 크는지를 확인하는 일은 매우 중요합니다. 산소 및 영양분의 공급이 원활하다는 증거가 될 수 있기 때문입니다.

그러면 무엇을 측정해서 태아의 크기를 확인할 수 있을까요? 임신 시기에 따라 다음과 같은 지표를 사용합니다.

임신낭의 크기는 아기가 보이지 않는 시기에만 사용하며 초기 태아 크기 측정은 주로 두정둔부 길이로 합니다. 임신 12주가 넘으면 주로 머리의 양측 측두골간 길이를 사용하지만 그밖에 대퇴골 길이, 상완골 길이 등도 사용합니다.

태아 크기 확인 지표

1. 임신낭(아기집): 가로 · 세로 · 높이를 측정하여 평균으로 크기를 나타내며 임신 5~6주까지 주로 사용.

2. 두정둔부 길이(앉은키): 머리 윗부분에서 엉덩이까지의 길이를 측정하는 것으로 임신 7~12주에 주로 사용. 이 시기에는 다리를 구부리고 있어 전체 크기를 측정하지 못함.

3. 양측 측두골간 길이(머리 크기): 머리의 관자놀이 부분을 잇는 직선으로 12주 이후부터 만삭까지 사용.

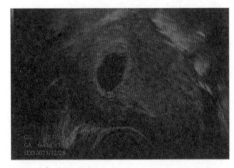

임신낭

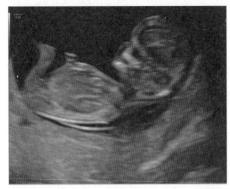

두정둔부 길이

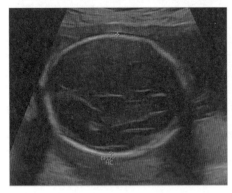

양측 측두골간 길이

초기에는 앉은키를 측정하여 아기가 1.5센티미터, 3센티미터 등으로 길이를 재어서 알려주기 때문에 16주 이후에도 아기가 몇 센티미터인지 묻는 임신부들이 많지만 임신 16주가 지나면 초음파로 아기의 전체 모습을 잡기 어렵고 정확하지 않아 양측 측두골간 길이를 측정하여 아기의 크기를 말합니다. 20주가 넘어가면 머리 크기와 함께 태아의 체중도 예측합니다.

분만 전날 초음파로 3.2킬로그램이라고 했는데 태어나보니 3.4킬로그램 혹은 2.7킬로그램이었다는 이야기를 들어본 적 있을 것입니다. 하루만에 몸무게가 줄거나 갑자기 크지도 않았을 텐데 왜 이런 차이를 보일까요? 초음파로 측정하는 태아의 체중은 예측 체중입니다.

예측 체중은 태아의 머리 크기, 배 둘레, 대퇴골 길이를 측정한 뒤 공식에 넣어서 계산합니다. 머리 크기는 머리 둘레를 측정하기도 하지만 대부분 양측 측두골간 길이를 사용합니다. 지금까지 수많은 공식이 제시되었습니다.

태아의 체중을 정확히 예측하는 것이 쉽지 않습니다. 실제 체중과 10퍼센트 정도의 차이가 났다면, 즉, 예측 체중이 3.0킬로그램이었는데 태어난 뒤 신생아 체중이 2.7킬로그램에서 3.3킬로그램 사이라면 잘 측정한 것으로 생각합니다. 양측 측두골간 길이, 복부 둘레, 대퇴골 길이는 같더라도 다리에 근육이 더 있으면 실제 체중은 달라질 수 있습니다.

태아 주수에 따른 몸무게 평균표 (단위, gram)

임신주수	10백분위수	50백분위수	90백분위수
28	1,068	1,240	1,812
30	1,240	1,550	1,989
32	1470	1,890	2,266
34	1,760	2,280	2,764
36	2,170	2,720	3,240
38	2,730	3,190	3,690
40	2,910	3,370	3,870
42	2,977	3,475	4,023

출처: 이경훈 외, 〈임신 주수에 따른 신생아 체중 변화〉, 대한산부인과학회지, 2001년, 제44권, pp.1,851~6.

다행인 점은 각 임신 주수에서 '정상' 체중의 범위가 넓다는 것입니다. 임신부는 특정 임신 주수에서 아이가 평균에 비해서 큰지 작은지를 물어보지만 정상 체중 내에 있다면 크게 걱정하지 않아도 됩니다.

정상 체중의 범위는 10백분위수부터 90백분위수까지를 말합니다. 임신이 진행될수록 정상 범위는 넓어집니다. 임신 37주에 체중의 50백분위수는 3,030그램이고 10백분위수는 2,510그램, 90백분위수는 3,540그램입니다. 37주에 정상 체중군 아이들의 몸무게 차이가 1킬로그램이 넘습니다. 각 임신 주수 기준으로 10백분위수 미만이거나 90백분위수가 넘으면 저체중아, 과체중아라고 합니다.

Doctor Said

태아 주수에 따른 몸무게 평균표를 참고하세요. 각 초음파 회사마다 다른 공식을 사용하기 때문에 측정값이 같더라도 예측 체중은 다를 수 있습니다.

알아두면 도움 되는 의학 용어

백분위수 (percentile, 퍼센트tile)

특정 임신 주수의 아기 100명 중 가장 작은 아이가 1백분위수, 가장 큰 아이를 100백분위수로 하여 순서대로 나열한 것을 말한다. 25백분위수이면 25번째 크기임을 뜻한다.

아이가 작다고 해요,
많이 먹으면 될까요

현대 의학이 태아의 성장에 관심을 갖기 시작한 지 이제 겨우 60년이 되었습니다. 루브첸코 등이 임신 주수에 따른 신생아의 체중을 보고한 이후 뱃속의 태아 발육에 관심을 갖게 되었습니다.

특정 임신주수에서 10백분위수 이하인 아이들을 저체중아라고 합니다. 저체중아에는 병적으로 적은 아이들도 있고 건강하지만 크기만 작은 아이들도 포함되어 있습니다. 아이들이 키가 다른 것처럼 자궁 내에서도 작은 아이들이 있을 수 있습니다. 그래서 작은 태아의 기준을 3백분위수 이하로 잡는 것이 실제 병적으로 작은 신생아를 구별하는 데 도움이 된다는 주장도 있지만, 의사가 관심을 갖고 진료해야 한다는 의미에서 10백분위수는 충분히 의미 있는 수치입니다.

태아의 성장은 한 번의 예상 체중으로 평가하지 않고 체중 변화를 확인하는 것이 더 중요합니다. 초음파로 측정한 예상 태아 체중은 여러 가지 요인으로 정확하지 않을 수 있기 때문에 2~3주의 간격을 두고 연속적으로 측정하는 것이 도움이 됩니다.

하지만 태아의 저체중이 분만을 고려할 만큼 심각한 경우에는 양수의 양과 도플러 초음파 검사를 하기 위해서 매주 혹은 더 자주 확인하기도 합니다.

자궁 내 성장제한아를 대칭적 또는 비대칭적으로 나눠서 설명하려는 시도가 있습니다. '대칭적'은 몸 전체가 전반적으로 다 적은 것이고 '비대칭적'은 머리 크기는 정상인데 가슴둘레를 포함한 나머지 신체가 작은 경우입니다.

염색체이상이나 바이러스 감염, 체질적으로 적은 아이의 경우는 대칭적으로 성장합니다. 자간전증 등이 있어서 태반으로 가는 혈액량이 충분하지 않아(자궁태반혈류 부전) 산소와 영양분이 부족해지면 머리로 가는 혈류는 유지되고 나머지 부분으로 가는 혈류는 제한되어 머리는 정상적으로 크지만 몸은 잘 크지 않아 비대칭적으로 성장합니다.

대칭과 비대칭으로 명확히 나눠지지 않는 경우도 많아 처음 제안되었을 때보다 많이 쓰이지 않지만, 진료할 때 도움이 되는 경우도 있습니다.

태아성장제한의 원인으로 임신부의 체격이 작은 경우, 영양이 부족한 경우, 감염, 염색체이상, 자궁태반혈류 부전 등이 있습니다. 이중에서 임신부가 충분히 영양을 섭취 못 하면 태아가 잘 크지 못하겠지만, 실제로는 임신부가 잘 먹지 못하더라도 태아는 비교적 잘 자랍니다.

극단적인 예가 제2차 세계대전 중에 있었습니다. 당시 독일군에게 포위되어 있던 네덜란드 일부 지역의 임신부가 수개월 동안 하루에 500~1,000kcal만을 섭취했으나(평상시 1,500~2,000kcal) 분만 시 신생아의 평균 몸무게는 250그램밖에 차이가 나지 않았습니다.

태아가 커질까 걱정하여 임신부가 먹지 않는 것은 도움이 되지 않습니다. 태아 발육은 태아가 가지고 있는 유전적 요인에 외부적인 요인이 작용하여 최종적으로 결정이 됩니다.

임신부의 영양이 태아의 성장과 관련은 있지만 항상 일치하는 것은 아닙니다. '태아는 기생충'이란 말이 예전 산부인과 교과서에 있었습니다. 태아는 자신이 살기 위해 숙주(임신부)의 상태를 고려하지 않고 필요한 모든 것을 섭취합니다. 임신부의 영양 상태가 좋지 않다고 덜 가져가지 않습니다. 임신부가 심한 빈혈이 있더라도 태아에서 빈혈이 생기는 경우는 거의 없습니다.

태아가 성장제한이 있다고 판단되면 임신 주수나 심각한 정도, 합병된 질병의 여부, 양수 양, 도플러 검사 등 태아 안녕 검사 결과에 따라 분만 시기를 결정합니다.

분만 여부는 아기가 자궁 내에 있는 것과 태어나서 키우는 것 중 무엇이 나은 지를 저울질해야 합니다. 태아의 체중이 적다고 하면 임신부는 더 키워서 낳고 싶어 하지만 적절한 시기에 분만해야 합니다.

잘 크지 않은 아이는 자궁 내에 더 있더라도 잘 자라지 않으며 심각한 저체중아는 이미 손상을 받은 상태에서 태어나 좋지 않은 예후를 보일 수도 있고 일부에서는 사산될 수도 있기 때문입니다.

태어난 뒤 성장은 자궁 내에서 자라지 못한 이유에 따라 달라집니다. 바이러스 감염, 염색체이상이나 부모의 체구가 작은 유전적인 이유로 저체중아로 태어난 아이들은 태어난 후에도 여전히 체중이 적을 가능성이 높지만, 자궁태반혈류량의 감소로 잘 자라지 못한 경우에는 태어난 뒤 따라잡는 경우가 대부분입니다.

Doctor Said

> 자궁 내 성장제한아의 분만 방법은 수술의 적응증이 없으면 자연분만이 원칙이에요. 그러나 태아의 상태가 매우 위험하다고 판단될 경우에는 선택적 제왕절개분만을 할 수 있어요.

아기가 크다고 합니다.
잘 낳을 수 있을까요

해당 임신 주수에서 90백분위수가 넘어가거나 4킬로그램이 넘으면 과체중아라고 합니다. 위험 인자로는 임신부의 비만·당뇨병 등이 있습니다.

40주가 넘어도 대부분의 태아는 체중 증가가 지속된다고 알려져 있습니다. 과체중아는 제왕절개분만율을 높이고 질식분만을 시도할 때 산도 열상 및 견갑난산의 위험이 높아지며 산후 출혈 및 감염도 더 자주 생깁니다. 견갑난산이란, 아이의 머리만 분만되고 어깨가 나오지 않는 상태입니다. 여러 가지 술기로 분만을 시키며 신생아 합병증과 신경 손상의 위험이 높아서 경험이 충분한 의사와 출산해야 합니다.

과체중아의 관리를 위해 임신부가 먹는 것을 줄이더라도 그다지 도움이 되지 않습니다. 임신부가 비만이면 초음파로 태아가 잘 보이지 않아 정확한 예상 체중을 알기 어렵습니다.

과체중이 의심될 때 자연 진통을 기다리지 않고 유도분만을 시도하거나 제왕절개분만을 하지만 어느 것이 적정한지는 아직 밝혀지지 않았습니다.

미국 산부인과학회에서는 과체중을 이유로 39주 이전에는 유도분만을 하지 않으며 당뇨병이 있으면 4.5킬로그램 이상, 당뇨병이 없는 임신부에서는 5킬로그램이 넘어야 제왕절개분만을 고려해야 한다고 권고합니다. 분만 시기와 방법은 담당 의사와 상의하여 결정해야 합니다.

Doctor Said

초음파로 예측된 과체중아의 진단은 정확하지 않아요. 극단적으로 큰 아이가 아니라면, 분만 진통 과정을 지켜보고 수술 여부를 결정하는 것이 바람직합니다.

양수는
어떤 역할을 하나요

양수는 임신 초기에는 태아의 피부가 완전히 형성되지 않아 피부를 통하거나 양막의 조직이나 혈관으로부터 나온 체액인 누출액의 형태로 만들어집니다. 임신 13주가 지나면 태아의 신장에서 소변을 만들면서 태아 소변이 양수의 대부분을 차지합니다.

한편, 임신 초기에는 막을 통해 흡수되기도 하지만 대부분은 태아가 마셔서 줄어듭니다.

양수는 태아의 안전과 정상적 발달을 위하여 반드시 필요합니다. 양수는 태아를 외부 충격으로부터 보호하는 역할을 합니다. 사람이나 외부의 물체가 배에 부딪치더라도 양수가 완충 작용을 하여 태아에게 직접 영향을 주지는 않습니다.

또한 태아와 자궁 사이의 탯줄은 양수가 있어 직접 눌리지 않습니다. 양수 내에서 태아가 움직이면서 근골격계의 발달이 원활하게 됩니다. 양수가 폐로 들어가면 정상적인 폐의 발달이 일어납니다. 태아가 양수를 마시면 양수는 장으로 들어가고 다시 흡수되는 과정을 거치면서 장의 발달이 일어납니다. 양수 내에 세균의 증식을 억제하는 물질이 있어 태아를 보호하는 기능까지 있다고 알려져 있습니다.

정상 양수, 심한 양수과소증이나 심한 양수과다증은 쉽게 알 수 있지만 정상과 양수과소증, 정상과 양수과다증의 경계에 있는 임신부는 평가가 쉽지 않습니다.

Doctor Said

양수 양의 평가는 초음파로 해요. 양수 지수와 최대 양수 포켓을 측정하여 수치로 나타내지요. 양수 지수란 임신부의 복부를 임의로 4등분한 뒤 각 부분에서 가장 깊은 곳을 측정한 뒤에 네 군데 측정치를 합산하는 방법이고, 최대 양수 포켓은 전체를 살펴본 뒤 양수가 제일 깊은 한 곳의 길이를 측정하는 방법이랍니다

양수가 적다고 해요,
물을 많이 마시면 좋아질까요

양수과소증은 양수가 정상보다 적은 경우를 말합니다. 양막 파수에 의한 경우가 아니라면 태아가 소변을 적게 만들어낸다는 뜻입니다. 자궁으로 가는 혈류가 감소하여 양수과소증이 될 수도 있습니다.

태아의 생존을 위해서 뇌와 심장은 반드시 필요하지만 태아의 신장은 태반이 대신 일을 해주기 때문에 상대적으로 덜 중요합니다. 만일 자궁으로 가는 혈류가 감소하여 산소와 영양분이 부족한 상황이 되면 태아는 뇌와 심장으로 가는 혈류는 유지하고 신장으로 가는 혈류를 줄입니다. 이렇게 되면 태아의 소변량이 줄게 되고 결국 양수량이 감소하게 됩니다.

따라서 양수과소증은 태아의 자궁 내 환경이 좋지 않다는 징후로 볼 수 있고 태아성장제한과 같이 있으면 분만을 고려해야 합니다.

다행히 이런 일은 자주 일어나지 않습니다. 분만할 정도의 심각한 양수과소증은 태아가 잘 자라지 않으면서 도플러 초음파의 이상이 나타나고 고혈압이 자주 동반됩니다.

만일 양수과소증이 의심되더라도 아기의 크기가 적당하거나 작지만 계속 자라면서 도플러 초음파가 정상이라면 시간을 두고 기다릴 수 있습니다. 확실하지 않다면 시간을 두고 변화를 보는 것으로 충분합니다.

임신부가 물을 많이 마시더라도 임신부의 소변량만 늘고 자궁으로 가는 혈류에 영향을 주지 않기 때문에 양수가 늘어나지 않습니다. 양막 파수가 있으면 양수가 줄어듭니다. 처음에는 많은 양의 양수가 나오지만 시간이 지나면서 점차 양이 줄어듭니다. 양이 줄어들었다고 반드시 상태가 좋아진 것은 아닙니다.

임신 20주경에 양막 파수가 일어나면 처음에는 양수가 조금씩만 나오다가 임신이 진행될수록 점점 양이 많아집니다. 태아가 커지면서 소변량이 늘어나기 때문입니다. 드물지만 일부 임신부들에서는 양수가 나오다가 전혀 나오지 않기도 합니다. 파열된 부분이 저절로 막힌 것으로 생각합니다.

임신부들은 양막 파수가 되었는데 본인이 모르고 있는지를 걱정하기도 합니다. 특히 임신 3분기에는 질 분비물이 많아져서 하루에도 여러 번 동전 크기의 분비물이 묻어나옵니다. 만일 양막 파수가 되었다면 양이 훨씬 많습니다. 적어도 하루에 300~400cc 이상 나오기 때문에 모르기 어렵습니다.

태아 비뇨기계의 이상으로 양수가 줄면 매우 심각한 상태이지만, 대부분은 임신 15주면 나타나기 때문에 임신 3분기에 처음 나타나는 양수과소증의 원인일 가능성은 매우 낮습니다.

Doctor Said

양수가 줄었다고 양수를 주입하기도 해요. 그러나 양수가 줄었다면 그 원인이 쉽게 좋아질 수 없는 경우가 대부분이므로 태아에게 도움이 되지 않아요.

양수가 많다고 해요, 태아에게 좋은가요

양수과다증은 양수가 정상보다 많은 경우를 말하며 태아의 소변량이 많거나 태아가 양수를 흡수하지 못하면 발생합니다. 소변량이 많아지는 대표적인 경우는 아이가 크거나 임신부가 임신성 당뇨일 때입니다.

양수를 흡수하지 못하는 이유는 삼키지 못할 때와 잘 삼키는데 장에서 제대로 흡수되지 못하는 상태로 나눌 수 있습니다. 잘 삼키지 못하면 드물지만 근육병이 있거나 중추신경계 이상의 가능성이 있습니다.

장에서 흡수되지 못하는 이유는 위장관의 특정 부위가 막혀 있기 때문입니다. 식도·십이지장·공창·회장의 어느 부분이 막혀 있으면 양수가 늘어날 수 있습니다.

식도와 십이지장이 막혀 있으면 대부분 양수과다증이 일어나지만 작은 창자의 마지막 부분인 회장이 막혀 있으면 약 25퍼센트 정도에서만 양수과다증을 보입니다. 대장이나 항문은 막혀 있더라도 양수과다증이 동반되는 경우는 거의 없습니다.

태아가 마시는 양수의 양이 20주 중반을 넘어가면서 늘어나기 때문에 양수과다증 진단도 그 이후에나 가능합니다. 그래서 늦게 진단되는 경우가 많이 있습니다.

장이 막혀서 생기는 양수과다증은 매우 심해서 30주 중반부터 양수를 빼주지 않으면 임신 유지가 어려운 경우도 자주 있습니다. 양수를 빼주면 일시적으로 증상이 좋아지지만 다시 양수가 차기 때문에 보통 2~3주에 한 번씩 반복해서 합니다. 한편 이 시술을 하면 양막 파수 및 조기 진통의 위험이 증가합니다.

Doctor Said

양수과다증이 심하지 않으면 이상이 없는 경우가 많지만 양수과다증이 심하면 심할수록 태아의 기형 가능성은 높아집니다.

태아 건강 상태는
어떻게 알 수 있나요

임신 초기에는 태아가 자궁 내에 있는지, 심장이 잘 뛰는지를 확인하는 것이 전부입니다. 심장이 뛰고 있으면 살아 있는 것이고 그렇지 않으면 유산된 것입니다. 조금 더 크면 초음파로 태아가 잘 움직이고 잘 자라고 양수 양도 정상이면 건강하다고 판단합니다.

태아의 건강을 말할 때 안녕이란 말을 사용합니다. 영어의 웰-빙(well-being)을 우리말로 표현한 것입니다.

태아의 안녕이 의심되는 경우는 크게 두 가지입니다. 태아가 병이 있는 경우와 태아는 문제가 없는데 임신부의 질병이나 태반의 병변으로 산소와 영양분이 태아에게 원활히 공급되지 않는 경우입니다.

전자의 경우는 태아의 질병에 따라 치료하고 후자는 적절한 시기에 분만하여 아기를 살릴 수 있습니다.

태아의 안녕을 살피는 산과 의사의 중요한 역할이자 보람 중 하나는, 저산소증에 빠진 태아가 사망에 이르기 전에 분만해서 살리는 것입니다.

태아가 저산소증인지를 알 수 있는 첫 번째 방법은 움직임입니다. 태아의 움직임이 건강과 밀접한 관계가 있다는 연구는 오래 전부터 있었고 실제 검사로도 사용되었습니다. 임신부가 일정 시간 동안 태아 움직임(태동)을 세어서 어느 횟수 이상이면 건강하다고 판단하였습니다.

하지만 이 방법은 태아가 건강한 데도 불구하고 움직임이 적거나 태아는 잘 움직이는데 임신부가 못 느낄 수 있어 표준화하기 힘들었습니다. 게다가 그랜트 등의 연구에 의하면 태아 움직임을 측정했던 임신부와 그렇지 않은 임신부 사이에서 사산율의 차이를 보이지 않았다고 합니다. 태아 움직임 확인은 매우 중요한 일이지만 태아 건강을 평가하는 검사로 사용하기에는 적당하지 않습니다.

두 번째는 비수축검사입니다. 이 검사는 태동 검사, 아기 노는 검사 등으로 알려져 있습니다. 임신부가 누운 상태에서 복부에 태아 심장 박동을 확인할 수 있는 초음파 탐측자를 붙이고 태아가 움직일 때 누르는 버튼을 손에 쥐고 검사합니다. 보통 20분

정도하지만 일찍 끝낼 수도 있습니다.

운동을 하면 심장 박동 수가 증가하듯이 태아도 대뇌에 산소가 충분히 공급되면 움직일 때 심장 박동 수가 증가합니다. 하지만 산소가 부족하면 태아 심장 박동을 조절하는 중추가 제대로 작동하지 않아 태아가 움직여도 심장 박동 수의 증가가 나타나지 않습니다.

이런 원리를 이용하여 태아의 건강을 평가합니다. 간단하고 안전하여 태아 안녕을 살펴보는 1차 검사로 많이 사용하고 있습니다. 이 검사는 아기가 움직이는 횟수를 세는 것이 아니라 태아가 움직일 때 태아 심장 박동 수가 증가하는지를 확인하는 검사입니다.

분당 15회 이상의 심장 박동 수 증가가 15초 이상 지속되는 것이 20분 동안 2회 이상 있으면 정상입니다. 분당 140회의 심장 박동 수를 보이던 아이가 분당 155회 이상인 상태를 15초 이상 지속하면 심장 박동 수의 증가라고 합니다.

태아가 움직이는 데도 불구하고 임신부가 못 느끼는 경우도 있어 버튼을 누르지 않았더라도 기준에 맞는 심장 박동 수의 증가가 2회 이상 있으면 정상으로 판정합니다. 32주 이전에는 심박동의 증가가 적어 분당 10회 이상 10초 이상 지속하면 심장 박동 수 증가로 봅니다.

검사 결과가 정상이었는데 1주일 이내 자궁 내 사망할 가능성은 0.1~0.2퍼센트로 매우 낮습니다. 하지만 태반조기박리 등 갑자기 나빠지는 상태는 예측할 수 없습니다.

20분 검사 결과 정상이 아니라고 해서 바로 태아 저산소증이라고 하지는 않습니다. 건강함에도 불구하고 비정상으로 종종 나올 수 있습니다.

이럴 경우에는 검사를 40분·80분·120분으로 연장하여 실시합니다. 만일 지속적으로 비정상 결과를 보인다면 실제 태아가 저산소증일 가능성이 높아집니다.

세 번째는 수축 자극 검사입니다. 인위적으로 자궁 수축을 일으킨 뒤 수축에 따른 태아 심장 박동 수의 변화를 보는 검사입니다. 자궁 수축을 위해 젖꼭지를 자극해서 임신부의 뇌에서 옥시토신이 나오게 하거나 약으로 만들어져 있는 옥시토신을 정맥 주사합니다.

자궁 수축이 있더라도 심장 박동 수의 감소가 없으면 음성(정상)이고 자궁 수축이 있을 때마다 조금 늦게 심장 박동 수의 감소가 있으면 양성(비정상)으로 판정합니다. 비수축검사의 보조로 드물게 사용하고 합니다.

네 번째는 생물리학적계수(biophysical profile, BPP, 태아 신체 활동 지수)입니다. 이 방법은 영국의 산부인과 의사 매닝이 처음 제안했습니다.

생물리학적계수란 이전에 임신부 혈액 내 물질을 측정하였던

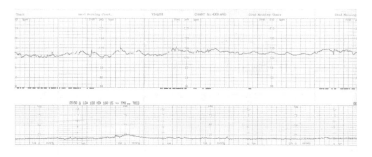

비수축검사

생화학적 검사와 대비해서 태아의 신체적 움직임을 측정하는 검사란 뜻입니다. 즉, 신체 활동 지수라고 번역하는 것이 더 나을 듯합니다. BPP의 도입은 태아 안녕 평가에 큰 변화를 주는 계기가 되었습니다.

이 검사는 심장반응성·호흡 운동·움직임·긴장도·양수 양 등 다섯 가지 검사 항목으로 구성되어 있습니다. 심장반응성은 비수축검사이며 나머지는 초음파를 보면서 확인합니다. 매닝은 태아 움직임을 임신부의 주관적인 태동에 의존하지 않고 초음파로 확인하여 점수화 했습니다. 이 검사는 임상 연구를 통하여 검사 결과가 신생아의 예후와 관련이 있음을 증명하였습니다.

마지막으로 도플러 초음파입니다. 임신부라면 초음파 검사에서 갑자기 '쉭쉭' 소리가 나면서 그래프가 그려지는 것을 본 적 있을 것입니다. 이것이 바로 도플러 초음파입니다.

이 검사는 기차가 다가올 때와 멀어질 때 진동수가 달라지는 원리를 이용해 혈류 흐름을 기록하는 것입니다. 도플러 초음파는 혈액이 흐르는 곳이면 파형을 잡을 수 있습니다.

태아의 혈관과 임신부의 혈관에서 도플러 초음파를 하여 예후를 예측하며 처치에 이용합니다. 도플러 초음파는 임신중독증이나 태아성장제한에서 특히 도움이 됩니다.

Doctor Said

태아는 임신 중 어느 때든 사산될 수 있습니다. 정기 검진을 통해 항상 임신부와 태아의 건강을 살피기를 권합니다.

태아 건강 평가는
정확한가요

30~40년 전에 비하면 태아 건강 상태를 좀 더 잘 알게 된 것은 사실입니다. 하지만 아직도 갈 길이 멉니다. 산전 진찰을 정기적으로 했고 필요한 검사를 다 했는 데도 불구하고 갑자기 사망하는 아이들이 있습니다.

어제 저녁까지 분명히 잘 움직였는데 아침에 놀지 않아 병원에 갔더니 사산되었다는 소식을 듣기도 합니다. 태아의 건강을 알아보는 여러 가지 검사는 각각 장단점이 있습니다. 심지어 서로 상반된 검사 결과를 얻기도 합니다. 눈 감고 코끼리를 만지는 느낌입니다. 긍정적인 검사 결과를 믿고 임신을 유지할지 아니면 부정적인 결과에 따라 바로 분만을 해야 할지 결정해야 합니다.

특히 이른 임신 주수에 태아의 건강 상태를 평가하는 것은 어렵습니다. 30주 이전에는 1주일 더 끄는 것이 신생아의 예후에는 차이가 납니다. 분만을 하는 편이 태아에게 더 낫다는 확신이 들기 전까지 기다리다가 오히려 잘못된 결정을 할 수 있고 그 반대도 가능하기 때문입니다. 가장 좋은 분만 시점을 찾으려는 의사의 고민은 여전히 진행형입니다.

Doctor Said

혹시나 태아가 세상으로 너무 빨리 나오게 되거나, 빛을 보지 못하게 될 수 있습니다. 부모, 특히 여성의 잘못으로 일어난 일이 아니니 가족과 여성은 자책하지 말아야 해요.

건강한 아이를 낳을 것이라는
믿음의 뒷면

○ 산전 관리를 하는 이유는
○ 사산을 줄이기 위해서라고 해도
○ 과언이 아니다.

임신하면 건강한 아이를 낳을 거라고 당연하게 생각하지만 그런 행운이 모두에게 오지는 않는 것 같다. 누군가는 유산 혹은 사산을 겪고, 선천적 이상이 있는 아이를 낳기도 한다.

유산은 임신 20주 이전에 분만되는 경우다. 아기집을 확인한 임신의 약 15퍼센트에서 일어나며 대부분 12주 이전에 발생한다. 그래서 임신부들 사이에서 임신 초기에 출혈이 있거나 시험관 아기 시술로 임신한 여성 혹은 다태임신이면 임신 12주까지 안정하라고 하며 '안정기'라는 용어를 사용한다.

하지만 임신부가 안정을 하라는 의미라면 잘못된 말이다. 유산은 아이의 문제로 유산되는 것이지 임신부의 활동이 유산을 일으키지 않는다. 안정을 하더라도 유산될 아이는 유산된다. 이는 이미 40~50년 전에 확인되었다. 유산을 예방할 방법은, 거의 없다.

태아가 태어나면 살 수 있는 가장 이른 시기는 임신 22~24주다. 22주 이전에 태어나면 살 가능성이 거의 없지만 22주가 넘으면 일부 아이들이 살 수 있다. 임신 22주에 태어난 아이들은 약 10퍼센트 정도가 생존하지만 60~70퍼센트에서 심각한 장애를 동반한다.

그래서 50퍼센트 이상 생존하고 심각한 장애 빈도도 50퍼센트 미만으로 떨어지는 24주를 태아 생존의 하한선으로 정하고 있는 국가와 기관이 많다.

태아의 생존 가능성이 언제부터 시작되느냐를 결정하는 일은 중요한 문제이다. 사회가 약속한 그 시기 이후에는 분만을 하여 임신부로부터 떨어지더라도 살 수 있어 공식적으로 독립된 인간으로 인정받기 때문이다. 낙태라는 말은 더 이상 쓸 수 없다. 부모가 원하지 않더라도 적극적인 소생술을 포함한 중환자실 처치를 받아야 한다.

하지만 모든 병원이 동일한 수준의 진료를 제공할 수 있는 것은 아니다. 분만 장소에 따라 신생아의 예후는 크게 달라질 수 있다. 한 국가 내에서도 지역에 따라 병원에 따라 차이가 날 수 있다.

10년 전 쯤에 어느 개발도상국 분만 병원을 방문할 기회가 있었다. 임신부가 28~30주에 들어섰을 때부터 아기에 대한 적극적인 처치를 한다고 들었다. 1년에 9,000명 정도 분만하는 큰 병원이었는데 신생아 중환자실에 인공호흡기가 1대도 없었다.

태아가 생존 가능 시기에 들어서면 산과 의사는 진료를 할 때 항상 사산의 가능성을 염두에 둔다. 산전 관리를 받을 때 아기의 움직임을 물어보는 것도 그 이유 때문이다. 사산되는 아이들은 1퍼센트도 채 되지 않지만 일찍 분만하면 살릴 수 있다. 아기가 나오기 전에 태반이 먼저 떨어지는 태반조기박리나 탯줄이 자궁경부로 빠져나오는 탯줄탈출증 등은 빨리 처치하여 아이를 살릴 수도 있지만, 미리 예측하기 어려운 사산의 중요 원인이다.

사산은 임신부가 고령·비만·이전의 사산 병력·다태임신·당뇨병·고혈압·루프스·신장 질환·흡연 등의 경험이 있으면 잘 생긴다.

정도가 심할수록 위험도는 높아진다. 따라서 위험 요인을 가지고 있다면 산전 관리의 횟수나 검사의 빈도를 늘려서 태아의 건강을 모니터링해야 한다. 만일 태아가 잘 자라지 않는다면 사산의 위험이 높아지기 때문에 특히 주의 깊게 관찰해야 한다.

자궁 내 태아 성장 제한은 혈압이 높아지는 자간전증에서 자주 보는 소견이지만, 정상 혈압인 임신부에도 종종 있다. 자궁 내에서 작다는 기준은 같은 임신 주수의 아이들 중 10퍼센트보다 작은 경우를 말한다.

하지만 작다고 해도 대부분의 아이들은 건강하게 태어난다. 산부인과 의사는 아기가 잘 자라지 않는 이유가 자궁 내에서 태아가 불편해서 안 크는 것인지, 그냥 작은 것인지를 구별한다. 이때 태아의 혈류를 보는 탯줄 동맥의 도플러 소견이 도움이 된다.

따라서 성장 제한 태아에서 정상 도플러 초음파 소견을 보이면 다행이지만, 만일 이상이 있다면 자주 확인해야 한다. 도플러 초음파 소견이 나쁘더라도 경과는 아이들에 따라 차이가 많다. 한 달 이상 비슷한 정도로 유지되는 아이도 있고 며칠 사이에 갑자기 악화되는 아이도 있다.

아이를 낳는 시점을 결정하는 데 임신 주수는 매우 중요하다. 탯줄 동맥의 도플러에서 이완기 혈류가 없어지면 비정상 소견이 맞지만 임신 30주에는 다른 문제가 없으면 임신을 유지한다. 그러나 임신 34주가 되면 같은 소견이라도 아이를 분만한다. 분만 시기는 조기 분만에 따른 신생아의 위험과 임신을 유지할 때 태아가 사산될 위험을 비교하여 결정한다.

태아의 사산 위험이 동일하게 유지된다면 임신이 진행하면서 신생의 합병증 위험이 줄어들기 때문에 같은 도플러 소견이라도 임신 주수가 변하면 다른 결정을 할 수 있다.

다태임신에서 한 아이는 잘 자라고 다른 아이가 자라지 않는다면 문제는 더 복잡해진다. 한 아이에게 유리한 결정이 다른 아이에게 해로운 결정이 될 수 있다. 두 아이 건강을 모두 고려하여 공리주의적 판단을 할 수밖에 없다.

만삭에는 태동 검사(비자극 검사)의 결과가 좋지 않거나 양수가 줄어든 것이 확실해도 분만한다. 비자극 검사와 양수량 측정은 사산될 위험이 높은 아이를 찾아내는 방법이다. 42주가 되면 유도분만을 하는 것도 사산의 위험을 줄이기 위한 방법이다. 요즘은 41주에 유도분만을 시작하는 의사도 많다.

정상적으로 자라고 태동도 좋았는데 어느 날 갑자기 사산되는 아이들이 아직도 있다. 임신 40주가 다 되어서 그런 일이 일어나기도 한다. 많은 경우 임신부도 건강했고 아이도 이상이 없었다. 분만 후 사산아에 대한 검사를 하더라도 원인을 못 밝히는 경우가 많다. 부모도 받아들이기 어렵지만 의사도 선뜻 이유를 생각하기 쉽지 않다.

산전 관리는 사산을 줄이기 위해서라고 해도 과언이 아니다.

산부인과 의사는 뱃속의 아이가 잘못될 것을 조금도 걱정하지 않는 임신부를 매일 마주한다. 그들을 진료하면서 마음속 한편으로는 치열하게 사산의 위험으로부터 아이 지키는 일을 하고 있다.

마음 아프고 걱정되는,
기형아

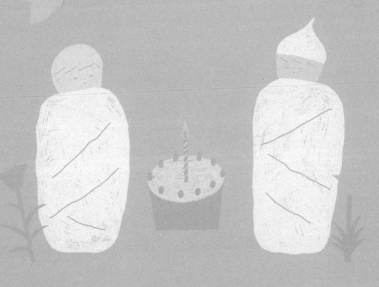

태아가 기형아 진단을
받았습니다

진료실에서 대답하기 난처한 질문 중 하나는 이것입니다.

"뱃속 아기는 이상 없지요?"

묻는 이의 마음을 알기에 의사로서 대답하기 쉽지 않습니다. 요즘은 초음파가 좋아져 태아의 이상을 산전에 알아낼 수 있지만 그래도 한계가 있습니다. 초음파에서 이상이 보이지 않으면 '아기에게 이상이 없다'고 할 수 있을까요?

태아 기형은 '선천적인 원인으로, 태어날 때부터 가지고 있는, 정상 형태와 기능으로부터 편향되어 있는 상태'라고 정의합니다. 외관상 이상이 없어도 기능적 이상이 있으면 포함됩니다.

태아 기형은 대기형과 소기형으로 구분합니다.

대기형에는 세 종류가 있습니다. 첫째, 생존이 불가능한 경우로 무뇌아가 여기에 속합니다. 둘째, 교정을 위하여 큰 수술이 필요한 경우로 심장 기형이나 구개열 등이 포함됩니다. 셋째, 심한 외모 이상으로 사회생활에 지장을 받을 수 있는 경우입니다. 신생아 100명 중 약 2~3명에서 대기형이 발견되며 5~6세가 되면 태어난 직후와 비교하여 약 2배로 늘어납니다.

소기형으로는 다지증, 피부에 달린 작은 혹 등이 있습니다. 이런 기형까지를 포함할 경우 신생아 시기의 기형아 빈도는 7~10퍼센트까지 높아집니다. 대기형이 아니면 모두 소기형이라고 하지만 대기형과 소기형, 소기형과 정상 사이의 경계가 뚜렷하지 않은 경우도 종종 있습니다.

검사 결과 태아가 기형이 있다고 하면 많은 임신부와 가족은 거의 공황 상태가 됩니다. 뚜렷한 신체적 이상이 진단되어 전원 온 임신부가 "우리 아기가 탈장은 있다고 하는데 기형아는 아니지요?"라고 묻기도 합니다.

기형 종류에 따라 치료를 하지 않아도 되거나 간단한 물리치료만으로 쉽게 교정이 되는 경우, 여러 번의 수술을 해야 살 수 있는 경우, 때로는 생존하지 못하는 경우도 있습니다. 기형은 매우 다양합니다. 심지어 같은 종류의 기형도 병변의 정도, 동반된 이상 여부 및 아이의 전신 상태에 따라 다른 경과를 보일 수도 있습니다.

따라서 기형이 의심되면 진단이 맞는지, 임신 중 추가로 필요한 검사가 있는지, 분만과 관련되어 미리 준비해야 할 것이 있는지를 아는 것이 중요합니다.

기형 진단을 받았다면 어린이병원 의료진을 만나 태어난 뒤의 진단과 치료 및 예후에 대하여 상담하면 도움이 됩니다. 기형이 있다고 했는데 태어나보니 이상이 없거나 한 기관에만 이상이 있는 줄 알았는데 여러 기관에 이상이 발견되기도 합니다.

태아가 형태학적 이상이 있으면 고치면 되고 기능적 이상이 있으면 정상적으로 할 수 있도록 도와주면 됩니다. 다른 아이와 같이 어울려 살아갈 수 있도록 부모와 의료진이 합심해서 아이를 도와야 합니다. 아이가 아프거나 다치면 병원에서 가서 치료받는 것처럼 태어날 때 이미 아픈 상태로 태어난 아이들도 그렇게 하면 됩니다. 시기가 조금 앞당겨졌을 뿐 근본적으로는 같은 문제입니다.

Doctor Said

선천적으로 이상이 있는 아기들의 진단과 치료 방침은 태어난 뒤에 결정되는 경우가 많아요.

태아 기형의 종류를
알고 싶어요

태아의 기형 중 대표적인 중추신경계 기형, 구순열 및 구개열, 심장 기형, 폐 기형, 횡격막 탈장, 위장관계 기형, 복벽 이상, 비뇨기계 기형, 근골격계 기형에 대해 살펴보겠습니다.

중추신경계 기형에서 첫 번째는 신경관결손증입니다. 신경관은 태아 발달의 초기 단계에 나타나는 구조물로 뇌와 척수가 만들어집니다. 가운데 구멍이 있는 관 모양으로 형성되면서 윗부분은 뇌가 되고 나머지 부분은 척수가 됩니다.

그런데 관 모양으로 형성되는 과정에서 완전히 닫히지 않고 일부가 열려 있으면 신경관결손증이 발생합니다. 무뇌증·수막류·척수수막류 등 여러 형태로 나타납니다.

무뇌증은 살 수 없지만 나머지는 생존이 가능합니다. 척수수막류는 목 부위와 허리에 많이 생기는데 머리에서 멀어질수록 예후가 좋아집니다. 허리뼈의 윗부분에 생기면 걷지 못하고 허리뼈의 아랫부분이면 배변 장애가 있을 수 있으나, 천추 아래 부분에 생기면 특별한 장애가 발생하지 않을 수 있습니다.

중추신경계 기형에서 두 번째는 뇌실 확장증입니다. 뇌실은 뇌의 안쪽에 위치하고 있는 공간으로 뇌척수액으로 채워져 있습니다. 뇌실이 늘어나면 뇌실 확장증이라고 합니다.

뇌실 확장증은 진단이 아니고 징후입니다. 태아는 소아와 다르게 뇌실이 늘어나도 머리는 커지지 않습니다. 뇌실은 신경관 결손이 있거나 뇌척수액의 통로가 막혀도 늘어나며 뇌의 특정 부분이 괴사되면서 뇌 실질의 부피가 줄어들고 그 부분을 뇌실이 차지하면서 커지는 경우도 있습니다.

뇌실 확장증의 원인은 매우 다양합니다. 원인에 따라 질병의 경과도 다릅니다. 기침이 단순한 감기에서부터 폐렴·폐결핵·폐암 등 여러 질병의 증상인 것처럼 뇌실 확장증이 임상적으로 큰 의미가 없는 경우부터 심각한 뇌 병변의 징후일 수도 있습니다. 염색체이상이 있거나 심각한 기형이 동반되면 나쁜 경과를 보입니다. 염색체 검사와 자세한 초음파 검사, 선천성 감염에 대한 검사도 필요합니다. 검사를 하더라도 원인을 못 찾는 경우가 더 많습니다.

중추신경계 기형에서 세 번째는 맥락막총낭종입니다. 태아 머리에 혹이 있다는 진단으로 병원을 찾아온 임신부의 90퍼센트 이상은 맥락막총낭종입니다. 맥락막총이란 뇌실 내에 있는 구조물입니다. 이곳에서 뇌척수액이 만들어집니다.

초음파로 볼 때 맥락막총은 매우 작은 물주머니로 이루어져 하얗게 보입니다. 의학 용어로 고반향이라고 합니다. 초음파에서 반향이 높으면 하얗게 보이고 반향이 전혀 없어 무반향이면 까맣게 보입니다. 초음파 영상에서 보통의 물주머니는 반향이 없어 검게 보이지만 초음파 파장보다 작은 물주머니는 반사되어 하얗게 보입니다. 그런데 그 작은 물주머니 중 1~2개가 커져 직경이 3밀리미터 이상이 되면 까만 낭성 조직으로 보이고 이것을 맥락막총낭종이라고 합니다.

보호자들은 머리에 혹이 있다고 걱정을 합니다. 하지만 이 구조물은 뇌 안에 있어도 뇌 실질에 있는 것이 아니고 뇌척수액이 흐르는 뇌실 안에 있습니다. 때문에 뇌의 기능에는 이상을 초래하지는 않으며 커지더라도 뇌 실질을 누르지 않습니다.

낭종 자체는 문제가 없지만 18번 삼염색체증과 21번 삼염색체증이 증가한다는 보고가 있어서 한동안 염색체 검사를 했습니다. 하지만 다른 신체 부위에 이상이 없으면 염색체이상이 높아지지 않는다고 확인되어 이제는 맥락막총낭종만으로 염색체 검사를 하지는 않습니다.

구순열 및 구개열은 600명 중 1명에게서 발견될 정도로 비교적 흔한 기형입니다. 임신 12주경이 되면 입술(구순)과 입천장(구개) 모두 형성되기 때문에 그 이전에 영향을 받으면 발생할 수 있습니다. 초음파로 구순열은 비교적 쉽게 진단되지만 구개열은 알기 어렵습니다.

구순·구개열이 있는 아이를 키우면서 엄마가 제일 먼저 만나는 어려움은 젖 먹이는 것입니다. 그러나 잘 고안된 젖꼭지를 사용하면 크게 문제가 되지 않습니다. 두 번째는 말하기입니다. 요즘은 성형외과만이 아니고 치과·이비인후과와 협진하여 좋은 결과를 얻고 있습니다. 세 번째는 미용입니다. 물론 수술을 통해 상당 부분 해결할 수 있습니다. 수술은 태어난 지 3~5개월이 됐을 때 합니다. 구개열이 있으면 자라면서 기능을 정상에 가깝게 해주기 위해 추가 수술을 합니다.

구순·구개열이 있는 아이를 임신했던 임신부들 중 기억에 남는 사람이 있습니다.

내과 질병이 있이 늦게 진원왔는데 산전에 신난이 뇌지 않았습니다. 분만 당일 시아버지가 찾아와 어떻게 아이의 기형을 미리 진단할 수 없었느냐고 따지고, 아이가 이상이 있었으면 절대 낳지 않았을 거라며 당장 아이를 뱃속에 넣으라고 말했습니다.

외래 방문 시 이야기를 들어보니, 아이 엄마는 친지들이 아기를 보려고 오면 피해 다닌다고 했습니다. 그 엄마는 밥도 못 먹고 정신적으로도 매우 피폐해진 상태였습니다. 아이는 태어난 지 100일 쯤 되어 수술을 받았습니다. 그리고 며칠 후 시아버지가 분만장으로 연락이 왔습니다. 신경써주어서 감사하고, 미안하다고 했습니다. 그 후 엄마도 안정을 되찾고 잘 지내고 있다고 들었습니다. 초음파로 구순열을 못 봐서 아기를 살리게 되었다는 생각을 지울 수 없습니다.

심장 기형은 매우 다양합니다. 심장은 짧은 시간 내에 수많은 단계를 거쳐 만들어지기 때문에 기형이 가장 많이 발생하는 기관으로, 빈도는 1,000명이 태어나면 약 6~8명에서 생깁니다. 심방 사이 구멍과 심실 사이 구멍이 제일 많고 그 다음으로는 심실과 폐동맥 연결부 이상과 심실과 대동맥 연결부 이상이 있는 경우입니다.

초음파 해상력이 좋아지고 심장 초음파 검사를 위한 소프트웨어 등이 도입되어 예전보다 진단율이 높아졌지만 움직이는 기관이어서 진단을 못하거나 틀리는 경우가 자주 있습니다. 특히 임신부가 복부 비만이 심하거나 양수가 충분하지 않으면, 혹은 태아의 등이 임신부의 배 쪽에 있으면 뼈에 가려서 잘 보이지 않습니다.

부모나 형제 중에 심장 기형이 있으면 2~4퍼센트 정도에서 태아 심장 이상이 있을 수 있으므로 20주경에 태아 심장초음파를 권합니다.

심장 기형이 있으면 다른 기관의 기형이 동반되어 나타날 가능성이 높아지기 때문에 자세한 초음파 검사와 염색체 검사도 필요합니다. 염색체이상이 동반되는 확률이 심장 이상만 있는 경우에 약 20~30퍼센트이며, 다른 기형이 동반되면 더 높아집니다.

심장 기형이 진단된 시기에 따라 20~21주경이면 양수 검사를, 그 이후라면 빠른 진단을 위해서 제대혈천자술을 합니다. 이때 심장 기형·발달 장애·면역 기능 장애·안면 기형 등이 나타나는 디조지증후군을 진단하기 위하여 22번 염색체 미세 결실도 검사하면 도움이 됩니다. 염색체이상이 동반되면 단순히 심장 기형만 있을 때보다 예후가 나쁩니다. 최근 태아 심장 기형의 수술 성적이 좋아져서 질환에 따라 차이는 있지만 대부분은 90퍼센트 이상의 생존율을 보입니다.

폐는 기형이 자주 발생하는 기관은 아닙니다. 폐에 발생하는 이상으로 선천성 낭성 선종양 기형과 폐분리증이 있습니다.

선천성 낭성 선종양 기형은 양성종양으로 초음파로 물주머니처럼 까맣게 보이는 1형과 하얀 덩어리 형태의 3형, 두 가지가 섞인 2형이 있습니다. 선천성 폐기도 기형이란 병명이 더 자주 사용되고 있습니다.

폐분리증은 정상 기도와 연결되지 않은 폐조직으로 초음파상 정상 폐보다 하얗게 보입니다. 태아의 피부에 물이 차서 부종,

복강에 물이 차는 복수, 늑막에 물이 차는 흉수 등이 나타나는 상태인 태아수종이 없으면 예후는 매우 좋아 두 질환 모두 90퍼센트 이상의 생존율을 보입니다.

두 질환이 쉽게 구별되기도 하지만 까다로운 경우도 종종 있으며 중간 형태로 나타나기도 합니다. 동반된 기형이나 염색체 이상이 증가하지 않기 때문에 추가적인 검사는 필요하지 않습니다. 출생 당시 증상이 없더라도 병변이 계속 있다면 드물게 악성이 될 수 있어 한 살 이후에 수술합니다.

기형 중에는 횡격막 탈장도 있습니다. 흉부와 복부는 횡격막으로 나뉘어져 있으며 숨을 쉴 때 횡격막의 움직임으로 흡기 및 호기를 자연스럽게 합니다. 횡격막의 발생 과정을 살펴보면 양쪽에서 자라 들어와 가운데서 만나서 완성이 됩니다.

이 과정에서 다 막히기 전에 정지되면 횡격막 탈장이 발생합니다. 자주 발생하는 부위는 식도가 위치한 척추 바로 앞부분으로 전체의 80퍼센트를 차지합니다.

횡격막 탈장이 되면 복부의 기관들이 흉곽으로 올라와 폐를 누르게 되어 폐가 정상적으로 발달하지 못해 태어난 뒤에 호흡이 문제가 됩니다. 횡격막 탈장은 발생 부위, 복부 장기가 흉곽으로 올라온 정도, 장기가 왼쪽으로 올라와 좌측 폐가 눌려 있다면 우측 폐가 어느 정도 기능을 할 수 있는지 등이 생존에 중요합니다. 우측의 간이 올라와 있으면 상대적으로 예후가 나쁩니다.

횡격막 탈장은 이전에는 생존률이 10퍼센트 정도였지만 최근에는 30~40퍼센트로 좋아졌습니다. 분만 후 수술을 하더라도 예후가 나빠 예전에는 자궁 내 태아 수술의 대상이었습니다. 자궁을 절개하고 태아의 흉곽을 노출한 뒤 결손 부분을 막아주고 아기를 다시 자궁에 넣고 임신을 유지하는 수술입니다. 최근에는 개복하지 않고 태아 내시경으로 기관지 삽관을 하듯이 자궁 내 태아의 기도를 막아두었다가 태어난 다음에 횡격막을 막는 수술을 하여 생존율을 높였다고 보고하고 있습니다. 횡격막 탈장이 있으면 염색체 검사를 포함하여 동반된 이상이 있는지 확인해야 합니다.

위장관계 기형은 입부터 항문에 이르는 태아의 소화기계인 위장관계에 생기는 기형을 말합니다. 입-식도-위-작은창자(십이지장-공장-회장)-큰창자(대장-S자형대장-직장)-항문에 이르는 긴 기관입니다. 위장관계 기형은 막히거나 좁아져 있는 상태의 이상이 가장 많지만 이중으로 생기거나, 장의 일부가 꼬이거나, 장과 연결된 공간이 있는 경우도 있습니다.

식도가 막히는 식도폐쇄는 3,000~5,000명이 태어나면 1명에서 발생하며 절반 정도에서 다른 기관의 이상이 동반됩니다. 가장 많은 기형의 형태는 심장 기형입니다. 식도폐쇄가 있으면 위가 작거나 안 보이는 경우가 종종 있습니다. 하지만 위는 크기가 변하기 때문에 한번 작게 보였다고 바로 식도폐쇄를 의심하기

보다는 오랜 기간 계속 관찰했는데도 보이지 않거나 크기가 너무 작을 때 의심할 수 있습니다. 식도폐쇄의 형태와 위치에 따라 수술이 어려워질 수도 있지만 염색체가 정상이고 동반된 이상이 없다면 수술로 좋은 결과를 기대할 수 있습니다.

십이지장폐쇄는 5,000명 중 1명의 빈도로 발생합니다. 1/3에서 다운증후군이 동반되고 20퍼센트에서 심장 기형이 동반된다고 보고되어 염색체 검사 및 태아 심초음파 검사를 받는 것이 좋습니다.

서울대학교병원의 경험에 의하면 한국인에서는 십이지장폐쇄가 있더라도 다운증후군의 빈도가 상대적으로 낮아 약 10퍼센트에서만 발생하였습니다. 염색체이상이 없다면 수술에 따른 경과는 매우 좋은 편입니다.

공장폐쇄는 3,000명 중 1명에서 발생하며 초음파상 막힌 부위보다 윗부분이 많이 늘어나 있으면 진단합니다. 회장의 폐쇄는 5,000명 중 1명의 빈도로 발생합니다. 초음파로 정상 태아에서 보이지 않는 소장이 늘어나 있으면 진단할 수 있습니다.

공장은 많이 늘어날 수 있지만 회장은 상대적으로 덜 늘어나 보입니다. 수술에 따른 예후는 좋은 편이지만 잘라낸 장의 길이가 길거나 특히 충수돌기(맹장)에 가까운 회장의 끝 부위가 적게 남으면 수술 후 예후가 나쁠 수 있습니다.

공장과 회장폐쇄는 허혈성 장애로 생긴다고 알려져 있어 위장

관계 이외의 동반 기형의 위험은 높아지지 않습니다.

대장이나 직장의 폐쇄는 산전에 발견이 매우 어렵습니다. 태아는 자궁 내에서 대변을 보지 않기 때문에 늘어난 것이 폐쇄 때문이라고 진단할 수 없습니다. 항문폐쇄는 초음파로 항문의 모양을 보아 진단이 가능하지만 종종 놓치는 경우도 있습니다.

식도·십이지장·공장의 폐쇄는 대부분 양수과다증이 나타나고 정도가 심하지만 회장폐쇄의 경우 약 25퍼센트에서만 양수과다증이 동반됩니다. 위장관계 질환은 임신 중반에도 진단될 수 있지만 임신 30주 즈음이 되어야 양수과다증과 동반된 특징적인 초음파 소견이 처음 보여 늦게 진단되는 경우가 자주 있습니다.

복벽 이상의 대표적인 두 가지는 배꼽탈장과 배벽갈림증입니다. 간과 장이 막에 싸여 있으면 배꼽탈장이고 그렇지 않으면 배벽갈림증입니다.

배꼽탈장이 있으면 동반 기형의 발생이 높아지기 때문에 염색체 검사와 힘께 다른 기관의 기형 여부를 자세히 확인해야 합니다. 다른 이상이 동반되지 않으면 예후는 비교적 좋습니다.

배벽갈림증은 허혈성 장애로 생기는 것으로 알려져 있으며 위장관계 이외의 동반 기형이 높아지지 않습니다. 수술 후에 신생아 생존율은 90퍼센트 이상이며 최근에 더욱 향상되었습니다. 두 질환 모두 질식분만이 가능합니다.

비뇨기계 기형은 신장(콩팥)-수뇨관-방광-요도로 이어지는 비뇨기계 문제입니다. 이 부분에는 기형이 자주 발생합니다. 신장이 형성되지 않는 무형성증은 양쪽이 모두 없으면 살 수 없지만 한쪽만 없고 다른 한쪽이 정상이면 태어나서 아무 이상 없이 자랄 수 있습니다.

신장이 골반 내에 위치하고 있을 수도 있습니다. 골반 내 신장은 한쪽 신장의 무형성증으로 잘못 진단하기도 합니다.

신장의 낭성 질환은 낭의 크기에 따라 멀티시스틱 신이형성증과 폴리시스틱 신이형성증으로 나눕니다.

초음파로 멀티시스틱은 낭의 크기가 커서 검게 보이지만 폴리시스틱은 크기가 매우 작은 많은 수의 낭으로 이루어져 초음파로 고반향으로 하얗게 보입니다. 멀티시스틱은 대부분 한쪽만 생기지만 양쪽에 모두 생기면 생존이 불가능합니다. 폴리시스틱은 상염색체 열성으로 유전되며 양측에 생기며 신장으로서의 기능을 하지 않기 때문에 생존이 불가능합니다. 다음 임신에서도 25퍼센트의 확률로 생길 수 있습니다.

비뇨기계에서 제일 자주 발생하는 기형은 요로가 좁아져 있거나 막히는 질환입니다. 양수가 정상적으로 유지가 되면 신장의 기능이 유지되고 있다고 볼 수 있습니다.

요도의 폐쇄는 이른 시기에 나타나거나 양수의 양이 적으면 예후가 나쁩니다. 남아에서 부분적 폐쇄이거나 이른 시기에 진단되어 방광-양막강 단락술을 하여 예후가 좋은 경우도 있지만 여아의 경우는 동반된 기형이 많아 예후가 좋지 않습니다. 방광-양막강 단락술은 시행 전 염색체를 포함한 동반된 이상에 대한 충분한 검사를 해야 하며 효과는 제한적입니다.

마지막으로 알려드릴 기형은 근골격계 기형입니다. 아기를 갓 낳은 임신부들이 가장 많이 물어보는 질문은 "손가락, 발가락이 정상인가요?"입니다. 다지증을 걱정하고 있었다는 뜻입니다. 다지증은 1,000명당 1~2명, 합지증은 2,000~3,000명에 1명꼴로 발생합니다.

특히 다지증은 증후군의 일부 소견으로 종종 나타납니다. 손가락이 4개 이하인 경우도 있는데 이때 엄지가 있는지가 중요합니다. 엄지가 없으면 손가락들이 서로 마주 보며 집는 동작을 할 수 없어 기능의 손실이 많습니다. 손가락과 발가락은 산전에 초음파로 확인할 수 있지만 태아의 위치나 양수량에 따라 정확하게 평가하기 어려운 경우도 종종 있습니다.

내반족은 곤봉발이라고도 하며 산전에 진단되기도 합니다. 발목 관절 부위가 안쪽으로 돌아가 발바닥의 바깥 부분이 땅에 닿은 형태를 보입니다. 동반된 이상에 대한 자세한 초음파 검사가 필요합니다. 물리치료만으로 좋아지는 경우, 특수 교정용 신발을 신거나 수술을 해야 하는 경우까지 다양합니다.

치료 기간이 길어질 수 있지만 적절한 치료를 받으면 많은 아이들에서 좋은 예후를 보입니다. 이외에 근골격계 기형은 1만 명당 약 3~5명에서 발생하며 유전 질환이 많은 부분을 차지합니다.

Doctor Said

한 가지 기형이 있을 때 동반된 기형이 있는지 확인하는 것이 중요해요.

기형은 부모 때문에
생기나요

선천성 기형은 염색체 혹은 유전자의 이상, 환경적 요인, 그리고 위의 두 가지 요인이 함께 작용하여 생길 수 있습니다. 염색체이상에 의한 것이 6~7퍼센트, 유전자 이상에 의한 것이 7~10퍼센트, 환경적인 요인이 7~10퍼센트, 유전적 요인과 환경적 요인이 함께 작용한다고 생각되는 것이 20~25퍼센트를 차지하고 있으며, 나머지 약 40~60퍼센트는 원인을 알 수 없습니다.

염색체이상의 경우, 염색체가 정상보다 많거나 적으면 심각한 이상이 나타납니다. 대표적인 예로 21번 염색체가 1개 더 있는 다운증후군이 있습니다. 다운증후군은 약 800명 생존아 중 1명의 빈도로 태어납니다. 21번 삼염색체증이라고도 합니다. 다운

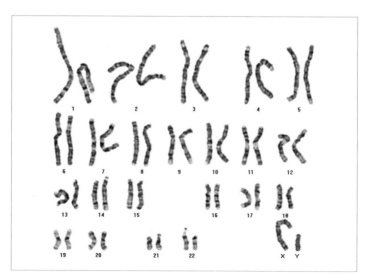

정상 염색체

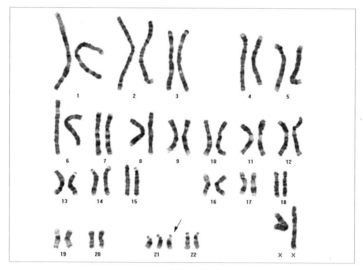

다운증후군 염색체

증후군의 평균 지능 지수는 30~50이지만 개인적 차이가 많습니다. 사회적 숙련도는 지능 지수에 비하여 약 3~4살 정도 앞서가며 적절한 교육으로 사회에 더 잘 적응할 수 있다고 알려져 있습니다. 심장 기형이나 면역 기능의 저하 등이 동반되는 경우가 많아 평균 수명이 50~60세입니다.

다운증후군은 18번 삼염색체증(에드워즈증후군)과 13번 삼염색체증(파타우증후군)과 함께 임신부의 나이가 많아질수록 빈도가 높아지는 염색체이상입니다. 다운증후군이 다른 삼염색체이상에 비하여 중요한 이유는 에드워즈증후군(1/6,000)이나 파타우증후군(1/1만2,000)에 비하여 많이 발생하고, 대부분 생존하기 때문입니다. 에드워즈증후군과 파타우증후군은 평균 수명이 10일 전후이며, 5퍼센트 정도에서 1년 넘게 생존합니다.

다운증후군은 정신 지체는 있더라도 생존할 수 있다는 것이 좋은 점이지만 경제적으로 어렵거나 준비가 되어 있지 않은 가정에서 키우기는 쉽지 않습니다.

다운증후군 아이는 사회의 구성원으로 차별받지 않고 건강하게 살 수 있어야 하고 그 부모가 아이를 키우는데 부담이 되지 않도록 공적 시스템을 통하여 충분히 지원되어야 합니다.

터너증후군은 대표적인 성염색체이상으로 X 염색체가 1개만 있어 여성으로 태어납니다. 정신 지체는 없으나 키가 작고 생식 기능이 없으며 종종 선천성 심장병을 가지고 태어납니다.

단일 유전자 이상 질환은 멘델성 유전 질환이라고도 합니다. 유전자 중 일부분의 이상으로 질병이 발생합니다. 여기에 속하는 질환은 개별 질병으로는 발생률이 매우 낮지만 모든 단일 유전자 질환을 합치면 상당한 숫자가 됩니다.

상염색체 우성 질환, 상염색체 열성 질환, 성염색체 열성 질환이 대부분입니다. 유전자 이상이 있는 염색체가 상염색체(1~22번)인지 성염색체(X 혹은 Y 염색체)인지에 따라서 상염색체, 성염색체이상으로 구별합니다. 또한 두 가닥으로 이루어진 사람의 유전자에서 한쪽만 이상이 있어도 발생하는 우성 질환과 양쪽 모두 이상이 있어야 발생하는 열성 질환이 있습니다. 우성인 질환은 가족력이 있는 경우도 있지만 새로운 돌연변이로 생기는 경우도 많이 있습니다.

한편 열성 질환 대부분은 증상이 없는 보인자 부모로부터 유전자를 받아 발생합니다. 여기에는 신생아 대사 이상을 비롯하여 생존에 영향을 주는 심각한 이상을 보이는 경우가 많습니다. 일반적으로 열성 질환이 우성 질환보다 예후가 나쁩니다.

우성 질환이 가족력이 없이 발생했다면 재발 가능성은 일반인에 비하여 높지 않기 때문에 다음 임신에서 태아에 대한 검사는 필요 없습니다. 부모 중 한 사람만 유전 질환이 있으면 자녀에서 발생할 가능성은 50퍼센트입니다. 상염색체 열성 질환은 보인자인 두 부모로부터 각각 결손 유전자를 받아 발생하기 때문에 다음 임신에서 발생할 확률은 25퍼센트입니다.

성염색체 열성 질환은 대부분 남성에서 발생합니다. 여성은 한 개의 X 염색체에 돌연변이 유전자가 있으면 증상이 없는 보인자 상태로 있고, 2개의 X 염색체에 모두 돌연변이 유전자가 있으면 생존하기 어렵습니다. 남성에서는 X 염색체가 하나이기 때문에 질환 유전자가 있으면 질병이 바로 나타납니다.

DNA분석을 이용하여 단일 유전자 질환의 산전 진단이 가능합니다. 융모나 양막 세포를 주로 이용하며 제대혈로 검사하기도 합니다. 현재 발전해가고 있는 상태를 감안할 때 앞으로 지금보다 더 많은 단일 유전자 질환의 진단이 가능할 것으로 생각됩니다.

다인자성 질환은 여러 개의 유전자가 동시에 관여하거나 유전자와 환경의 상호 작용에 의하여 발생하는 것으로 생각됩니다. 심장 기형과 신경관결손증 등 많은 선천성 기형이 여기에 속합니다.

다인자성 유전 질환은 정확한 유전자의 이상 부위가 확인되지 않았지만 재발률이 부모-자식 사이 혹은 형제간에서 높습니다. 인척 관계가 멀어지면 급격히 떨어지는 특징을 가지고 있습니다.

다인자성 유전 질환을 확인하기 위해 태아의 형태적 이상을 확인하는 것이 중요하며 이를 위해 임신 20주경에 정밀 초음파를 합니다.

이 시기에 검사를 하는 이유는 태아가 어느 정도 커서 평가가 용이하고, 만일 이상이 발견되면 태아에 대한 추가적인 검사를 할 시간적 여유가 있기 때문입니다.

염색체 분석이나 유전자 검사에서 특이한 소견이 발견되지 않으면 다인자성 유전에 의한 선천성 기형으로 생각할 수 있습니다. 발견된 질환이 염색체이상이나 다른 장기의 이상이 동반되는 빈도가 높으면, 핵형 분석 및 자세한 초음파 검사가 필요합니다.

기형에는 환경적 요인도 있습니다. 기형 유발 물질이 그 예입니다. 이것은 배아 혹은 태아 발생기에 형태 혹은 기능에 영구적 변이를 일으키는 물질입니다.

기형 유발 물질에는 약물, 화학 물질, 바이러스, 물리적 요인, 기타 환경적 요인들이 있습니다.

기형 유발 물질이라는 것을 입증하기 위해서는 배아 혹은 태아 발달의 특정 시기에 작용하여 특정 기형을 일으켰다는 것이 원인-결과 관계로 확립되어야 합니다. 하지만 이런 관계를 확인하기 어렵기 때문에 기형 유발 물질로 인정받고 있는 것은 많지 않습니다. 술, 높은 혈당, 항암제, 일부 항경련제 등 약물, 그리고 양막띠 등이 있습니다.

Doctor Said

기형이 있을 때 가능한 모든 검사를 하더라도 약 절반에서는 원인을 찾을 수 없어요.

기형아 검사를
하는 이유가 궁금해요

기형아 검사의 정식 이름은 임신부 혈청 선별 검사입니다. 병원에 따라 검사 종목이 약간씩 다를 수 있지만, 대부분 임신부들이 이 검사를 하고 있습니다. 이 검사가 무엇인지 충분히 이해하고 검사를 받는 임신부도 있지만 그렇지 않은 경우도 상당히 많이 있습니다.

먼저 '기형아 검사는 왜 하는가?'를 알아야 합니다. 기형아인지 아닌지를 진단하기 위해서 할까요? 대답은 '아니다'입니다.

그럼 왜 이 검사를 할까요? 이 유래는 1970년대로 거슬러 올라갑니다. 1970년대 영국에서 신경관결손증 태아를 임신한 여성은 혈액 내 태아의 간에서 생성되는 태아알파단백질이 높은 것에 착안하여 모든 임신부를 대상으로 신경관결손증 선별 검사를 시작하였습니다. 영국은 신경관결손증이 세계에서 가장 많이 발생하는 나라 중 하나였습니다. 지역에 따라서는 50명에 1명 빈도로 발생합니다. 혈액 내 태아알파단백질이 높으면 양수 내 태아알파단백질을 측정하여 확진하였습니다.

1984년에 미국 의사인 멀카츠는 임신 중 혈액 내 태아알파단백질이 낮았던 임신부의 아기들에서 에드워즈증후군과 다운증후군이 자주 발생하는 것을 알게 되어 임신부 혈청 검사를 다운증후군 선별 검사에 처음 도입하는 계기가 되었습니다.

임신부의 혈청을 이용한 기형아 검사는 신경관결손증과 염색체이상이 주 대상이었으나 최근 신경관결손증의 진단은 초음파로 주로 하고 있습니다. 임신부 혈청 선별 검사의 가장 중요한 대상이 염색체이상인 태아, 특히 다운증후군 태아가 되었습니다.

이 검사의 목적은 기형아(신경관결손증 혹은 다운증후군)를 진단하는 것이 아닙니다. 기형아 검사는 선별 검사입니다. 선별 검사를 진단 검사와 구별할 수 있어야 합니다. 선별 검사는 진단검사가 위험성이 있거나 비용이 많이 들어 모든 사람에게 적용하기 어려울 때, 위험성이 높은 군을 골라내어 이들에게만 진단적 검사를 시행하여 위험성과 비용을 최소화하려는 목적입니다.

염색체이상인 태아를 100퍼센트 발견하기 위하여 800명의 임신부가 양수 검사를 받는다고 가정하면, 다운증후군 신생아 1명을 발견하기 위하여 799명이 양수 검사를 받게 됩니다. 양수 검사는 비용도 만만치 않지만 검사 후 200명에 1명꼴로 태아를 잃을 수 있습니다. 1명의 다운증후군 신생아를 발견하는 대가로 정상 태아 4명을 잃게 되는 것입니다. 따라서 모든 임신부가 양수 검사를 받는 것은 합리적이지 않습니다.

임신부 혈청 선별 검사란 양수 검사를 시행할 임신부를 골라내는 선별 검사입니다. 다시 부연하면 기형아 검사 양성(고위험군)이란 의미는 태아가 기형아란 뜻이 아니라 임신부가 양수 검사를 받는 것이 좋겠다는 의견 정도로 생각하면 됩니다. 예를 들어 다운증후군 선별 검사에서 1:100으로 고위험군 결과가 나왔다면, 같은 수치가 나온 모든 임신부에서 태아 염색체 검사를 했을 때 1명이 다운증후군이고 99명은 정상 태아라는 뜻입니다.

선별 검사 후 고위험군으로 나왔다는 결과를 듣고 태아가 다운증후군이라고 오해하고 낙담하는 가족들이 많이 있습니다. 그러나 대부분은 정상입니다. 선별 검사의 결과는 고위험군 혹은 저위험군으로, 진단 검사의 결과는 정상, 비정상으로 나옵니다.

기형아 검사에서 음성이면 태아는 정상이라는 뜻일까요? 그렇지 않습니다. 만일에 1:1,000의 수치가 나오면 저위험군으로 판정하고 양수천자를 권유하지 않지만, 같은 수치가 나온 임신부 1,000명 중 1명은 다운증후군 신생아를 낳는다는 뜻입니다. 따라서 저위험군이라는 것이 신생아가 다운증후군이 아니라는 것을 보장해주지는 못합니다.

그렇다면 고위험군이어도 정상일 가능성이 높고 저위험군이라도 이상이 있을 수도 있는데 왜 검사를 해야 할까요?

모든 다운증후군 태아를 발견할 수는 없지만 상당수의 다운증후군인 태아를 미리 발견하고자 하는 시도입니다. 임신부 혈청 선별 검사는 종류에 따라 다양한 발견률을 보입니다.

발견률이 70퍼센트라는 뜻은, 고위험군으로 나온 임신부 모두 양수 검사를 하면 전체 다운증후군 환아의 70퍼센트를 발견하고 30퍼센트는 놓친다는 뜻입니다. 검사를 통하여 70퍼센트의 다운증후군을 발견할 수 있다는 데 의미를 두고 있습니다.

선별 검사에는 위양성률이라는 것이 있습니다. 검사 결과 양성(고위험군)이었지만 실제는 정상인 경우입니다. 위양성률이란 임신부 혈청 선별 검사에서 고위험군으로 판정하는 퍼센트를 나타내며 다른 말로 바꾸면 임신부 혈청 선별 검사를 받은 임신부 중 양수천자의 대상이 되는 비율입니다. 보통은 5퍼센트입니다.

기형아 검사는 선별 검사이기 때문에 고위험군이라고 하더라도 진단 검사가 나오기 전에는 큰 의미를 두지 않아도 됩니다.

Doctor Said

모든 임신부는 선별 검사를 먼저 받고 정해진 지침에 따라 검사를 받으면 돼요.

니프티 검사를 하면
양수 검사를 하지 않아도
되나요

　　예전에는 임신부 나이가 35세 이상이면 양수 검사를 권하였지만, 2007년 가이드라인이 바뀌면서 나이만으로는 양수 검사를 하지 않습니다. 선별 검사 결과에 따라 추가 검사를 선택할 수 있습니다. 대표적인 선별 검사는 임신부 혈청 선별 검사와 비침습적 산전 검사(non-invasive prenatal test, NIPT)입니다.

　　NIPT(엔아이피티)라고 불리는 이 검사에도 유래가 있습니다. 1950년대 중반 임신부의 혈액에서 태아 세포가 발견되어 태아의 혈액이 임신부의 혈액으로 들어온다는 것을 알게 되었습니다. 이후 임신부 혈액 내 태아 세포를 이용하여 태아 염색체이상을 포함한 질병을 진단하려는 노력이 시작되었습니다. 연구가 거듭되면서 약간의 성과도 있었으나 임신부 혈액 내 존재하는 태아 세포의 수가 너무 적어 임상에서 사용하기에 한계가 있음을 확인하였습니다.

1997년 홍콩의 데니스 로 교수는 임신부 혈액 내에 존재하는 태아 DNA를 이용한 진단 방법을 제시하면서 새로운 전기를 마련하게 되었습니다. 온전한 태아 세포를 얻기 어려웠던 것과는 달리 태아 DNA는 임신부 혈액 내에서 많은 양을 얻을 수 있었습니다. 이 방법은 연구를 거쳐 임상적 효용성이 확인되어 염색체이상에 대한 산전 선별 검사로 도입되었습니다.

NIPT 검사는 다운증후군의 발견률이 99퍼센트 이상으로 높은 것도 장점이지만, 더 큰 장점은 고위험군의 숫자, 즉 진단 검사를 해야 할 임신부의 수를 줄인 것입니다.

기형아 검사는 고위험군(위양성군)이 5퍼센트라고 했지만 NIPT는 0.1~0.2퍼센트입니다. 진단 검사 대상 임신부의 수를 줄여 진단 검사에 의한 태아 손실률을 낮출 수 있게 되었습니다.

태아 목덜미 투명대 측정과 임신부 혈청 선별 검사를 포함하는 초음파 통합 검사의 다운증후군 발견율은 95퍼센트입니다. 사실 초음파 통합 검사보다 5퍼센트 높은 발견률이 갖는 임상적인 의미는 그다지 크지 않습니다. 예를 들어, 1만6,000명의 임신부가 있다면 약 20명의 다운증후군 태아가 있습니다(다운증후군 빈도 800명에 1명). 초음파 통합 검사는 이 중 19명을 발견하고 니프티의 발견률이 100퍼센트라고 했을 때 20명을 발견한다는 의미입니다. 모든 임신부에서 초음파 통합 검사를 하더라도 1만 6,000명의 인구 집단에서 다운증후군을 1명 놓칠 수 있다는 의미입니다.

니프티는 선별 검사입니다. 때문에 검사 결과 고위험군이면 임신부 혈청 선별 검사처럼 염색체이상의 확률이 높다는 것이지 이상이 있다고 할 수는 없습니다.

이 검사에서 고위험군이면 반드시 양수 검사로 확인해야 합니다. 임신부 나이에 따라 다르지만 약 50퍼센트에서 염색체이상이 진단됩니다. 즉, 고위험군으로 나왔더라도 50퍼센트는 정상 염색체라는 뜻입니다.

단점도 있습니다. 고령 임신부에서 삼염색체증의 위험이 커지는 21번, 18번, 13번 염색체와 X, Y 염색체만 검사합니다. 즉, 검사 대상이 아닌 염색체(1~12, 14~17, 19, 20, 22번 염색체)에 대한 정보는 줄 수 없습니다.

나머지 염색체들에서 이상이 발견될 확률이 약 2퍼센트이며 이것을 잔존 위험이라고 합니다. 임신부 혈청 선별 검사를 하고 양수 검사를 했으면 발견할 수 있는 이상입니다. 또한, 일부에서는 결과가 아예 나오지 않을 수 있습니다. 이것을 'No Call(확인할 수 없음)'이라고 하며 아직 2~4퍼센트 수준입니다. 이때는 염색체이상의 가능성이 커져서 양수 검사를 권합니다. 따라서 no call 비율을 양수 검사 대상으로 포함하면 실제 임신부 혈청 선별 검사 고위험군의 비율과의 차이가 줄어들어 고위험군을 현저히 낮추었다는 장점이 무색해집니다. 쌍태임신에서도 발견률이 높아 사용할 수 있다는 권고가 나오고 있지만, 단태임신에서 보다 더 높은 no call이 문제입니다. 또한, 최근 미세 결실과 일부 단일 유전자 이상도 검사하고 있지만, 아직 충분히 검증되지 않은 부분입니다.

니프티 검사가 선별 검사로서 기존의 기형아 검사보다 좋아진 면이 있지만, 아직 no call 등 해결해야 할 문제가 있고, 초음파 통합 검사는 잔존 위험을 발견할 가능성이 있어 보다 나은 점도 있습니다. 또한, 일부 보험 급여가 되는 기존의 통합 검사와 비교하면 검사 비용은 훨씬 비쌉니다. 따라서 아직은 어느 검사가 더 좋다고 말하기 어렵습니다.

임신부들은 니프티(NIFTY)검사라고 말하는데, NIFTY는 중국 회사에서 제공하는 비침습저 태아 삼염색체 검사(NonInvasive Fetal TrisomY test)의 상품명 앞 글자를 딴 이름입니다. 그보다는 니프티 혹은 태아 DNA 검사(cell-free fetal DNA test, cffDNA)가 공식적으로 자주 사용하는 명칭입니다.

결론적으로 니프티는 선별 검사입니다. 양수 검사는 진단 검사이기 때문에 니프티 검사가 양수 검사를 대신할 수 없습니다.

진단 검사는 선별 검사에서 고위험군으로 나오면 추가적으로 하는 검사입니다.

선별 검사에서 저위험군이 나왔는데 또 다른 선별 검사를 하거나 진단 검사를 할 필요는 없습니다. 모든 가이드라인에서 선별 검사는 한 가지만 하라고 추천하고 있습니다.

Doctor Said

위험도를 모르면 당연히 선별 검사를 먼저 하고, 선별 검사에서 고위험군으로 나오면 진단 검사를 해요.

착상 전 유전 진단은
누구나 가능한가요

유전병이 있는 가족에서 융모막생검이나 양수 천자를 이용하여 태아의 유전병을 산전 진단할 수 있습니다. 하지만 임신된 후에 이상이 진단되면 유산의 과정을 거쳐야 합니다. 임신 전에 검사하여 정상인 배아만 이식해준다면 이상적일 것입니다.

착상 전 유전 진단은 분열 중인 수정란에서 일부 세포를 떼어 검사하는 것을 말합니다. 착상 전 유전 진단을 하려면 시험관 아기 시술을 해야 합니다.

시험관 아기 시술을 위해 과배란을 합니다. 이때 발생할 수 있는 난소 과자극에 따른 부작용도 감수해야 합니다. 또한 한 번의 과배란 시술로 충분한 수의 수정란을 얻지 못하거나 검사 결과

정상 수정란이 없을 수도 있습니다. 정상 수정란을 이식했는데 임신이 안 될 수도 있습니다.

착상 전 유전 진단이 이상적인 방법이기는 합니다. 그러나 성공을 보장할 수 없을 뿐만 아니라 경제적 부담도 있으므로 장단점을 충분히 고려하여 선택하는 것이 바람직합니다.

Doctor Said

임신이 되면 융모막이나 양수를 이용한 확인 검사가 필요할 수 있어요.

초음파 검사를 하면
태아 기형을 정확하게
알 수 있나요

초음파 검사는 임신 중 태아 발육, 태아의 움직임, 양수의 양, 태반의 위치, 다태임신 등을 확인할 수 있으며, 태아의 이상을 진단하는 데 널리 사용되는 방법입니다. 태아의 형태적 이상을 발견하기 위하여 임신 20주 전후에 정밀 초음파를 실시하며, 선별 · 표적 · 정밀 · 레벨2 초음파 등 다양한 이름으로 부르고 있습니다. 초음파의 해상도가 좋아지고 시행자의 숙련도가 향상되어 초음파 진단의 가치가 이전과 비교하여 더욱 높아졌습니다.

임신 제1분기 초음파 검사에는 다음과 같은 것들이 있습니다.

첫 번째는 목덜미 투명대(nuchal translucency, NT)입니다. 다운증후군 아이들에서 목덜미가 상대적으로 더 두꺼워져 보이는 것에 착안하여 임신 초기 태아의 목덜미를 측정하였습니다. 임신 11~14주의 임신부를 대상으로 약 4~5퍼센트의 위양성 검사 결과를 보이면서 70퍼센트까지 다운증후군 태아를 발견하였습니다.

이 결과는 임신부 혈청 선별 검사와 비견될 정도로 좋은 결과여서 산전 태아 염색체이상에 대한 선별 검사로 자리 잡게 되었습니다. 목덜미 투명대가 3밀리미터 이상이거나 태아 크기 기준 99백분위수 이상일 경우 염색체 검사의 적응증이 되며 두께가 두꺼워질수록 염색체이상일 가능성이 높아집니다.

이 검사에서 고위험으로 나왔다면 태아가 염색체이상이 있다는 의미가 아니라, 염색체 검사를 추천한다는 뜻입니다. 가끔 염색체 검사가 필요하다는 말을 태아가 이상이 있다는 말로 오해하는 경우가 많습니다. 임신부 혈청 선별 검사와 마찬가지로 최종 결과가 나올 때까지는 정상이라고 생각하고 기다려도 됩니다. 또 한 가지 기억할 점은 목덜미 투명대가 두꺼워져 있으면 염색체 검사가 정상이라도 심장 이상 등이 증가하기 때문에 태아 심초음파를 비롯하여 정밀 초음파를 받는 것이 좋습니다. 두꺼운 목덜미 투명대도 임신 16주경이 되면 대부분 정상으로 됩니다.

두 번째는 코뼈 검사입니다. 1866년 다운이 다운증후군을 처음으로 기술하면서 코가 낮고 얼굴이 평평하다는 표현을 사용했습니다. 태아에서 코뼈가 발생하는 시기인 11~14주 사이에 초음파로 확인하였더니 다운증후군 태아에서 코뼈가 보이지 않는 경우가 많아 코뼈가 보이지 않으면 다운증후군의 가능성이 높은 것으로 보고되었습니다.

초기 연구들이 대부분 서양인을 대상으로 하여 동양인에도 적용할 수 있는지에 대한 의문이 있었습니다. 연구 결과 동양인에서는 임신 초기 태아 코뼈가 서양인에서 보이는 의미를 찾을 수 없어 중요도가 떨어지는 검사로 판명되었습니다.

임신 제2분기 초음파는, 20주를 전후해서 실시하는 정밀 초음파 검사입니다. 모든 임신부가 정밀 초음파를 받는 것이 좋은지에 대하여 논란이 있는 것은 사실이지만, 여건이 된다면 임신 중 한 번 정도는 나쁘지 않다고 생각합니다.

언제 누가 하느냐에 따라 결과가 다르지만 기형의 발견률은 기대하는 것보다는 높지는 않습니다. 태아 기형은 산전초음파로 30~90퍼센트까지 발견하는데 기형이 발생한 기관이나 위치, 종류에 따라 많은 차이를 보입니다. 무뇌아·뇌실 확장증·구순열 등은 대부분 산전에 진단되지만 심장 기형이나 근골격계 이상, 구개열 등은 낮은 확률을 보입니다.

초음파가 좋아지면서 개방성 신경관 결손의 고위험군일 때 양수 내 태아알파단백질을 측정하기보다는 초음파를 이용한 진단을 선호하게 되었습니다. 또한, 임신 중기 정밀 초음파를 통해 중요한 구조적인 이상이 발견되어 염색체 검사를 시행하는 경우도 늘어났습니다.

태아 심초음파 검사도 있습니다. 선천성 심장 기형의 위험이 높은 태아에서 실시하게 됩니다. 정밀 초음파에서 심장 기형이 의심되는 경우, 다른 기관에서 중요한 기형이 발견된 경우, 형제 혹은 부모가 심장 기형이 있는 경우, 심장 기형을 높이는 기형 유발 약물에 노출되었던 임신부, 심장 기형과 동반된 태아 염색체이상이나 유전 질환이 의심될 경우, 당뇨병·심장 이상 태아의 빈도가 높은 질환을 가진 임신부, 그리고 태아 부정맥이 의심될 경우에 실시합니다.

선천성 심장 이상이 있으면 동반된 기형의 유무에 따라 약 20~60퍼센트까지 염색체이상이 나타납니다.

Doctor Said

초음파 이외의 영상 진단법도 있어요. 첫 번째는 X선(X-ray)입니다. 임신 중에는 태아에 대한 방사선 노출을 피하기 위하여 가능하면 사용하지 않아요. 단, 다른 방법으로 진단이 어려울 경우에 한하여 제한적으로 사용할 수 있어요. 두 번째는 MRI예요. 태아가 움직이면 MRI 영상이 선명하게 나오지 않아 임신 중에 자주 사용되지는 않아요. 최근에 매우 빠르게 촬영하는 초고속 MRI가 도입되어 이전보다 좋은 영상을 얻을 수 있게 되었어요. 양수감소증이 있거나 임신부가 비만일 경우 중추신경계 평가에 도움이 될 수 있어요.

임신 중 X-선은
얼마나 위험한가요

　　　　　　큰 아이가 X-선 검사를 할 때 옆에서 붙잡
아주었는데 월경이 없어서 확인해보니 임신이라고 걱정하는 임
신부가 종종 있습니다.

　태아가 X-선에 노출되면 영향을 받을 수 있다는 것은 일본 히
로시마와 나가사키의 원폭피해자들을 대상으로 한 연구를 통하
여 알게 되었습니다. 가장 민감한 시기는 임신 8~15주이고, 그
다음은 16~25주였으며, 정신 지체가 가장 중요한 임상 소견이
었습니다.

　8주 이전과 25주 이후에는 0.5그레이(gray, Gy) 이상의 높은
용량에 노출되어도 정신 지체가 발생하지 않았습니다. 정신 지체
는 임신 8~15주 사이에서 0.1그레이에 노출되었을 때 약 4퍼센

트가 발생하고 1그레이에 노출되면 60퍼센트에서 나타났습니다. 2021년을 기준으로 현재까지 알려진 바에 의하면 0.05그레이 이하에서는 태아에게 해로운 영향이 없었습니다.

미국 산부인과학회에서는 검사를 위하여 X-선에 노출되었을 경우 유산할 필요는 없다고 공식적인 의견을 냈습니다.

진단적 목적으로 노출되는 X-선은 대부분 문제가 없지만, 치료적 목적으로 악성 종양이 있어서 X-선을 사용할 경우에는 용량이 매우 높기 때문에 전문가와 상의해야 합니다.

미국 산부인과학회에서 X-선과 관련된 권고 사항을 발표했습니다. 해당 학회는 임신 중 진단 목적의 영상 검사의 지침을 다음과 같이 제안합니다.

"첫째, 진단을 위한 단일 X-선 검사는 태아에 영향을 미치지 않으며 50밀리그레이 이하의 경우 기형이나 유산의 위험이 증가하지 않는다. 둘째, 태아에게 해로운 영향을 줄 수 있다는 걱정으로 의학적으로 필요한 X-선 검사를 임신부가 받지 못하면 안 된다. 하지만 임신 중에는 가능하면 X-선에 노출되는 검사보다 초음파나 MRI의 사용을 권한다. 초음파나 MRI는 태아에게 미치는 해로운 영향이 없기 때문이다. 셋째, 임신부가 여러 차례 X-선 검사를 받으면 태아가 받을 총용량을 계산하는 것이 좋다. 넷째, 임신 중에는 치료 목적의 요오드 방사선 동위요법 치료는 금지한다. 다섯째, 조영제는 해를 주지 않고 진단에 도움을 줄 수 있을 것으로 생각되지만, 임신 중에는 예상되는 위험보다 도움이 더 된다고 판단될 경우에만 사용해야 한다."

Doctor Said

복부에 직접 노출되지 않는 머리·팔다리·가슴 등의 X-선 검사는 거의 영향이 없어 임신 중에 얼마든지 할 수 있어요.

풍진은 임신부와
태아에게 위험한가요

　　1941년 호주의 안과 의사 그렉은 신생아에서 매우 드문 선천성 백내장 환자가 갑자기 많아져 원인을 찾던 중 1년 전에 풍진이 유행했다는 것을 알게 되었습니다. 역학 조사를 통해 임신 초기 임신부가 풍진에 걸렸던 것과 신생아에서 선천성 백내장 발생과의 인과관계를 입증하였습니다. 이 보고는 자궁 내 태아가 외부로부터 영향을 받을 수 있다는 사실을 밝혀서 현대적 의미의 기형학이 시작되는 계기가 되었습니다.

　　임신 초기에 임신부가 풍진에 걸리면 태아에게 선천성 백내장·녹내장·정신 지체·소뇌증·심장 기형 등 다양한 형태의 이상을 일으킬 수 있습니다.

　　진단은 풍진이 유행하는 시기에 임신부가 풍진에 걸렸는지 확인하는 것이지만 풍진의 증상이 감기와 비슷하여 구별하기 어려운 경우가 많이 있습니다. 풍진 검사는 바이러스에 대한 항체를 측정하여 검사합니다. 항체란 항원(풍진 바이러스)이 들어왔을 때 항원을 없애기 위해서 몸에서 만들어내는 물질입니다. 항체를 측정하여 진단하는 이유는 풍진 바이러스 자체를 검사하기 어렵고 정확도도 떨어지기 때문입니다. 항체는 면역글로블린 M(Immunoglobulin M, IgM)과 면역글로블린 G(Immunoglobulin G, IgG) 두 가지가 있습니다. 면역글로블린 M은 풍진 바이러스에 감염되면 바로 올라갔다가 4~5주가 되면 떨어지고, 면역글로블린 G는 그 이후에 올라갑니다. 따라서 면역글로블린 M이 올라가 있으면 최근 감염으로 판단합니다.

임신 초기 면역글로블린 M이 양성으로 나와서 감염이 의심된다고 의뢰된 수많은 임신부를 진료했지만, 1명도 선천성 풍진에 감염된 태아를 보지 못했습니다.

초기 감염 후 4~5주면 떨어져야 하는 면역글로블린 M이 떨어지지 않고 계속 측정되는 임신부가 많이 있습니다. 간격을 두고 측정을 해도 면역글로블린 M의 농도가 거의 변하지 않으면서 면역글로블린 G도 양성인 경우가 대부분입니다. 초기 감염을 구별하기 위해 면역글로블린 M을 사용하지만 임신부가 면역력이 있는 지는 면역글로블린 G로 판단합니다. 즉 면역글로블린 G가 양성이라는 것은 풍진으로부터 면역이 되었다는 것을 의미합니다. 면역글로블린 M이 양성이더라도 농도의 변화가 없으면서 면역글로블린 G가 양성이면 태아는 풍진으로부터 안전하다고 생각해도 됩니다.

풍진을 걱정하지 않는 가장 좋은 방법은 임신 전에 풍진 예방 접종을 하는 것입니다. 1969년 처음으로 풍진 예방 주사가 허가를 받았습니다. 우리나라도 일찍부터 예방 접종을 시행하여 현재 가임기 여성들은 대부분 풍진에 대한 면역력을 가지고 있습니다.

우리나라에서 1년에 1명도 발생하지 않는 선천성 풍진증후군을 걱정하여 모든 임신부에게 풍진 항체 검사를 하는 것이 과연 필요한지 의문입니다. 오히려 가임기 여성에서 면역글로블린 G만 검사해서 음성이면 풍진 예방 접종을 하는 것이 더 낫지 않을까 생각됩니다.

Doctor Said

임신 직전이나 초기에 모르고 풍진 예방 주사를 맞았더라도, 태아에서 선천성풍진증후군이 발생하지 않습니다.

Doctor's essay

태아 이상을
발견하게 될 때

○ 법적인 책임 소재를 다툴
○ 여지가 생겼다.
○ 애꿎은 아이들의 희생이 걱정된다.

태아 이상이 발견되면 임신부는 물론이고
가족도 걱정이 많다.

태아의 이상이 사는 데 지장이 없거나 수술로 정상 기능을 찾
을 수 있으면 좋겠지만, 큰 수술을 여러 번 받더라도 일부만 생
존할 수 있거나 치료 방법이 없어 장애를 가지고 살아야 하거나
생존이 불가능한 상태도 있다. 동일한 산전 소견을 보이더라도
출생 후 예후가 다양하여 예측이 힘든 아이들도 많이 있다. 특히
지적 장애에 대한 상담은 더 어렵다.

한 가지 이상이 있다고 했는데 태어난 뒤에 여러 장기에 복합
적 이상이 발견되는 경우도 흔히 있다. 복합 이상은 단독 이상에
비하여 예후가 나쁘다. 여러 장기에 이상이 발생하면 염색체이

상의 위험과 특정 증후군으로 진단될 가능성이 높아진다. 따라서 한 장기에 이상이 있으면 다른 장기에 이상이 있는지 주의를 기울여 찾지만 항상 가능한 것은 아니다. 시술자가 놓쳤을 수도 있지만 너무 작아 산전에 발견하기 어려운 질환도 있고 때로는 임신 중에 진단할 수 없는 병도 있다. 예를 들어 심방중격결손이나 동맥관개존증이 대표적이다. 심방중격결손은 심장의 우심방과 좌심방 사이에 구멍이 있는 것이고 동맥관개존증은 폐동맥과 대동맥을 잇는 동맥관이 출생 후에도 계속 열려 있는 상태이다. 임신 중에는 둘 중 하나라도 막히면 자궁 내에서 생존할 수 없다. 태어나면 오래지 않아 심방 사이의 구멍과 동맥관이 막히는데 그렇지 않은 아이도 있다.

산전 상담은 임신부와 가족에게 태아에 대한 정보를 제공하고 가능한 방법을 제시한 뒤 선택하게 한다. 산전 상담에서 가장 중요한 것은 정확한 진단이다. 초음파 기기가 좋아지고 검사가 정밀해져 이전에 비하여 산전 진단율이 높아졌지만 태어난 뒤에 바뀔 가능성도 있다. 진단이 정확하다면 의사는 분만 후 아이가 살아가면서 겪게 될 불편함과 치료 방법에 대한 정보를 전달해야 한다. 질환에 대한 정보가 많고 예후가 비교적 일정하면 상담을 쉽게 할 수 있지만 그렇지 못한 경우가 더 많다. 예를 들어 산전에 비슷한 정도로 뇌실이 늘어나 있더라도 태어난 뒤 아무런 치료 없이 건강히 살아가는 아이가 있는가 하면, 여러 번의 시술을 하더라도 이미 발생한 뇌손상으로 정상 생활이 불가능한 아이들도 있다. 산전 검사가 완벽하지 않고 태어난 아이의 예후도 정확히 모르는 상태에서 한 생명의 운명을 결정하는 상담이 정당한가 의문이다.

가족의 선택은 아이를 낳은 뒤 치료하거나 인공임신중절을 하는 것이다. 불과 2년 전만해도 형법에서 인공임신중절을 금지하고 있었기 때문에 산부인과 의사는 태아가 이상이 있다고 해도 인공임신중절을 할 수 없었다. 그러나 2019년 4월 11일 헌법재판소는 낙태죄 위반으로 기소된 산부인과 의사가 청구한 헌법소원심판에서 현행 형법 269조와 270조에 대하여 헌법불합치 선고를 내렸다. 헌법재판소는 임신한 여성이 임신 유지와 출산 여부에 관한 자기결정권을 행사할 수 있다고 하였으며 사회적 요인에 의한 인공임신중절도 폭넓게 인정하였다. 또한 태아가 임신부를 떠나 독자적으로 생존할 수 있는 시점인 임신 22주 내외에 도달하기 전을 결정 가능 기간으로 지정하여 사실상 인공임신중절의 적응증과 시기까지도 정하였다.

태어난 뒤 치료하면 충분히 정상 생활이 가능한 아이를 포기하겠다고 할 때도 있다. 보통은 아이의 할아버지 할머니가 부모보다 더 강경하다. 이럴 때 젊은 부부들도 많은 경우 부모의 의견을 따르곤 한다. 산부인과 의사는 아이를 낳아서 키우기를 권고하지만 또 한편으로는 태어난 뒤 산전에 발견하지 못했던 이상이 나타날 수 있기 때문에 인공임신중절을 완강히 거부하기 힘들 수 있다.

한편, 심각한 지적 장애가 예상되고 치료하기 어려운 이상이 동반된 태아를 부모가 낳기로 결정했을 때 아이의 상태를 충분히 이해했는지 다시 확인하는 노력이 필요하다.

산전에 발견하지 못했던 이상을 가지고 태어나는 아이들도 있다. 만일 산전에 진단되어 부모가 인공임신중절을 선택했을 경우라면 운이 좋은 아이이다. 부모는 산부인과 의사에게 산전 관리를 충실히 했고 여러 번 초음파를 했는데도 왜 발견하지 못했냐고 불만을 이야기할 수 있다. 헌법재판소의 판결이 나기 전에는 태아 이상이 발견되더라도 달리 할 수 있는 방법이 없었기 때문에 산부인과 의사는 굳이 정확한 진단을 해야 할 이유가 없었다. 하지만 지금은 인공임신중절을 할 수 있어 의사가 심각한 이상이 있는 아이를 산전에 발견하지 못하여 낳게 된다면 법적인 책임 소재를 다툴 여지가 생겼다. 이로 인하여 새로운 부작용이 우려된다. 즉, 의사가 소송에 따른 위험에서 벗어나기 위해 적은 이상이라도 찾아내려고 애쓸 것이고 그러다보면 살아가는 데 지장이 없는 이상까지도 찾아낼 수 있다.

의사가 태아의 이상을 객관적으로 설명하더라도 어떻게 받아들이는가는 사람마다 차이가 있을 수 있다. 애꿎은 아이들의 희생이 걱정된다.

임신 중에 걱정을 하였지만 부모의 선택으로 잘 살고 있는 아이도 많이 있다. 그중 한 아이를 소개한다.

임신 16주에 양막이 자궁 경부 밖으로 돌출되어 물주머니처럼 나와 있고 아기가 있는 자궁 안에는 양수가 거의 없었다. 양막을 밀어 넣고 수술하는 과정에서 양수가 일부 새어 나오기는 했지만 자궁 경부 묶는 수술을 마쳤다. 다음날 확인해보니 묶은 부위 사이로 양막이 다시 나와 재수술을 했다. 그런 상태에서 임신이 겨우 유지되었다.

임신 20주가 넘어 정밀 초음파를 보았는데 뇌실이 약간 커 있으면서 두 대뇌를 잇는 뇌량의 발달이 확실하지 않았다. 이런 경우 정상인 아이부터 지적 장애를 포함하여 상당한 장애가 남을 수도 있다.

양가의 부모를 포함해서 가족들과 이 문제로 상담을 하던 중 20대 중반이었던 아기의 아빠가 "내가 책임지고 키울 테니 더 이상 이야기하지 말라"고 선언하였다.

임신부는 간간히 자궁 수축을 겪기는 했지만 큰 문제없이 지내다가 28주가 넘은 시기에 조기 진통이 와서 응급제왕절개분만으로 아기를 낳았다.

아이는 또래에 비해 체격이 작기는 하지만 잘 큰다고 들었다. 태어나면 아이가 어떻게 될지에 대하여 확률만 따졌던 내가 부끄러웠다.

부모의 의견에 따라 아이들의 생사가 결정된다. 결국 부모가 아이의 양육과 관련하여 모든 책임을 져야 되기 때문에 할 수 없기는 하다.

　인공임신중절을 고려할 때 그 아이의 이상 소견이 생명을 희생시켜야 될 만큼 심각한 것인지 생각해봐야 한다. 아이의 잘못이 아닌 것은 확실한데.

| 일곱 번째 안내 |

임신부가 먹어도 되는 약

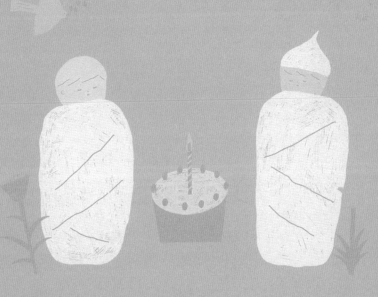

임신 중 약물 사용은
기형을 일으키나요

기형아 100명이 태어나면 약물에 의한 기형은 1명이 채 되지 않습니다. 약물은 태아 기형을 일으키는 주요한 원인이 아닙니다. 그럼에도 불구하고 약물에 관심을 갖는 이유는 예방 가능한 원인이기 때문입니다.

특정 약이 기형을 유발시키는지를 증명하는 것은 매우 어렵습니다 왜냐하면 약을 먹지 않은 임신부에서도 기형이 발생하므로 약을 복용하던 중 기형아를 낳았다면 그 원인이 약 때문인지 아니면 자연적 확률에 의한 것인지를 구별해야 하는데, 이 일이 쉽지 않기 때문입니다.

약물 복용과 기형 발생이 원인-결과 관계라는 것을 밝히기 위해서는 임신한 여성을 대상으로 약을 먹은 군과 그렇지 않은 군을 무작위로 배정한 뒤, 결과를 관찰하고 비교해야 합니다. 그러나 이런 실험은 윤리적으로 허용될 수 없습니다.

따라서 약물에 의한 기형 연구는 주로 동물을 대상으로 합니다. 사람을 대상으로 한 연구는 임신인 줄 모르고 복용하였거나 의학적 이유로 약물을 복용한 임신부와 약물을 복용하지 않은 임신부를 비교하여 기형 발생과의 관련성을 조사하는 환자-대조군 연구가 대부분입니다.

대조군에 비하여 기형 발생이 높아지는 정도를 결과로 나타냅니다. 이런 연구는 관련성이 있다는 것을 밝힐 수는 있지만 원인 결과로 해석할 수는 없다는 단점이 있습니다.

또한 약의 영향 정도를 알기 위해서는 약물 복용에 따라 추가로 발생되는 기형의 절대 빈도를 확인하는 것이 중요합니다.

예를 들어 "임신 말기 우울증이나 불안 장애의 치료로 쓰이는 항우울제의 일종인 선택적 세로토닌 재흡수 억제제(SSRI)를 복용했던 임신부에서 신생아 폐동맥고혈압의 발생을 3배 정도 높이며 1,000명당 약 2명의 기여 위험도를 가지고 있다"고 가정해 봅시다. SSRI를 복용한 임신부가 1,000명이면 3명에서 신생아 폐동맥고혈압이 발생할 것입니다. 그 3명 중 2명이 약물에 의한 발생이고, 1명은 약제 복용과 관련 없이 발생하며, 997명은 정상이란 뜻입니다. SSRI를 복용하는 임신부에서 신생아 폐동맥고혈압의 발생이 늘어나는 것은 확인되었지만 99.7퍼센트에서는 병이 발생하지 않으므로 임신 중에도 사용하는 약제입니다.

위에서 언급한 것처럼 사람을 대상으로 실험을 할 수 없어서 지금도 동물 실험에 의존할 수밖에 없지만 동물에서의 실험 결과가 사람에서 반드시 일치하는 것은 아닙니다. 종(species) 간의 차이 때문에 결과가 완벽하지 않고, 이외에도 동물 실험에서는 사람에서 사용하는 용량보다 훨씬 높은 용량을 사용하는 경우가 종종 있습니다. 그래서 결과를 사람에 바로 적용하는 데 무리가 따를 수 있습니다.

종 간의 차이를 줄이기 위해서 유인원을 대상으로 하는 실험도 가능은 하겠지만 비용 문제, 윤리적인 문제 등이 있어 섣불리 시도하기 어렵습니다.

임신 중 가능하면 약을 사용하지 않아야겠지만 그렇다고 '모든 약을 절대 먹지 않겠다'는 것도 잘못된 태도입니다.

임신 중 약물을 적절히 사용하면 태아 건강에 영향을 미치지 않으면서 훨씬 편하게 지낼 수 있습니다. 임신 초기의 입덧과 임신 초반과 후반기에 자주 나타나는 속쓰림, 변비 등은 안전한 약제가 있기 때문에 너무 걱정하지 않고 약을 쓸 수 있습니다. 허리 통증이 심하거나 알레르기성 비염이 있으면 그에 맞는 처방을 할 수 있습니다. 항생제도 일부 예외를 제외하고는 태아에게 미치는 영향이 크지 않습니다.

임신 중 약물의 사용과 중단은 의사의 조언에 따라야 합니다.

특히 약물과 태아 기형 발생에 관심이 있는 산부인과 의사와 상의하는 것이 바람직합니다.

Doctor Said

모두 그렇지는 않지만 타과 의사들은 임신부의 약물 복용에 대하여 관심은 있지만 자주 접하지 않아 모든 약의 처방을 피하려는 경향이 있어요. 그러니 꼭 담당 산부인과 의사와의 상담을 권해요.

약물의 위험 정도를
알아볼 방법이 있나요

미국의 식약처(FDA)에서는 약물이 임신에 미치는 영향을 고려하여 A·B·C·D·X의 5가지로 분류하였습니다. 이 분류를 FDA 카테고리라고 합니다.

이 분류는 임신 중 약물이 임신부와 태아에 미치는 영향을 종합적으로 고려하여 만들었기 때문에 편리하게 사용할 수 있었던 지침입니다.

FDA 카테고리에서 A에 속하는 약제는 안전하다고 할 수 있습니다. 실제 임상에서 B에 속하는 약제까지는 임신부가 필요하다고 생각되면 특별히 제한하지 않고 사용하고 있습니다. C에 속하는 약제부터는 주의를 필요로 하지만 대체할 만한 약제가 없다면 사용하고 있습니다. D에 속하는 약제는 임신부와 태

분류	안전성
A	사람에서 임신 초기에 복용하더라도 태아에 대한 위험성을 높이지 않아 태아에 대한 위험은 거의 없다고 생각되는 약제
B	동물 실험에서 안전성이 확립되었지만 사람에서는 아직 충분한 연구 결과가 없거나, 동물에서 위험성이 있다고 알려졌지만 사람에서는 연구를 통해 위험성이 없다고 알려진 약제
C	동물 실험에서 위험이 확인되었지만 사람에서는 아직 그 위험성이 알려져 있지 않았거나, 동물 실험 결과와 사람에 대한 연구 결과가 모두 없는 약제
D	사람에서 위험성이 인정되지만 임신부에게 꼭 필요한 경우라면 약물을 사용할 수 있는 약제
X	사람과 동물 실험 결과 태아에 대한 위험이 이득보다 더 많다고 인정되는 약제

아를 고려할 때 쓰는 것이 해보다는 득이 많다면 사용하지만 X는 임신 중에 절대 사용하지 않습니다.

위의 FDA 카테고리는 많은 비판을 받고 있습니다. 더 위험한 단계의 약제가 태아에게 반드시 더 위험한 약이 아닐 수도 있으며, 같은 카테고리에 속하는 약제도 위험성이 같지 않습니다. 또한 사람과 동물에 대한 위험이 다름에도 불구하고 동물 실험 결과에 근거하여 분류가 이루어진 것도 있기 때문입니다.

과도하게 단순화되어 있다는 점과 계속해서 새로운 정보를 제대로 반영하지 못한다는 점도 문제입니다. 임신 중 약물 사용에 대하여 리프로톡스(Reprotox)나 기형정보기구(TERIS) 등에서 최신 지견에 대한 정보를 얻을 수 있지만 유료로 운영하고 있어 의료인이 아니라면 접근에 제한이 있습니다.

FDA 카테고리가 단순하고 최신 지견을 반영하지 못하고 있다는 것은 단점입니다. 하지만 의사와 일반인 모두 쉽게 접근할 수 있고, A 혹은 B의 약제는 크게 걱정하지 않고 사용할 수 있는 약으로 검증되었으니 더 많은 정보를 얻기 위해 노력하지 않아도 된다는 장점이 있습니다.

카테고리 D의 약제 중에는 임신 중에도 임신부의 필요 때문에 태아에게 영향이 있더라도 반드시 써야 하는 약들이 많이 있습니다. 대표적으로 항경련제와 일부 정신건강의학과에서 사용하는 향정신성의약품이 있습니다. 항경련제는 약을 복용하지 않으면 경련이 발생할 가능성이 있기 때문에 테아에게 영향을 미치더라도 사용해야 합니다. 향정신성의약품은 사용을 중지할 경우 증상이 악화하여 심각한 결과로 이어지기도 합니다. 따라서 이 약을 사용하고 있는 여성은 임신을 계획할 때부터 위험이 적은 약제로 대체할 수 있는지 의사와 상의해야 합니다.

카테고리 X에 속하는 약제들은 많지 않습니다. 아큐테인(여드름 치료제), 리피톨(콜레스테롤 강하제), 피임약 등이 속합니다.

　문제는 가장 많은 약제가 속해 있는 카테고리 C 약제입니다. 여기에 속하는 약제는 담당 의사와 상의를 해서 가능하면 피하는 것이 좋지만 다른 대체 약이 없을 경우에는 쓸 수 있습니다.

　2014년 미국 FDA에서 1979년 처음 제시되었던 현재의 A~X 카테고리를 더 이상 쓰지 않고 새로운 표기 방식을 도입하기로 하였습니다. 이 규칙은 임신과 수유 중 사용하는 약들을 표기하는 형식을 규정하고 있습니다.

　하나의 문자로 약의 위험도를 규정하면 진료하는 의사의 의견에 따라 사용 여부가 결정될 가능성이 높지만 새로운 표기 방식은 특정 약물과 관련하여 알려진 지식에 근거하여 보다 객관적으로 결정할 수 있는 근거를 제시하겠다는 것입니다. 또한, 일반인이 이해할 수 있는 용어를 사용하여 서술형으로 기술하기로 하였습니다.

　새로운 표기 방식에는 다음과 같은 내용을 포함한다고 하였습니다. 첫 번째 위험 요약으로 모든 약에 반드시 포함하도록 하였습니다. 또한, 임신 중 노출 등록(registry)은 과학적으로 인정할 만한 약물 등록 기구가 존재하면 기재하도록 하였습니다.

　임상적 고려와 정보는 적절한 내용이 있는 한 기술하도록 하였으며 그 밖에 특정 질병이 있어 약물을 임신 전부터 사용하고 있었다면 질병과 관련된 임신부 · 배아 · 태아에 대한 위험, 임신

중이나 산욕기의 용량 조절, 임신부에게 미치는 해로운 영향, 태아 혹은 신생아에게 미치는 해로운 영향, 진통 혹은 분만 중 사용 등이 있습니다. 정보란에는 사람을 대상으로 한 정보와 동물 실험을 통한 정보 중 적절한 내용을 포함하기로 하였습니다.

발표될 표기법은 임신부의 상담에 많은 도움이 될 것으로 기대하고 있습니다.

하지만 예상되는 결과물은 추가적인 내용도 일부 있겠지만 현재 산부인과 의사들이 많이 사용하고 있는 《임신·수유 중 약물 사용》이라는 브릭스의 책에 이미 기술하고 있는 것과 유사한 형태를 보일 것으로 생각됩니다. 또한 아직까지 많은 약제에 대한 연구 결과가 충분하지 않아 위험도를 명확히 말하기 어려운 약제가 많다는 점도 제한점입니다.

새로운 표기법을 이용한 상담이 기존의 방법과 얼마나 차이가 날 수 있을지, 또한 추가적인 이득이 얼마나 될 지는 약제에 대한 구체적인 내용이 공개된 뒤에 평가할 수 있을 것입니다.

Doctor Said

기존의 A·B·C·D·X 기준만으로 임신부가 약물 사용 여부를 혼자 결정하는 것은 위험합니다. 반드시 산부인과 의사와 상의하세요.

임신부가 먹어도 되는
약을 알고 싶어요

　　　　　　　　　　　임신을 계획하고 있지 않았는데 월경이 없어 검사해보니 임신이라고 진단되는 경우가 있습니다. 임신인 줄 모르고 먹었던 약이 태아에게 해로운 영향을 미칠까 걱정하는 임신부를 종종 만납니다.

　대부분의 약물은 태아 안전성에 대한 정보가 충분하지 않으므로 임신 중 약물 복용은 신중해야 합니다. 40퍼센트의 여성이 임신 초기에 비타민 이외의 약물을 처방받았다는 연구가 있습니다. 임신 중 평균 2~3개의 약물을 처방받은 여성 70퍼센트가 임신 1/3분기였다는 보고도 있습니다. 임신 중 약물 안전성에 의한 정보가 예전에 비해서는 많아지고는 있지만 충분하지 않으며 새로 출시된 약물은 더욱 알 수 없습니다.

임신 중 약물은 필요해서 먹는 경우가 많습니다. 의사가 필요하다고 판단하여 처방한 약을 임신했다고 갑자기 중단하면 위험해질 수도 있으므로 임신을 계획하고 있거나 임신이 확인되었으면 반드시 의사와 상의해야 합니다.

약물 복용과 태아 기형 발생에서 원인-결과 관계가 확립된 약물이 적고, 동물 실험 결과가 사람에서 그대로 적용될 수 없으므로 꼭 필요한 경우에만 약물을 복용해야 합니다.

다음은 임신 중 사용 가능한 대표적 약입니다.

첫째는 진통소염제입니다. 아스피린을 포함한 대부분의 진통소염제는 비스테로이드성 항염증치료제입니다. 이 약들은 태아의 기형 발생률을 높이지 않습니다. 다만 임신 3분기에 사용하면 동맥관이 좁아져 양수양이 줄어들 수 있고 이론적으로는 태아 시기에 동맥관이 막히면 체순환으로 혈액이 가지 못해 태아가 사망할 수도 있습니다. 하지만 사람에서 태아 사망이 보고된 예는 없습니다. 양수는 약을 끊으면 바로 다시 늘어납니다. 따라서 임신 3분기에는 비스테로이드성 항염증 약이 아닌 타이레놀을 먹도록 합니다. 임신부에게 어린이용 아스피린을 처방하는 경우가 있는데 이 용량으로는 동맥관을 좁히지 않는 것으로 알려져 있습니다. 하지만 아스피린은 혈소판의 기능에 영향을 미쳐 출혈성 경향을 보일 수 있으므로 수술이 계획되어 있으면 적어도 3일 가능하면 7일 전에 복용을 중단해야 합니다.

페니실린이나 세파로스포린 계통의 항생제를 포함하여 많은 항생제가 태아에게 해롭지 않지만 몇 가지 항생제는 주의가 필요합니다.

임신 중 위험성을 가장 먼저 알린 항생제는 겐타마이신과 스트렙토마이신입니다. 이 약들을 조산아에서 사용한 뒤 청각신경 독성이나 신장독성을 보여 임신 중 복용하면 태아의 청신경 및 신장 기능에 영향을 줄 것으로 생각하였지만, 임신 중 사용하더라도 실제로 기형이 보고된 경우는 없었습니다.

클로람페니콜은 회색아기증후군이라고 하여 신생아에서 혈압 저하·청색증·태아 사망까지 일으킬 수 있다는 보고가 있어 임신 말기에는 쓰지 않습니다.

나이트로퓨란토인은 좌심실이 작은 좌심실형성부전증후군의 위험을 4배 높인다고 했지만 실제 기여 위험도는 1,000명에 1명 정도입니다. 임신 1/3분기 요로계감염이 진단되었을 때 대체약이 없으면 써도 된다는 의견입니다.

테트라사이클린은 임신 25주 이후에 임신부가 사용하면 신생아의 유치에 변색을 일으키므로 사용하지 않습니다. 퀴놀론 계통의 항생제도 동물 실험에서 유산·사산이 증가하였지만 지금까지 사람에서 이러한 합병증이 증가하지 않았고 태아 기형도 증가하지 않았습니다.

항진균제도 있습니다. 디푸루칸(플루코나졸)을 높은 용량으로 오랫동안 사용하면 뼈와 관절에 영향을 준다는 보고가 있지만 단기간 사용은 태아에게 안전한 것으로 알려져 있습니다. 임신 중 무좀에 자주 사용하는 카네스텐 연고는 흡수되는 양이 매우 적어 임신 중에 사용해도 됩니다.

항바이러스제 중 C형 간염치료제인 리바비린은 동물 실험에서 태아 기형을 일으킨다고 보고되어 FDA 카테고리 X로 분류됩니다. 이 약은 반감기가 길어 약을 중지한 뒤에도 오랫동안 체내에 남기 때문에 약을 끊었다고 하더라도 적어도 6개월 동안은 피임을 권합니다. 최근 연구에 의하면 사람에서 기형의 위험이 증가는 하지만 특정한 형태의 기형 발생을 확인하지는 못하였습니다.

B형 간염이나 인면역결핍바이러스 환자에서 사용하는 비리어드는 임신 중이나 수유 중에 먹더라도 태아와 신생아에 해로운 영향을 주지 않았습니다.

헤르페스 등 바이러스 감염에 자주 사용하는 아시클로버도 임신 중에 사용할 수 있습니다.

고혈압 치료제로 널리 사용하고 있는 안지오텐신 전환효소억제제와 안지오텐신 수용체차단제는 태아의 신장 발달에 영향을 주는 것으로 알려져 있습니다. 태아에 대한 영향은 저혈압을 일으켜 신장으로 가는 혈류를 줄이고 태아성장제한 및 2차적인 양수 감소, 폐형성 부전 등이 나타납니다.

임신 10주 이전인 배아기에 미치는 영향은 아직 확실하지 않습니다. 이 계통의 약은 임신 초기보다 신장이 발달하는 임신 2/3분기에 더 위험합니다. 상품명은 캅토프릴·에나라프릴·라미프릴·코자·디오반 등이 있습니다.

임신 중기 이후에 태아성장제한과 관련성이 보고된 고혈압 치료제들은 있지만 안지오텐신 전환효소억제제와 안지오텐신 수용체차단제 계통의 약을 제외한 대부분의 고혈압 치료제는 기형을 일으키지는 않습니다. 혈압이 높아 약을 복용하고 있다면 임신 전에 반드시 의사와 상의해야 합니다.

간질이 있는 임신부에게 사용하는 항경련제는 약의 종류에 따라 태아에 대한 영향도 차이가 많습니다. 태아 기형 발생과 관련성이 가장 높은 약이 데파킨으로 알려진 발프로산이고, 페니토인·테그레톨 등의 순서로 낮아집니다. 비교적 최근에 사용하기 시작한 라믹탈·토파맥스·케프라 등은 아직 충분한 연구가 이루어지지는 않았지만 기형 발생률이 증가하지 않는 것으로 보고되고 있습니다. 항경련제를 먹고 있는 임신부는 엽산을 함께 복용하여야 합니다.

정신건강의학과 약물도 임신부가 사용 가능한 약물 이야기에서 빼놓을 수 없는 항목입니다. 1970년대 리튬이 심장 기형 중 한 종류인 엡스타인 기형과 관련성이 높다고 보고되어 임신 초기 복용했던 임신부들은 산전 초음파를 통해서 확인하는 것을 권했습니다. 하지만 이후 연구들에서 관련성이 거의 없거나 있더라도 그다지 높지 않은 것으로 확인되어 최근에는 리튬에 의한 엡스타인 기형의 기여 위험도를 1,000명당 1~2명으로 추정하고 있습니다. 미국 FDA에서 우울증 치료에 사용하는 선택적 세로토닌 재흡수 억제제 계통의 약들 중 유일하게 파록세틴만 임신 중 피하라고 권고하고 있습니다. 파록세틴은 약 1.5~2배 정도 심장 기형을 높이는 것으로 보고되었습니다. 임신 초기에 파록세틴을 복용했으면 심초음파를 권하고 있습니다.

대부분의 항암제는 임신 중에 사용하지 않는 것을 원칙으로 합니다. 세포 분열에 직접 관여하는 싸이클로포스파마이드, 엽산 길항제인 메토트렉세이트, 에스트로젠 수용체 조절제인 타목시펜, 재조합 단클론항체 등도 영향을 줄 수 있을 것으로 생각합니다.

면역억제제의 쓰임도 걱정하게 되는 임신부가 있을 것입니다. 부신피질호르몬은 동물 연구에서 구순열과의 관련성이 보고되었고 사람에서도 위험성을 3배 높인다는 메타분석 결과도 있습니다.

하지만 전향적 연구에서 부신피질호르몬의 사용과 기형 발생과 의미 있는 결과를 얻지는 못했습니다. 따라서 부신피질호르몬은 기형 유발 약제가 아닌 것으로 생각하고 있습니다. 임신 전부터 치료 목적으로 스테로이드를 사용하던 여성이 임신을 했다고 갑자기 약을 끊으면 갑자기 악화될 수 있기 때문에 의학적 이유로 사용하는 부신피질호르몬은 계속 사용해야 합니다.

특히 프레드니솔론(솔론도)은 태반에서 대부분 대사가 되어 태아에게 도달하는 양이 매우 적습니다. 장기 이식 후에 자주 사용하는 프로그라프와 이뮤란은 임신 중에 사용할 수 있습니다. 하지만 셀셉트를 복용하는 여성은 임신을 권하지 않습니다.

셀셉트는 장기 이식 후 거부 반응을 억제하거나 루프스 콩팥염의 치료에 사용하는 약입니다. 임신 중 이 약을 복용한 여성 약 50퍼센트가 유산을 했습니다. 살아남은 아이들 중 약 20퍼센트에서는 기형을 가지고 태어났다는 보고가 있습니다. 따라서 이 약을 복용하고 있는 여성이 임신을 원하면 다른 면역억제제를 고려해야 합니다.

방사성요오드도 주의해야 합니다. 태반을 통과해 태아 갑상선에 농축되어 비가역적인 갑상선기능저하증을 일으키며 학령기 갑상선암의 위험도 높인다고 알려져 있어 임신 중에는 절대 사용해서는 안 됩니다.

비타민 A와 비슷한 구조를 가져 기능도 비슷한 모든 물질을 레티노이드라고 합니다. 가장 잘 알려진 것은 임신 초기에 레티노이드를 복용했던 임신부에서 발견되는 기형인 태아 레티노이드증후군를 일으키는 이소트레티노인입니다. 이 증후군은 성장장애, 얼굴 및 귀의 기형, 뇌 및 심장 기형, 신장을 포함한 다양한 기관에 기형을 발생시킬 수 있습니다.

난치성 여드름 치료제로 자주 쓰이는 아큐테인 · 로아큐탄 · 이소티논이 이 계통의 약입니다. 유산과 태아 기형을 일으키는 매우 위험한 약으로 임신을 계획하고 있거나 가능성이 있으면 절대 사용하면 안 됩니다. 이 약을 복용할 때는 두 가지 피임법을 같이 사용하고 복용하기 1개월 전부터 복용이 끝난 후 3개월까지 피임해야 합니다.

자연 상태의 비타민 A는 베타카로틴과 레티놀이 있습니다. 과일과 채소에 들어 있는 베타카로틴은 태아 기형을 일으키지 않습니다. 그러나 레티놀은 비타민 A의 전구물질로 임신 초기에 1만IU 이상을 섭취할 경우 기형의 위험이 있습니다. 때문에 하루 3,000IU 이상은 먹지 않는 것이 좋습니다. 피부에 도포하는 레티노이드는 혈관 내로 흡수되는 양이 매우 적기 때문에 태아에게 위험을 높이지 않는다고 알려져 있습니다.

심장판막수술을 받으면 혈전이 잘 생기고 그로 인한 색전증의 위험도 높아지기 때문에 항응고제인 와파린을 사용합니다. 이 약물은 분자량이 적어서 태반을 쉽게 통과하며 임신 초기에 노출되면 기형을 일으킬 수 있습니다.

임신 6~9주에 와파린을 사용한 임신부의 5~12퍼센트에서 기형이 발생한다고 알려져 있습니다. 와파린을 사용하고 있는 여성은 임신이 확인되면 가능하면 빨리 헤파린으로 바꾸는 것이 추천됩니다. 헤파린은 태반을 통과하지 못해 태아에게 영향을 주지 않지만 주사제만 있고 비용이 비싸며 항응고 효과가 와파린보다 떨어진다는 단점이 있습니다. 따라서 혈전증 위험이 매우 높으면 임신 중이라도 와파린을 써야 되는 경우도 있습니다.

Doctor Said

미국의 기형정보기구에서는 미국에서 2000년에서 2010년에 시판된 약 중에서 95퍼센트 이상을 임신 중 위험성을 결정할 수 없다고 평가했어요. 그러니 꼭 의사의 처방과 동시에 산부인과 의사와도 상담하기를 권해요.

태반이
유독성 물질을
막아주나요

2차 세계 대전이 끝난 뒤 불면증은 유럽뿐만 아니라 미국 등 서방 세계에 만연해 있었습니다.

1957년 독일에서 탈리도마이드라는 약물이 진정제 겸 수면제로 처음 출시되었으며, 1960년에는 46개국에서 다양한 이름으로 판매되었습니다.

입덧에도 효과가 있는 것이 확인되이 임신 초기 여성들도 많이 사용하였습니다. 그런데 1961년 5월 초 호주의 산부인과 의사인 맥브라이드는 매우 드문 기형인 팔다리가 짧은 신생아가 여러 명 태어나는 것을 목격하였습니다. 자세한 문진 결과 입덧 치료제로 사용한 탈리도마이드가 원인일 수 있다고 판단하여 호주의 병원에서 처방하지 말 것을 요청했으며, 같은 해 12월 란셋

학술지에 투고하여 처음으로 탈리도마이드에 의한 기형이 발생했다고 발표하였습니다. 독일에서도 소아과 의사인 렌쯔가 태아 기형과 관련성을 확인하여 보고하였고, 탈리도마이드는 1962년 시장에서 퇴출되었습니다.

임신 중 이 약에 노출되었던 태아들에게서 단지증, 심장 기형, 위장관계 기형, 기타 사지 기형들이 발생하였습니다. 단지증이란 손과 어깨를 연결하는 팔의 일부가 결손이 되어 짧은 팔을 가지고 있거나 심하면 팔이 거의 없이 손이 어깨에 붙어 있는 형태입니다.

이 사건과 관련되어 미국 식약처 조사관이었던 켈시 박사의 일화가 유명합니다. 당시 켈시 박사는 미국 내 시판을 허가하는 위치에 있었는데 제약 회사와 식약처 상부로부터 약의 허가와 관련하여 심한 압력을 받았지만 약의 안전성에 대한 충분한 정보가 없다는 이유로 시판을 허가하지 않고 있었습니다. 그러던 중 호주와 유럽에서 선천성 기형과 관련되어 있다는 사실이 알려지게 되었습니다. 켈시는 이 약으로부터 미국을 구했다는 찬사를 받았습니다.

의사들은 이 쓰라린 경험으로부터 기형학의 중요한 내용을 알게 되었습니다. 첫째, 당시 많은 의사들은 태반이 태아를 보호해준다고 생각하고 있었으나 유독성 물질이 태반을 통과하여 태아에게 영향을 줄 수 있다는 것을 확인한 계기가 되었습니다. 둘째, 기형의 발생은 약물이 영향을 미치는 특정 기관의 발달 시기와 정확하게 일치하는 형태적 이상을 보여주었습니다. 탈리도마이드는 팔다리의 발달이 일어나는 35~50일 사이에 약을 먹었던 임신부에서 발생하였기 때문입니다.

이 약은 시판 전 동물 실험에서는 이상이 나타나지 않았는데 사람에서 기형이 발생하여, 약물 노출에 의한 기형 발생이 종에 따라 다를 수 있다는 사실을 처음으로 확인했다고 알려졌습니다. 그러나 이는 사실이 아닙니다. 사람에서 기형이 확인될 때까지 임신한 동물에 투여된 적이 없었던 것입니다. 기형 발생에 대한 어떠한 고려도 없었습니다. 판매가 금지되고 몇 달 만에 쥐·토끼 등에서 기형이 확인되었으며 추가로 기형이 발생한 포유류만 17가지가 더 있었습니다. 이 사건으로 전 세계 모든 국가에서 약의 허가와 관련된 법 개정 및 조직 정비를 통해 새로운 약이 시판될 때 신중을 기하는 계기가 되었습니다.

Doctor Said

이렇게 좋지 않은 기억을 남겼던 탈리도마이드가 미국 식약처로부터 나병의 피부 합병증과 다발성골수종의 치료제로 허가 받아 다시 사용되고 있어요.

항경련제를
끊어야 할까요

항경련제란 경련을 예방하기 위해서 사용하는 약입니다. 뇌전증 혹은 뇌수술 후 사용합니다. 뇌전증이 200명 중 1명의 빈도로 발생하므로 우리나라에서 1년에 적어도 1,500명의 임신부가 항경련제를 복용하고 있습니다.

임신 중에 안전하다고 확인된 항경련제는 거의 없습니다. 그렇지만 임신을 했다고 약을 끊으면 언제든지 위험한 경련이 일어날 수 있으므로 반드시 의사와 상의해서 결정해야 합니다. 가장 바람직한 것은 임신을 계획하는 단계에서 기형 발생률이 낮은 항경련제로 바꾸거나 사용하는 약제의 수를 줄이거나 용량을 낮춰볼 수 있습니다. 이런 방법이 여의치 않다면 그대로 복용해야 합니다.

항경련제를 복용하는 여성은 약제에 의한 기형 발생을 줄이기 위해 엽산을 복용해야 합니다. 임신을 계획한 단계에서는 하루에 엽산 0.4밀리그램을 복용하고 임신이 확인되면 4밀리그램으로 늘립니다.

임신 전에는 경련이 잘 조절되던 여성이 임신 후에는 어려움을 겪는 경우가 종종 있습니다. 입덧으로 약을 잘 못 먹거나, 임신하고 혈액량이 증가하여 항경련제가 희석되어 농도가 낮아져서, 혹은 임신부 스스로 약을 끊는 것이 원인입니다.

항경련제를 복용하면 구강안면 기형·심장 기형·신경관결손증의 발생이 대조군에 비하여 약간 증가하는 것으로 알려져 있습니다. 구강안면 기형과 심장 기형은 수술로 대부분 정상 생활이 가능할 정도로 치료가 되며, 신경관결손증은 발생 위치에 따라 다양한 예후를 보입니다.

최근에 도입된 약제는 기형아 발생 위험이 약 3퍼센트로 약을 먹지 않은 임신부에서 발생하는 2퍼센트와 비교하면 조금 높은 정도입니다.

항경련제 중 태아 기형의 위험이 가장 높은 약은 데파킨입니다. 이 약을 임신 초기에 복용하면 4퍼센트의 신경관결손증을 포함하여 약 9퍼센트에서 대기형이 발생하는 것으로 알려져 있습니다.

가장 위험하다는 데파킨을 복용하더라도 90퍼센트에서는 선천성 기형이 발생하지 않습니다. 임신 중 데파킨을 먹었던 임신부에서 태어난 아이와 다른 경련제를 복용한 임신부 아이를 비교한 연구가 있습니다. 3세 때 지능 지수가 라믹탈 101, 페니토인 99, 테그레톨 98인데 비하여 92로 낮았다는 보고가 있습니다. 다른 항경련제와 비교하여 낮다고 하지만 92는 정상 범위인 90~110 사이입니다.

아이가 건강하게 태어나면 그 자체만으로도 감사한 일입니다. 혹시라도 이상을 가지고 태어나더라도 적절한 치료를 통해서 많은 아이들은 정상적으로 살아갈 수 있습니다. 약이 태아에게 위험하다고 스스로 먹지 않거나 아기를 포기하는 극단적인 선택은 하지 말아야 합니다.

Doctor Said

태아의 기형이 걱정된다면 중기 정밀 초음파를 해보세요. 걱정을 줄이는 데 도움이 될 거예요

Doctor's essay

임신부의
한약 복용

○ 병원에서 사용하는 약이든 한약제제이든
○ 검증이 되지 않은 약들은
○ 특히 주의를 기울여야 한다.

임신 중에 약을 먹으면 태아에게 해로울 수 있다고 알고 있다. 먹던 약을 아예 먹지 않거나 먹더라도 필요한 만큼을 복용하지 않는 임신부들이 종종 있다. 심지어는 철분제도 약이라고 안 먹는 일도 있다. 임신한 여성이 약을 조심하는 것은 바람직하지만 모든 약이 태아에게 해로운 것은 아니다. 임신부의 상태와 태아에 미치는 영향을 고려하여 복용 여부를 결정해야 한다.

그러면 약이 시판되기 위해서는 어떤 과정이 필요할까? 임신부와 태아에 대한 안전성은 어떻게 결정될까?

먼저 과학적 방법을 통해 효과와 안전성을 확인한다. 과학적 방법이란 논리적 타당성에 근거하여 객관적으로 검증 가능한 과정을 거쳐 결과를 인정받을 수 있어야 한다는 뜻이다. 약물은 효과도 중요하지만, 그보다 더 중요한 것은 안전성이다.

아무리 효과가 뛰어나더라도 안전하지 않은 약은 사용할 수 없다. 허가를 받기 위해서는 약제로서 가능성이 있는 물질로 동물을 이용한 전임상시험을 먼저 한다.

여기에서 좋은 결과를 얻으면 사람을 대상으로 안전성과 유효성을 확인하기 위해 1상·2상·3상의 임상시험을 거치게 된다. 3상 임상시험이 성공적으로 이루어졌을 때 허가가 난다. 시판이 허용된 뒤에도 장기 투여에 의한 영향을 평가하기 위해 4상 임상시험을 한다.

사람을 대상으로 한 임상시험은 반드시 식품의약품안전처(식약처)의 허가를 받아야 시작할 수 있다. 이렇게 많은 안전장치가 있지만 예상하지 못했던 심각한 이상 반응이 나타나기도 한다. 심각한 이상 반응까지는 아니더라도 그보다 덜한 부작용은 훨씬 자주 나타난다. 신약 개발에서 피할 수 없는 과정이다.

한 다국적 제약 회사의 보고에 의하면, 전임상시험을 했던 물질 250개 중 겨우 5개만이 임상시험에 들어갈 수 있었고, 실제로는 1개의 약이 승인되었다고 했다. 소요 기간은 15년, 비용은 거의 1조가 들었다고 했다. 우리나라 식약처에서는 1만 개의 후보 물질 중 50개가 전임상시험을 하고 5개가 임상실험을 한다. 실제 허가받는 제품은 1개 정도다. 시간은 약 15년 정도가 걸린다고 한다. 신약 개발은 이런 복잡하고 힘든 과정이 계획대로 수행되어야 가능하기 때문에 쉽게 결정하기 어려운 문제이다.

임상시험은 과학적 방법으로 수행해야 하는 것은 물론이고 윤리적 규정을 엄격하게 지켰는지도 중요하다. 신약을 개발하는 과정에서는 약이 사람에게 미치는 영향을 모르기 때문에 임상시험 참가를 위한 동의 과정이 자발적으로 투명하게 이루어져야 한다. 피험자의 안전을 위하여 이상 반응이 나타나면 취할 조치와 피험자에 대한 보상까지도 자세히 정해두어야 한다.

임신한 여성 · 태아 · 신생아는 취약한 대상이다. 때문에 임상시험을 위해서는 더 엄격한 기준을 통과해야 한다. 새로운 약의 임상시험에 임신부를 대상으로 하면 승인받을 가능성이 매우 낮다. 왜냐하면 태아를 위험에 노출시켜 윤리적으로 허용되기 어렵기 때문이다.

임신부는 취약한 피험자여서 대부분의 연구에서 제외 기준이다. 때문에 약물 사용이 임신부 및 태아에 대한 영향을 정확하게 알기 어렵다. 이런 이유로 대부분의 약제는 임신한 여성에서 사용을 금지하거나 주의를 요한다는 표시를 하고 있다.

약이 허가를 받기 위해서는 위와 같은 과정을 거쳐야 되기 때문에 임신부와 태아 그리고 엄마 젖을 먹는 신생아에 대한 영향은 충분히 알려져 있지 않다.

그래서 산부인과 의사는 임신인 줄 모르고 약을 먹었던 임신부가 낳은 아이에 대한 연구 결과나 동물 실험 결과를 가지고 임신 중 약을 먹은 여성을 상담한다. 다행히 복용한 약의 이름을 알면 성분이 무엇인지 확인할 수 있기 때문에 충분하지는 않지만 태아에 대한 영향을 가늠해볼 여지가 있다.

하지만 한약은 다르다. 우리나라에서는 한의약 생약 성분을 이용한 한약제제가 《동의보감》, 《동의수세보원》 등 고서에 등재되어 있으면 임상시험을 면제받고 있다.

'한약'이란 '동물·식물·광물에서 채취된 것으로 주로 원형대로 건조·절단 또는 정제된 생약(生藥)'이다. '한약제제(韓藥製劑)'란 '한약을 한방 원리에 따라 배합하여 제조한 의약품'이라고 약사법에 정의되어 있다.

천연물이라고 항상 안전한 것은 아니다. 예전부터 사용했다는 것이 안전성을 담보하거나 효과적이라는 근거는 되지 않는다.

정부도 한약의 임상시험 필요성을 알고 있지만 제외 기준에 속하는 약제가 많아 실질적인 영향은 크게 없어 보인다.

보건복지부에서 진행하는 첩약 급여화 시범 사업과 관련하여 이 문제가 다시 수면 위로 떠오르게 되었다. 첩약 급여화 시범 사업이란, 앞으로 약 3년여에 걸쳐 한의원과 약국을 방문한 환자를 대상으로 한약의 효용성과 부작용을 평가하여 첩약의 급여화 가능성을 알아보기 위한 사업이다.

정부에서 국민을 대상으로 임상시험을 하는 것인데 대한의사협회만 반대하고 식약처, 건강보험심사평가원 등 문제점을 충분히 알고 있을 관계 기관에서는 조용하다. 이 문제를 의사와 한의사의 밥그릇 싸움 정도로 생각하겠지만, 국제적 기준에서 보면 정말 부끄러운 일이다. 사실은 임상시험도 아니다. 임상시험은 이렇게 허술하게 하지 않는다. 전 국민을 대상으로 한약재의 효과와 부작용을 보는 생체 실험이다. 안정성을 전혀 담보할 수 없는 첩약 급여화 시범 사업에 식약처가 침묵하는 것은 명백한 직무유기이다.

임신 초기 유산 방지를 위해서 혹은 입덧이 있다고 한의원에서 약제를 처방받았다는 여성들이 있다. 아기 낳고 수유하는 임신부가 몸보신한다고 한약을 먹는 경우도 보았다.

요즘 한약의 과학화를 위해 노력하고 있는 것으로 알고 있지만, 뱃속의 태아나 젖을 먹는 신생아에 미치는 영향을 검증했을 것 같지는 않다.

임상시험을 면제받은 한약제제 중에는 임신부 입덧에 사용하는 보생탕(保生湯)이라는 처방이 있다. 《부인양방》이라고 중국 송나라 진자명이 1200년대 초에 쓴 산부인과 관련 서적이 근거이다.

인삼(人蔘, 오갈피 나무과의 여러해살이풀), 감초(甘草, 콩과에 속하는 다년생 약용 식물), 백출(白朮, 삽주의 덩어리진 뿌리), 향부자(香附子, 방동사니과에 딸린 여러해살이풀), 오약(烏藥, 천태오약天台烏藥의

뿌리), 귤홍(橘紅, 귤피의 안쪽에 있는 흰 부분을 벗겨낸 껍질)을 재료로 사용한다고 '한약처방의 종류 및 조제방법에 관한 규정'에 적혀 있다.

한약으로 질병을 치료할 때는 특정 물질의 약리 효과를 기대하고 사용할 것이다. 목적이 구토 증상을 완화시키거나 통증이나 부종의 감소가 될 수도 있다.

그렇다면 한약의 어떤 성분이 그런 작용을 하는지에 대하여 한 번쯤은 고민해봐야 하지 않을까?

같은 종류의 감초라도 모든 성분이 동일하게 들어 있을 리는 없다. 사과라고 다 같은 정도의 당이 들어있지 않듯이. 그런데 한약제제는 '감초 3그램' 이렇게 처방한다.

위에 언급한 보생탕이 800년 전에 쓰인 《부인양방》이란 책에 기술되어 있다고 가치를 폄훼하는 것은 아니다.

중요한 것은 검증 과정을 거쳐 안전성과 유효성을 확인했는지이다. 의학에서는 검증을 거치지 않은 진료는 아무리 지식이 많고 진료 경험이 풍부한 의사가 주장하더라도 가장 낮은 단계의 증거로밖에는 인정받지 못한다.

가장 높은 단계의 증거는 무작위 선정된 대상과 적절한 대조군을 가진 전향적 연구이다. 의학을 공부하면서 과학적 검증의 중요성을 알게 되었고, 그것이 현재 의학과 한의학의 차이를 만들었다고 생각한다.

대부분의 한약제제는 제대로 검증을 받지 않았음에도 불구하고 일부 임신부와 수유부가 한약에 대한 거부감이 크지 않아 걱정이다.

　성인인 임신한 여성이나 수유부에 미치는 영향과 태아 혹은 신생아에게 미치는 영향은 전혀 다를 수 있다. 그래서 임신부나 수유부에게 약을 사용할 때는 조심해야 한다. 병원에서 사용하는 약이든 한약제제이든, 검증이 되지 않은 약들은 특히 주의를 기울여야 한다.

겹경사 중에 겹경사,
쌍둥이 임신

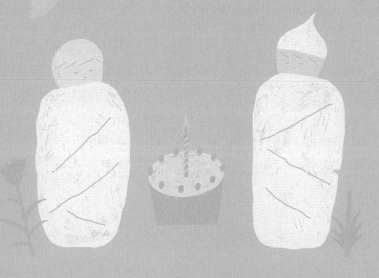

쌍둥이 엄마가
되고 싶어요

　　　　쌍둥이는 일란성과 이란성으로 나눌 수 있습니다. 일란성은 하나의 수정란이 갈라져 2명의 태아가 생긴 것이고 이란성이란 동시에 배란된 2개의 수정란으로부터 2명의 태아가 생긴 것입니다. 일란성은 수정란이 분열되는 시기에 따라 다양한 형태를 보입니다.

　수정된 뒤 3일 이내에 분열이 되면 2융모막, 2양막으로 이란성 쌍태아와 동일한 형태를 보입니다. 5일에서 8일 사이에 분열이 일어나면 1융모막 2양막입니다. 8일 이후에 분열이 시작되면 양막과 융모막의 발달한 상태에서 분열이 일어나서 1융모막 1양막입니다. 13일 이후에는 소위 샴쌍둥이라고 하여 몸 일부가 붙어 있는 형태로 태어납니다.

다태임신 관리에서 임신 초기에 융모막의 개수를 정확히 확인하는 것은 매우 중요합니다. 융모막이 하나이면 태반이 하나이고 임신낭(아기집)도 하나인 일란성 쌍태임신이라고 할 수 있지만 융모막이 2개이고 성별이 같다면 일란성·이란성을 구별할 수 없습니다.

　융모막의 개수는 임신 10주 이내에는 100퍼센트 정확히 알 수 있습니다. 물론 임신 중기에도 확인할 수 있지만 정확성이 떨어집니다.

　요즘은 임신 초기에 초음파로 다태임신 여부를 확인하지만 초음파가 보급되기 시작하던 1980년대 초에만 해도 쌍태임신의 약 20퍼센트는 진통이 시작되기 전까지 몰랐다고 합니다. 첫 아이가 분만된 뒤에 또 한 아이가 만져지거나, 아기 낳고 병실에 갔는데 태동이 느껴졌고 다시 진통이 시작되어서 아기가 나왔다는 등의 사연들이 있었습니다.

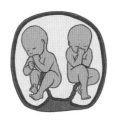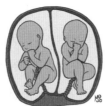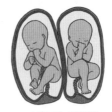

　단일양막 쌍생아　　　일융모막 이양막성　　　이융모막 이양막성

쌍태임신

초음파가 보편화되면서 쌍태아를 단태아로, 삼태아를 쌍태아로 잘못 보는 경우도 거의 없어졌습니다. 물론 아직도 임신 초기에 초음파 검사를 하고 처음에는 1명이라고 했는데 2~3주 후에는 2명이라고 들었다는 임신부를 심심치 않게 볼 수 있습니다. 특히 단일융모막 쌍태임신에서 그런 일이 종종 있습니다.

자연 임신에 의한 다태임신의 빈도는 인종에 따라 많은 차이가 있습니다. 나이지리아는 20명에 1명꼴로 쌍태아가 태어나지만 일본의 경우는 200명에 한 명 정도로 거의 1/10 수준입니다. 우리나라는 일본과 유사할 것으로 추정됩니다. 일란성 쌍태임신은 인종에 따른 차이가 거의 없어 인종에 따른 차이는 대부분 이란성 쌍태임신의 차이로 생각하면 됩니다.

다태임신이 늘어난 주요 원인은 불임 치료를 위한 호르몬의 사용과 보조생식술 때문입니다. 과배란 유도를 하면 다수의 난포가 생기게 되며 이때 인공 수정을 하면 다태임신의 가능성이 높아집니다. 시험관 아기(체외 수정 및 배아 이식) 시술은 1978년 영국에서 처음 성공한 후 초기에는 그 수가 많지 않아 큰 영향이 없었습니다. 그러나 1990년 이후 특히 2000년 이후 우리나라를 비롯하여 전 세계적인 쌍태아 증가에 결정적인 역할을 했습니다.

시험관 아기 시술을 할 때에도 다수의 난자를 얻기 위해 과배란을 시도하고 임신율을 높이기 위해 여러 개의 수정란을 이식하는데, 수정란의 개수가 많아질수록 다태아의 빈도는 높아지게 됩니다. 다태임신은 보조생식술의 부작용중 하나입니다. 또한 임신부의 나이가 많아지면 성선호르몬의 분비가 늘어나 쌍태아의 비율이 높아집니다.

우리나라 전체 임신에서 다태임신이 차지하는 비율은 2000년대 초반 0.8~1.0퍼센트였다가 최근에는 2퍼센트를 넘어섰고, 아이 수 기준으로는 약 4퍼센트 이상을 차지하고 있습니다.

Doctor Said

보조생식술은 임신을 위하여 난자와 배아를 다루는 모든 처치예요. 구체적으로는 난자 채취, 미세 수정, 체외 수정 시술 자궁 내 이식 등을 말해요.

쌍둥이 임신에는
어떤 위험이 있나요

        다태임신은 단태임신에 비하여 유산이 많이 일어납니다. 쌍태임신으로 진단된 뒤에 1명이라도 유산이 되는 빈도는 약 15퍼센트입니다. 태아의 수가 많아지거나 단일융모막 다태임신이면 빈도는 더 높아집니다. 단태임신에 비하여 태아 기형도 더 많이 발생하는 것으로 알려져 있으며, 특히 단일융모막 쌍태임신에서 더 증가합니다. 쌍태아는 임신 30주까지는 단태아와 비슷한 정도로 자라다가 그 이후부터 단태아에 비하여 자라는 속도가 느려집니다.

        다태아의 저체중·과체중은 단태아의 체중 기준을 사용합니다. 단태아의 기준을 쓰는 이유는 단태아와 같은 체중을 가진 다태아는 유사한 정도의 유병률 및 사망률을 보인다는 것을 근거

태아 수	평균 임신주수(주)
단태아	40
쌍태아	36.5
삼태아	33
사태아	29.5

로 합니다. 따라서 다태아에서는 저체중아의 빈도가 높습니다.

평균 임신 기간은 태아의 수가 늘어남에 따라 감소합니다. 따라서 조산의 빈도는 증가합니다. 국내의 한 보고에 따르면 쌍태임신의 평균 임신 주수는 36주 2일이었으며, 37주 이전에 59퍼센트가 분만하였습니다.

임신부는 2명의 아이가 있어서 일찍 배가 불러와 힘들 수 있습니다. 보통 34주 정도 되면 단태임신의 만삭 크기가 됩니다. 또한, 아이의 크기, 양수 양에 따라 힘들어하는 정도는 차이가 날 수 있습니다. 그래도 임신 전 건강에 문제가 없었으면 주위의 도움을 받으며 잘 보낼 수 있습니다.

쌍태임신에서는 단태임신과 비교하면 임신 중 고혈압 질환이 약 2배 이상 증가합니다. 이는 태반이 2개이고 더 크기 때문으로 생각됩니다. 임신 중 고혈압 질환으로 일찍 분만해야 하는 경우가 늘어나고 태아성장제한, 태반 조기박리 등의 합병증이 더 발생할 수 있습니다. 이에 따라 신생아 예후도 나빠질 수 있습니다.

Doctor Said

다태임신에서 임신성 고혈압의 진단과 치료는 단태임신과 같아요.

일란성 쌍둥이는
더 위험한가요

엄밀하게 말하면 단일융모막성 쌍태임신에서 위험성이 높아집니다. 일란성 쌍태임신은 단일융모막과 이융모막의 형태가 모두 가능한데 이융모막 일란성 쌍태임신은 이란성과 같이 태반이 따로 있어 위험이 높아지지 않습니다.

하지만 단일융모막 쌍태임신은 태반이 하나이고 두 태아 사이에 연결된 혈관이 있어 이 연결된 혈관으로 인해 다양한 합병증이 발생합니다.

대표적인 것이 쌍태아간 수혈증후군입니다. 쌍태아간 수혈증후군인 경우, 단일융모막 쌍태임신에서 임신 16주 이후에 갑자기 배가 커지면 의심해야 합니다. 한 태아의 양수는 많고 다른 태아의 양수가 적으면 진단됩니다.

쌍태아간 수혈증후군은두 태아 사이에 동맥-정맥 혈관 연결을 통하여 한쪽 태아로부터 다른 태아로 혈액이 넘어가서 보내는 쪽 태아(공혈아)는 자라지 않고 양수의 양도 줄어드는 반면, 혈액을 받는 태아(수혈아)는 크기가 커지고 양수도 많아지는 합병증입니다. 작은 태아는 성장제한을 보이며 저산소증의 위험에 처하게 되고, 큰 태아는 늘어난 혈액을 심장이 감당하지 못하여 심부전에 빠지면서 태아 수종이 나타날 수도 있습니다. 질병의 진행 정도에 따라 다섯 단계로 나눕니다.

1단계는 저절로 좋아지는 경우도 상당수 있지만 2단계 이후에는 대부분 나빠집니다.

2단계부터는 치료하지 않으면 80퍼센트 이상의 사망률을 보

쌍태아 수혈증후군 진행의 5단계

1단계: 양수 양의 차이

2단계: 공혈아의 방광이 보이지 않음

3단계: 도플러 혈류 속도의 이상

4단계: 적어도 한 태아에서 태아수종 발생

5단계: 적어도 한 태아의 사망

이기 때문에 진단이 되면 바로 치료를 해야 합니다.

예전에는 초음파를 보면서 복부에 바늘을 찔러 양수를 빼내는 양수감소술로 치료했으나 2000년대 중반 이후에는 태아경을 이용한 치료가 표준으로 자리 잡게 되었습니다.

우리나라에서는 2011년 서울대학교병원 산부인과에서 국내 최초로 태아경을 이용한 레이저 광응고 수술로 쌍태아간 수혈증후군 태아를 치료하여 성공하였습니다. 이 수술은 복부를 통해 양막강 내로 태아경(내시경)을 넣고 두 태아 사이에 연결된 혈관을 레이저로 응고하여 혈관 연결을 끊어줍니다.

쌍태아 중 한 태아가 사망하여 발생하는 합병증도 있습니다. 융모막이 2개인 쌍태아는 한 태아가 사망하더라도 살아 있는 태아에게 미치는 영향이 미미하지만 융모막이 하나면 나머지 태아가 거의 동시에 사망하든가 아니면 살아 있더라도 심각한 영향을 받을 수 있습니다.

서울대학교병원의 경험에 의하면, 단일융모막 쌍태임신에서 한 태아가 사망하면 다른 아이가 약 10~15퍼센트에서 사망하며, 만약 살아 있다면 신경학적 합병증의 빈도는 6명 중 1명에서 발생하고 나머지 5명은 건강한 상태로 태어납니다.

쌍태아 빈혈-다혈증도 있습니다. 이 질환은 쌍태아간 수혈증후군과는 달리 두 태아 간 양수의 차이 없이 혈색소 차이를 보이는 질환입니다. 단일융모막 쌍태임신에서 만성적인 쌍태아간 수혈로 발생한다고 생각하고 있으며, 단일융모막 쌍태임신의 3~5퍼센트에서 발생합니다.

단일융모막 쌍태임신 중 두 태아가 하나의 양막 안에 있는 단일양막 쌍태임신도 있습니다. 매우 드물어서 2만~3만 분만당 하나의 빈도로 발생합니다. 두 태아를 나누는 막이 없어서 탯줄이 꼬일 수 있고 심하면 둘 다 사망할 수 있기 때문에, 단일양막 쌍태아는 만삭이 되기 전에 대부분 분만합니다.

단일양막 쌍태임신은 어떻게 태아 감시를 하는 것이 좋은지에 대하여 논란이 있습니다. 일주일에 세 번씩 외래에서 태아 검사를 하는 방법과 입원하여 감시하는 방법이 제시되고 있는데, 입원하여 하루에 세 번씩 태동 검사를 해도 자궁 내 사망이 일어날 수 있어서 저는 27주 전후에 입원시켜 특별한 일이 일어나지 않으면 35주 지나 분만합니다. 단일양막 쌍태임신은 제왕절개로 분만합니다.

Doctor Said

최근에는 쌍태아간 수혈증후군으로 레이저 치료를 한 뒤에 발생하는 수술 후 쌍태아 빈혈-다혈증이 늘어나고 있어요.

쌍태임신에서
융모막 개수를
알아야 하나요

융모막이란 태아를 둘러싸고 있는 막입니다. 양막의 바로 바깥쪽에 위치하고 있는데 태반의 개수와 같습니다.

즉 태반이 2개이면 융모막은 2개, 태반이 1개이면 융모막이 1개입니다. 단일융모막이면 태반이 하나인 쌍태임신입니다. 2융모막이면 태반이 2개인 쌍태임신입니다.

태반이 하나면 태아 사이에 연결된 혈관이 있습니다. 단일융모막 쌍태임신에서는 이 연결된 혈관으로 인해 2융모막성 쌍태임신에서는 생기지 않는 합병증이 발생할 수 있습니다. 그러니 예비 부모는 만약을 대비해 융모막 개수를 기억해둬야 합니다. 차이는 다음과 같습니다.

첫째, 병원 방문 회수가 달라집니다. 단일융모막 쌍태임신은 쌍태아간 수혈증후군을 일찍 발견하기 위하여 임신 16주부터 마지막 달까지 2주에 한 번씩 매번 초음파 검사를 합니다. 한편, 2융모막성 쌍태임신은 임신부와 태아의 상태에 따라 임신 30주까지는 3~4주에 한 번씩 그 이후에는 2주에 한 번씩 진료를 하며 초음파 검사는 매 방문시 마다 할 필요는 없습니다.

둘째, 진단에 도움이 됩니다. 단일융모막 쌍태임신에서만 발생하는 합병증은 2융모막 쌍태임신에서는 절대 발생하지 않습니다. 임신 23주 쌍태임신에서 양수 양의 차이가 현저히 있더라도 초기 초음파로 2융모막성 쌍태임신으로 확인되었다면 쌍태아간 수혈증후군의 가능성은 없습니다. 즉, 다른 진단을 생각해야 합니다.

셋째, 치료가 달라질 수 있습니다. 임신 25주에 첫째 태아 700그램, 양수 양이 정상이고, 둘째 태아는 350그램, 양수가 줄어들어 있다면 둘째 아이는 자궁 내 환경이 나쁠 가능성이 높고 자궁 내 사망의 위험도 높아집니다. 2융무막성 쌍태임신에서 작은 아이를 살릴 목적으로 일찍 분만하면, 잘 크고 있는 첫째 아이에게 조산에 의한 심각한 합병증이 생길 수 있습니다.

2융모막성 쌍태임신이면 특별한 조치 없이 관찰을 합니다. 왜냐하면 체중이 400그램이 되지 않으면 태어나서 생존할 가능성이 적을 뿐만 아니라 혹시 불행하게 사망하더라도 다른 아이에게 미치는 영향이 거의 없기 때문입니다. 단일융모막 쌍태임신에서 둘째 태아의 상태가 나빠져 사망하면 첫 아이도 영향을 받을 가능성이 높기 때문에 조기 분만도 고려해야 합니다.

넷째, 권장 분만 시기가 달라집니다. 단일융모막 쌍태임신은 늦어도 37주지만, 2융모막 쌍태임신은 38주까지 기다리기도 합니다.

Doctor Said

> 임신 초기에 담당 선생님에게 융모막의 개수를 물어보세요. 산전 관리에 도움이 될 거예요.

세쌍둥이 출산 시기는
언제가 좋은가요

자연 주기의 삼태임신은 1만5,000~2만 명 임신부에서 1명 정도로 매우 드물게 발생합니다. 우리나라 삼태임신은 10만 분만당 1984년에는 3.4, 2000년에 3.7에서 2017년에 28로 급격히 늘었습니다. 과배란 유도와 체외 수정시술 등 보조생식술에 의한 결과입니다.

삼태임신은 융모막의 개수에 따라 3융모막성, 2융모막성, 그리고 1융모막성으로 부릅니다. 삼태임신의 거의 99퍼센트 이상이 3양막성입니다.

삼태임신의 임신 경과는 3융모막성이 가장 좋고, 다음이 2융모막성, 제일 좋지 않은 것이 1융모막성입니다. 3융모막성 삼태임신이 전체의 60~70퍼센트 정도를 차지합니다. 1융모막성 삼태임신은 드물어서 약 3~4퍼센트를 차지하며 초기에 모두 유산 될 위험도 높습니다.

　2융모막성 삼태임신은 3융모막성 삼태임신에 비하여 임신 24주 이전에 유산되거나 사망할 가능성이 높지만 24주 이후에는 큰 차이가 없습니다.

　삼태임신의 평균 분만 주수는 32~34주입니다. 삼태임신은 유 산이나 조산의 위험이 쌍태임신보다 높습니다. 하지만 90퍼센 트 이상의 아이들은 심각한 조산의 합병증 없이 생존합니다.

　삼태임신은 제왕절개분만이 일차적으로 추천되는 분만 방법 이지만 첫 아이의 머리가 아래로 있으면 자연분만을 시도할 수 도 있습니다.

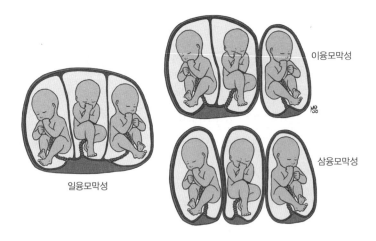

이융모막성

삼융모막성

일융모막성

삼태임신

Doctor Said

세쌍둥이를 가진 임신부에게는 임신중독증이 생길 확률이 훨씬 높아요. 정기 검진과 집에서 혈압을 확인하는 방식으로 건강을 관리해야 해요.

쌍둥이를
다른 날에
낳을 수 있나요

다태임신에서 분만 진통이 있으면 대부분은 한 아이가 나오고 곧이어 나머지 아이도 나옵니다. 그런데, 한 아이가 분만된 뒤 상당 시간이 경과 후 둘째 아이를 분만하는 것을 지연간격분만이라고 합니다.

만삭에 가까운 시기이면 임신 기간을 연장하더라도 둘째 아이에게 도움이 되지 않습니다. 하지만 생존하기 어려운 이른 시기나 30주 이전에 첫 아이가 나오고 진통이 없어진다면 굳이 둘째의 분만을 진행하는 것보다 기다리는 것도 고려해볼 수 있습니다.

이때 첫 번째 아이의 탯줄을 가능하면 짧게 자른 뒤 자궁 안으로 밀어 넣어줍니다. 만일 둘째 아이의 양막이 밀려 내려오면 자궁 경부 봉축술을 하고 기다립니다. 첫째 아이의 태반이 자궁 내에 남아 있어 감염을 일으킬 수 있기 때문에 예방적 항생제를 사용하고 필요시 일시적으로 자궁 수축 억제제를 주기도 합니다.

지금까지 일주일 이상 간격을 두고 분만한 다태임신이 40차례가 넘고 가장 오랜 간격은 4개월이었습니다. 지연간격분만이 가능한 임신은 첫 아이 분만 때 진통이 심하지 않은 경우가 대부분입니다.

Doctor Said

첫 아이가 분만된 뒤에 임신부는 정상 생활을 해도 됩니다. 분만 진통이 다시 시작하기 전에 분만되지는 않습니다.

쌍둥이도
자연분만할 수 있나요

자연분만을 시도하기 위해서는 산도에 가까운 태아의 신체 부위, 즉 태아 선진부를 알아야 합니다. 두 태아의 머리가 아래로 있으면 자연분만 가능성이 큽니다. 이때는 첫째 아이가 분만된 뒤에 의사가 특별한 시술을 하지 않더라도 진통이 오면서 둘째 아이도 분만됩니다. 자연분만을 시도할 수 있는 가장 적합한 대상입니다.

첫째 아이의 선진부가 엉덩이(둔위)거나 아이가 옆으로 누워 있으면(횡위) 수술로 분만하는 것이 좋습니다. 둔위인 태아는 제왕절개분만이 더 안전하고 횡위인 태아는 정상분만이 불가능하기 때문입니다.

첫째 아이는 머리가 아래로 있는데 둘째 아이가 둔위 혹은 횡위이면 자연분만을 시도하거나 제왕절개분만을 합니다. 첫째 아이 분만 후 둔위인 둘째 아이가 둔위인 채로 자연분만될 수도 있고 의사가 태아의 발을 잡아 꺼내기도 합니다.

둘째 아이가 횡위로 있으면 태아가 아주 작지 않은 이상 자연분만은 불가능하므로 의사가 꺼내주어야 합니다. 두위-두위로 있던 쌍태아도 첫 아이가 분만된 뒤에 둘째 아이가 둔위 혹은 횡위로 변화될 수 있습니다. 따라서 자연분만 시도의 두 번째 요건은 담당 의사가 두 번째 태아의 발을 잡고 꺼내는 술기에 익숙해야 합니다.

자연분만을 시도하여 성공하는 비율이 초임부는 80퍼센트 경산부는 96퍼센트입니다. 자연분만의 경험이 있는 경산부는 대부분 성공합니다. 실패하는 이유는 진통 중 태아곤란증이 의심되거나 분만이 진행되지 않거나 임신부가 진통 중에 수술을 원하는 경우 등이 있습니다.

쌍태임신에서는 첫 아이는 자연분만하고 둘째 아이는 제왕절개분만을 하는 병합분만의 가능성이 항상 있습니다. 서울대학교병원에서는 병합분만이 200명에 1명꼴로 있었습니다. 첫 아이가 분만되면 두 번째 아이는 99.5퍼센트 자연분만을 한다는 뜻입니다.

단태임신과 마찬가지로 응급 상황에서 수술을 포함한 처치가 신속히 이루어질 수 있어야 한다는 조건도 꼭 기억해둬야 합니다. 쌍태임신은 두 아이를 모두 분만해야 끝납니다. 두 번째 아이의 분만을 적절하게 대처할 수 있는 산부인과 의사는 물론이고 소아청소년과와 마취과 의사의 도움을 언제든지 받을 수 있어야 자연분만을 시도할 수 있습니다.

쌍태아에서 자연분만을 하면 더 위험하다고 걱정하는 임신부들이 종종 있습니다. 서울대학교병원에서 자연분만을 시도했던 쌍태임신과 제왕절개분만을 했던 쌍태임신을 비교한 결과, 전체적인 신생아 합병증의 빈도가 차이가 없었습니다. 호흡기 합병증은 오히려 자연분만을 시도한 신생아에서 더 낮았습니다.

쌍태임신은 보통 37~38주에 진통이 없으면 유도분만이나 제왕절개분만을 합니다. 단일융모막 쌍태임신은 1주일 정도를 앞당겨 36~37주에 분만을 추천합니다. 가끔 태아가 너무 잘 자라서 각각 3킬로그램 이상이 되거나 임신부가 너무 힘들어하면 일찍 분만하기도 합니다.

Doctor Said

쌍태임신은 38주가 지나면 사산의 위험이 커집니다.

쌍둥이 전문가가
된 사연

○　　다태임신 분만을
○　　많이 할 수 있었다는 것은
○　　의사로서 감사한 일이다.

　　　　　　　산부인과는 세부 전공으로 산과·부인종양·생식내분비·일반산부인과로 나뉜다. 전문의 과정을 마친 뒤 추가로 수련을 하면서 정하게 된다. 산과는 임신·분만과 관련된 일을 하며 부인종양은 자궁·난소·질 등에 생기는 악성 종양의 진단과 치료, 생식내분비는 난임 환자, 생리 불순, 폐경 등의 진료를 한다. 일반산부인과는 질염·양성 종양, 그 이외에 자궁·질에 생기는 질환을 담당한다.

　　내가 세부 전공을 선택할 당시에 서울대학교병원은 국내 최초로 시험관 아기 시술이 성공한 지 얼마 되지 않아 난임 환자를 진료하는 생식내분비 분야가 가장 활발했다.

　　다른 동료들처럼 생식내분비를 선택하려 했으나 당시 은사이신 이진용 교수님께서 산과를 하면 어떻겠느냐고 권유하셔서 그 말씀을 따라 선택하게 되었다.

산과 의사의 길로 들어서면서 공부뿐만 아니라 술기도 능숙하게 할 수 있어야 교과서적 진료를 하는 좋은 의사가 될 수 있겠다고 생각했다. 쌍태임신의 정상분만은 그중 하나였다. 교과서에 두 아이의 머리가 아래로 향하고 있으면 질식분만을 할 수 있고 첫 아이의 엉덩이가 아래에 있거나 옆으로 누워있으면 제왕절개분만을 해야 하며, 첫 아이의 머리가 아래로 향하고 둘째 아이는 그렇지 않으면 수술이나 질식분만 모두 가능하다고 쓰여 있었다. 그래서 첫 아이의 머리가 아래로 있으면 둘째 아이의 위치와 관계없이 정상분만을 시도했다.

그러기를 10년도 더 지난 2000년대 중반부터 쌍태임신이 늘어났다. 1년에 30~50명 정도였던 쌍태임신부는 2006년에는 100명, 2009년에는 200명, 2011년부터는 300명이 넘었다.

서울대학교병원의 1년 분만이 1,000~1,200회 정도인 것을 고려하면 쌍태임신이 차지하는 비율이 매우 높았다. 쌍태임신이 늘어난 이유는, 2000년대 들어와 인터넷의 보급과 함께 임신 정보 공유가 활발해졌기 때문일 것으로 생각된다.

지금도 쌍태임신에서 정상분만을 시도하는 산부인과가 많지 않지만 그 당시에도 대부분 수술로 분만을 하였다. 인터넷에서 우리 병원에서 쌍태임신도 정상분만을 한다고 알려지면서 쌍태임신부들이 서울대학교병원으로 오기 시작했다. 처음부터 쌍태임신에 관심이 있었다기보다 오히려 쌍태임신 분만이 많아지면서 관심을 받게 되었다.

쌍태임신은 둘째 아이까지 나와야 분만이 끝난다. 첫째 아이 분만은 단태임신과 다를 것이 없는데 첫째 아이가 나온 뒤에 둘째 아이의 위치가 머리에서 엉덩이로 바뀔 수도 있고 가로로 누울 수도 있다.

그래서 태아의 발을 잡고 꺼내는 분만 술기를 할 수 있어야 한다. 두 아이 머리가 모두 아래로 있다고 쉬운 것은 아니다. 첫째 아이가 나온 뒤에 진통이 완전히 없어지기도 하고, 그런 상태에서 둘째 아이의 심장 박동이 느려져 빠른 분만이 필요할 때도 있다.

이럴 때는 수술을 하거나 자궁 내 족부 회전술로 아이를 분만해야 하므로 의사는 이 분만 술기도 할 수 있어야 한다.

지금도 가끔은 수술 준비를 하고 쌍태임신의 정상분만을 시도하지만 처음 시작할 때는 항상 수술 준비를 한 상태에서 했다. 지금까지 2000명이 넘는 쌍태임신 임신부에서 정상분만을 했지만 아직도 쉽지 않고 긴장된다. 첫 아이는 질식분만을 하고 둘째 아이는 수술로 분만하는 병합분만이 200명에 1명 정도 있을 수 있기 때문이다.

2000년대 중반부터 단일융모막 쌍태임신에서 발생한 태아 수혈증후군의 치료에 태아경을 이용한 레이저 응고술이 국제적 표준 치료법으로 인정받게 되었다. 하지만 우리나라에서는 이 시술을 하는 병원이 없었다.

쌍태임신 진료를 많이 하는 의사로서 부끄러움을 느껴 우리가 준비를 시작하였다. 먼저 시술에 앞서 관련 문헌 검토를 하고 수술에 필요한 기구를 병원에 신청하였다.

기구가 들어온 뒤에 커다란 수조에 물을 담은 뒤 태반을 넣고 시술하듯이 여러 번 시도해보았지만 실제 레이저시술을 한 번도 보지 않고 임신부에게 직접 적용하는 것이 마음에 걸렸다. 레이저 시술은 대상 임신부가 많지 않아 세계에서 가장 많이 하는 기관도 1주일에 1번 정도 하기 때문에 유럽이나 미주에 가더라도 항상 볼 수 있는 것은 아니었다. 고민을 하던 중 그 전 해에 프라하에서 열렸던 세계산부인과초음파학회에서 일본 교수가 레이저 시술에 대하여 발표했던 것이 생각났다.

초록을 발표했던 일본 국립성육의료센터 하루히코 사고 교수에게 메일을 보냈다. 그는 서울대학교병원장 명의로 국립성육의료센터 원장에게 협조 공문을 요청했고, 당시 서울대학교병원 부원장이었던 김승협 교수님이 공문을 보내주셨다.

모든 준비는 마쳤고 시술이 있으면 가기로 했다. 연락을 기다리고 있었는데, 동일본 대지진이 일어났다. 국립성육의료센터는 동경이었지만 그곳도 여유가 없다고 하여 연기하기로 했다.

그해 6월 중순쯤 다시 메일을 보내어 시술할 환자가 있으면 연락하기로 했고 며칠 뒤 마침내 약속을 잡았다. 월요일 일과를 마치고 현재 대림성모병원장인 홍준석선생과 전임의 선생 등 모두 4명이 저녁 비행기로 동경으로 가서 하루를 묵고 다음날 아침 사고 교수를 만났다. 사고 교수가 부탁을 했는지 병리과 의사가 미리 준비한 슬라이드로 여러 건의 태아수혈증후군 환자의 태반을 보여주었다.

병실을 잠시 둘러본 뒤에 레이저 수술을 참관하기 위해 수술장으로 향했다. 그 병원도 우리가 구입한 것과 같은 기구를 사용하였다. 사고 교수는 마취부터 시술 과정에 대하여 자세히 설명을 하면서도 차분하게 레이저 응고술을 끝냈다. 경험 많은 의사가 해서 그런지 걱정했던 것보다 어려워 보이지는 않았다. 다시 교수 연구실로 돌아와 몇 가지 궁금한 점을 더 물어보고 사고 교수와 점심을 먹고 우리 일행은 귀국하였다.

그리고 2주 쯤 지난 뒤에 태아수혈증후군 환자가 외래를 방문하였다. 입원한 상태에서 많은 시간 초음파를 보았고 충분히 준비가 되었다고 생각했다. 2011년 7월 12일, 국내 최초로 태아수혈증후군 임신부에서 태아경을 이용한 레이저 응고술을 해냈다.

시술이 끝나고 회복실로 옮긴 뒤, 시술 전에는 보이지 않았던 태아의 방광이 보였다. 도플러 초음파가 좋아져 놀랐던 기억이 난다. 며칠 후 임신부는 퇴원하였다. 큰 문제가 없이 외래 진료를 하였으나 몇 주 후 재발이 확인되어 다시 입원하였다.

그러던 중 태아 상태가 나빠져 응급 수술을 하여 분만하였다. 다행히 두 아이는 중환자실 생활도 잘 이겨내고 5년 전쯤인가 잘 지내고 있다는 연락과 함께 훌쩍 커버린 아이의 사진을 받았다.

다태임신 분만을 많이 할 수 있었다는 것은 감사한 일이다. 임상 의사로서 환자를 많이 보았다는 것은 다양한 경험을 쌓을 수 있었다는 의미이다. 등산하는 사람들이 8,000미터가 넘는 히말라야 산맥의 어느 봉우리까지 가보았느냐를 말하는 것처럼.

다태임신을 많이 진료하다보니 점점 익숙해지면서 수월성의 기회가 생기고 좋은 결과에 따라 다시 다태임신이 늘어나는 선순환이 될 수 있었다.

또한, 대학병원의 교수는 환자를 치료하는 것뿐만 아니라 새로운 지식을 만들어내야 하는 책임도 있다. 이를 위해서 환자가 많으면 도움이 된다. 5년 전부터 쌍태임신과 삼태임신을 대상으로 전향적 연구를 시작하여 어느덧 1,500명이 넘는 가족이 모였다.

임신부와 남편의 정보와 혈액을 수집하고 분만할 때 버리는 탯줄의 혈액도 모았다. 태어난 뒤에는 4개월, 6개월에 설문지를 받았고 이후 6개월마다 36개월까지, 그 이후에는 1년마다 설문지를 받고 있다.

받은 설문지의 내용을 분석하여 점수를 계산한 뒤, 아이에게 추가적인 검사가 필요하면 어린이병원에서 받을 수 있도록 주선하고 있다. 혹시라도 아기들의 발달이 또래에 비하여 늦다면 가능한 빨리 치료하여 더 나은 결과를 얻기 위해서이다. 48개월에는 태어난 뒤에 유전적인 변화가 발생했는지 알아보기 위해 신생아의 구강 점막 세포를 우편으로 받고 있다.

여성과 아이가 연구에 참여하여 시간을 내준다는 것은 정말 감사한 일이다. 종종 연구를 거부하는 경우도 있다. 충분히 이해가 된다. 설문지를 작성하는 데 한 아이 당 20분 정도가 걸린다. 어린 아이의 구강 점막 세포 채취는 해롭지 않지만, 부모와 아이는 연구를 위해서 수고를 해주는 것이다.

환자(임신부 포함) 대상의 연구를 위해서는 서울대학교병원 의학연구윤리심의위원회의 허가를 받아야 할 수 있다. 나를 포함한 연구자는 아기는 물론이고 부모에게 피해가 가지 않도록 주의하여 계획을 하지만, 이 위원회는 연구자의 입장이 아닌 연구 참여자의 입장에서 다시 안전성을 세심하게 확인한다. 참여자의 안전에 영향을 주는 연구는 허가가 나지 않는다. 따라서 허가가 났다면 안전하다고 생각해도 그다지 틀리지 않다.

내게 분만을 맡겨주셨던 가족들 덕분에 지금 쌍태임신 진문기라는 자랑스러운 별명을 얻게 되었다. 항상 감사드린다.

연구에 참여한다는 것은 기부의 또 다른 형태이다. 사회가 좀 더 나아지기 위해 본인의 불편함을 감수하고 참여하는 것이다. 연구에 참여해준 가족들에게 항상 감사드린다.

제4부

아이를 만나기 위한
마지막 여정을 위한 안내

아이와 만나는 첫 단계,
진통

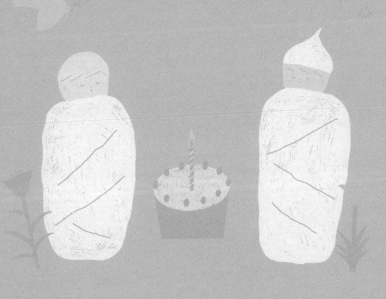

언제 병원에
가야 하나요

막달이 가까워지면 임신부들은 어느 정도 아플 때 병원에 가야 하는지 궁금합니다. 초임부뿐만 아니라 경산부들도 걱정을 합니다. 유도분만으로 첫 아기를 낳았기 때문에 잘 모르겠다는 경산부도 많습니다.

진통과 가진통을 구별하는 것이 쉽지 않습니다. 책에도 아기를 낳았으면 진통이고 그렇지 않았으면 가진통이라고 합니다. 그만큼 처음 배가 아파올 때는 진통과 가진통을 구별하기가 어렵습니다. 간격이 짧아지고 진통 지속 시간이 길어지며 통증의 강도가 점점 심해진다면 일단 진통으로 생각할 수 있습니다. 그리고 통증의 위치가 골반 부분만 아픈 경우보다 자궁의 위 부분이 아프고 아래쪽으로 전달될 경우 좀 더 진통에 가깝습니다.

첫 임신이면 10분정도 간격으로 20~30초씩 아플 때 병원으로 출발하는 것이 좋습니다. 사람에 따라 차이가 많지만 초산이면 진통이 시작하고 분만할 때까지의 시간이 평균 8~9시간이 걸리기 때문에 집에서 병원까지 거리가 1시간 이내이면 조금 기다렸다가 떠나도 괜찮지만, 2시간 이상 걸리면 일찍 병원으로 향하는 것이 안전합니다. 분만 진행은 사람에 따라 차이가 많이 납니다. 초산인데도 2~3시간 만에 낳는 임신부도 있습니다. 경산부는 더 빨리 진행될 수 있으니 통증의 간격이 10~15분이고 지속 시간이 20초 전후로 규칙적으로 아프면 병원으로 출발하는 것이 좋습니다. 특히 첫 아이를 빨리 분만했으면 서둘러야 합니다. 너무 늦게 병원에 와서 아무런 준비도 하지 못하고 바로 분만하는 임신부도 있고, 드물지만 병원으로 오는 차안에서 분만하는 경우도 있습니다.

가진통을 진통으로 알고 병원에 오는 수고를 하더라도 병원에 도착하기 전에 낳는 것보다는 훨씬 낫습니다. 의심스러우면 병원에 오는 것이 좋습니다. 진통이면 자궁 경부의 변화를 동반합니다. 따라서 내진을 하여 자궁 경부가 변한 것이 확실하다면 진통이 시작된 것입니다.

진통이 없더라도 양수가 나오면 병원에 가야 합니다. 양막 파열이 되면 조만간 진통이 시작될 징조이고 태아 감염의 위험이 높아집니다. 아기가 둔위일 경우 탯줄이 먼저 나와 위험할 수 있습니다. 양수는 속옷에 분비물이 묻어나는 것과는 전혀 다릅니다. 소변 정도의 양이 계속 흘러나옵니다. 많은 임신부들이 당황하지만 1~2시간 내에 병원에 도착할 수 있으면 너무 서두를 필요는 없습니다. 약 1/5의 임신부는 진통이 시작되기 전에 양막 파열이 먼저 일어납니다.

진통과 가진통의 구별은 쉽지 않지만 아래의 표에 간략히 정리하였으니 참고 바랍니다.

	진통	가진통
진통 간격	짧아짐	변화 없음 혹은 길어짐
진통 지속 시간	길어짐	변화 없음 혹은 짧아짐
진통 강도	증가	변화 없음 혹은 감소
통증 부위	배 위 부분	골반 부분
진통제 효과	없음	있음

Doctor Said

만일 분만할 병원이 멀다면 가까운 병원에서 확인하는 것도 한 방법입니다. 준비가 되지 않은 상태, 즉 병원이 아닌 곳에서의 분만은 절대로 피해야 합니다. 임신부와 태아 모두 위험할 수 있습니다.

진통 시 병원에 가면
가장 먼저 무엇을 하나요

병원에 도착하면 먼저 진통이 맞는지 확인합니다. 물론 배가 아픈 정도와 간격 등을 보면 어느 정도 예상할 수 있지만 내진을 해서 자궁 경부가 변했는지 살펴봅니다. 첫 임신에서 자궁 경부가 얇아지고 열려 있다면 진통으로 생각하여 입원합니다.

만일 자궁 경부가 이전 기록과 비교해서 변화가 없으면 가진통일 가능성이 높습니다. 특히 첫 임신인 경우에는 (임신 초기에 유산한 경험만 있을 경우도 포함) 자궁 경부가 얇아지고 그 다음에 열리기 때문에 얇아져 있지 않으면 진통이 아직 시작되지 않은 것으로 생각할 수 있습니다.

하지만 경산부는 진통 없이도 자궁 경부가 소실되고 손가락

하나가 들어갈 정도로 열려 있는 경우도 있으므로 이전에 산전 진찰 때의 내진 소견과 비교해서 결정합니다.

검진을 하면서 양막 파열 여부도 확인합니다. 분만 진통이라고 판단되면 입원하고 분만 준비를 합니다.

그 다음에는 태아의 상태를 확인하기 위해 도플러 초음파로 태아의 심장 박동을 확인합니다. 심장 박동이 정상이면 회음 절개를 대비하여 회음부 면도를 하고 수술이 필요하면 수술 부위 면도를 합니다.

자연분만이 예정되어 있으면 관장을 합니다. 관장은 분만 시 아기의 머리가 나오면서 아이의 얼굴에 임신부의 변이 묻어 감염되는 것을 방지하기 위함입니다. 관장이 잘 되었으면 분만 시 청결이 유지되어 아기가 안전한 것은 물론이고 임신부의 감염도 줄일 수 있습니다. 관장이 충분히 되어 있지 않으면 아기가 분만될 때 변이 같이 나옵니다.

또한, 분만이 임박해서 병원에 도착해서 관장을 못 하고 분만하면 변이 아기의 얼굴에 묻지 않도록 특별히 조심해야 합니다. 진행이 많이 된 경산부는 관장을 하다가 화장실에서 분만할 위험이 있어서 관장을 하지 않습니다.

분만 준비를 하면서 여러 검사를 동시에 진행합니다. 일반혈액 검사 · 요 검사 · 혈청 검사 · 혈액형 검사를 하고 필요하면 초음파도 합니다.

막달이 가까워지면 진통이 왔을 때 병원의 어디로 가야 하는지, 무엇을 준비해서 와야 하는지 등을 의사와 간호사에게 물어보세요. 급박한 상황에서 도움이 됩니다.

모든 임신부가
진통을 오래 하나요

분만 진통이란 아기를 몸 밖으로 밀어내기 위해 자궁이 수축하며 오는 통증입니다. 아기는 그대로 나오는 것이 아니라 임신부의 골반을 통과하면서 나선형으로 돌아 내려옵니다. 자궁이 수축하면서 아기는 내려오고 자궁 경부는 얇아지며 열리게 됩니다.

분만 진통의 과정은 크게 세 단계입니다. 1기는 분만 진통이 시작되고 자궁 경부가 완전히 열릴 때까지, 2기는 자궁 경부가 완전히 열리고 태아가 분만될 때까지, 3기는 태반이 나올 때까지입니다.

첫 임신이면 평균적으로 8~9시간, 경산부는 4~6시간 걸리지만, 임신부에 따라 차이가 많이 있습니다. 태반 만출 후 1시간을 분만 4기라고 부르기도 합니다. 분만 후 임신부가 안정화되는지를 확인하는 시간입니다.

분만 진통 1기는 잠복기와 활성기로 나뉩니다. 잠복기는 진통이 시작되고 자궁 경부가 3~6센티미터 열리는 시기로 임신부에 따라 차이가 많이 납니다. 하루 넘게 진통을 했다는 임신부들은 잠복기가 길었다고 생각됩니다. 활성기는 자궁 경부가 3~6센티미터 열린 이후이고 진통이 더 심하게 자주 옵니다. 활성기는 초산에서 평균 3~4시간이며 임신부에 따른 차이가 크지 않습니다.

분만 진통 2기는 자궁 경부가 다 열리고 태아가 나올 때까지를 말합니다. 경부가 다 열리면 힘주기를 시작합니다. 힘 주기를 잘해서 아기의 머리가 3센티미터정도 보이면 분만실로 옮깁니다. 분만 2기는 초산에서 1시간정도 걸립니다. 3분에 1회꼴로 진통이 온다면 20번 남짓 힘을 주면 됩니다. 경산부는 자궁 경부가 다 열리고 아이가 내려오기 시작하면 분만실로 옮깁니다.

특히 산도가 좋으면 진통이 심해지며 갑자기 분만할 수 있기 때문에 각별히 주의해야 합니다. 분만실로 옮기면 곧 분만합니다. 처음 임신 때 오래 걸렸던 경산부도 대부분 쉽게 낳습니다. 경산부에서 완전 개대되고 분만까지의 평균 시간은 약 20분입니다.

분만 진통 3기는 태아가 분만된 뒤부터 태반이 나올 때까지의 시간입니다. 보통 5~15분 내에 끝납니다. 태반이 쉽게 나오면 다행인데 잘 나오지 않거나 탯줄이 끊어지면 손으로 꺼내기도 합니다.

태반이 나온 후 자궁 수축이 잘 되는지 반드시 확인하고, 필요하면 자궁 수축제를 써야 합니다. 산도의 열상도 확인하고 회음절개를 했으면 봉합합니다.

분만이 끝나면 바로 병실로 옮기지 않고 회복실에서 1~2시간 정도 임신부의 혈압과 맥박을 측정합니다. 출혈의 양, 회음부에 혈종이 생기는지 여부를 관찰합니다.

Doctor Said

태반을 잡아당겨서 꺼내면 태반이 뒤집어져 나오는 자궁 내번증이 생길 수 있습니다. 검진을 통해 주의 깊게 관찰해야 해요.

진통 중일 때 임신부가
꼭 해야 할 일이 있나요

분만을 위한 기본적인 처치가 끝나면 의료진은 태아심장 박동을 주기적 혹은 연속적으로 확인하며 분만을 기다립니다.

진통이 시작되면 음식을 먹지 않습니다. 진통 중에는 위장관의 운동이 느려지기 때문에 먹은 음식이 장으로 내려가지 않아 구토를 할 수 있고 이때 음식물이 폐로 넘어갈 수도 있습니다. 또 다른 이유는 진통 중에는 언제든지 수술을 할 수 있으므로 공복 상태를 유지합니다.

가끔씩 분만 진통이 시작되면 힘을 써야 한다고 무리하게 많이 먹고 오는 경우가 있는데 의사 입장에서는 난감합니다.

특히 수술이 필요한 응급 상황이라면 금식 시간이 짧더라도 수술을 해야겠지만 마취에 따른 위험이 높아집니다. 제왕절개 분만은 대부분 척추 마취나 경막 외 마취 등 부위 마취를 하지만 마취가 잘 안되거나 혹은 마취를 할 정도의 시간적 여유가 없다면 전신 마취를 할 수도 있습니다.

금식 중에는 생리식염수와 포도당을 시간당 60~120밀리리터로 주입합니다. 임신부가 갈증이 심하면 250밀리리터까지 증량합니다. 진통 초기에는 물론이고 활성기 진통 중이라도 약간의 물을 마시거나 얼음 조각 등은 먹을 수 있습니다.

진통 중에 임신부는 편한 자세로 있으면 됩니다. 앉아 있거나 옆으로 누워도 됩니다. 전자태아감시장치를 할 때는 보통 위를 보고 누운 자세를 하지만 임신부가 편안한 자세를 취하고 태아 심장이 있는 곳에 탐침자를 고정시킬 수도 있습니다.

진통이 심하지 않을 때는 스스로 화장실에 가기도 하지만 진통이 심해지면 도뇨를 합니다. 통증 조절은 대부분 경막 외 마취(무통마취)로 합니다. 경막 외 마취를 활성기 전에 하면 진통 자체가 없어지는 경우가 많아 활성기 진통을 확인하고 시작합니다. 활성기 진통이 분명히 시작되었는 데도 불구하고 경막 외 마취 후에 자궁 수축이 사라지는 경우도 드물지만 있습니다.

임신한 여성들이 내진을 꺼려하지만 분만 진통 중에 반드시 해야 하는 중요한 검진입니다. 자궁 경부의 변화와 태아가 어느 정도 내려왔는지를 확인해야 분만의 진행을 알 수 있습니다.

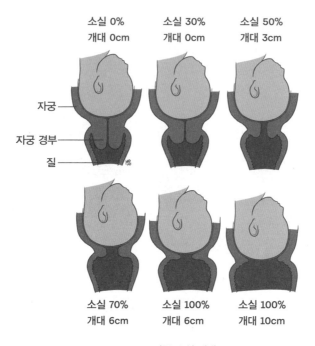

소실 0%   소실 30%   소실 50%
개대 0cm   개대 0cm   개대 3cm

자궁

자궁 경부

질

소실 70%   소실 100%   소실 100%
개대 6cm   개대 6cm   개대 10cm

자궁 소실 개대

    자궁 경부의 변화는 소실과 개대를 보는데 소실이 하나도 없으면 0퍼센트, 완전히 소실되었다면 100퍼센트라고 하며, 개대는 자궁 입구가 열려 있는 정도로 다 열리면 10센티미터라고 합니다. 내진의 간격은 진통의 강도, 분만의 진행 상태, 초임부와 경산부에 따라 다릅니다. 진통의 강도가 심하지 않으면 30분~1시간에 한 번으로 충분하지만 진통이 심하게 오고 힘이 간다면 5~10분 간격이 될 수도 있습니다.

경산부는 갑자기 진행할 수 있으므로 자궁 경부가 7~8센티미터 열렸다면 언제라도 분만할 가능성이 있습니다. 진통 중에 변의를 느끼면 태아가 상당히 내려왔다는 뜻입니다. 분만 진행 과정은 적은 수의 사람이 지속적으로 관찰하는 것이 좋습니다.

분만 진통은 7~8시간 이상 진행할 수도 있기 때문에 변화를 분만 진통 기록지에 적어서 분만 진행이 적절한 지를 판단해야 합니다. 분만 병원은 24시간 일을 하므로 간호사는 물론이고 의사도 교대 근무를 합니다. 진통 중 내진 소견을 기록하여 현재 분만의 진행 상황을 의료진들 사이에서 공유합니다.

초임부에서 소실이 다 일어났다는 것은 상당한 통증을 이미 겪었다는 것을 의미합니다. 100퍼센트 소실이 일어나고 자궁 경부가 3센티미터 열렸다면 30퍼센트보다 훨씬 더 진행한 것입니다. 자궁 경부는 초기에 천천히 열리지만 4~5센티미터부터 다 열릴 때까지는 급속히 진행합니다. 많이 아파하는 데도 불구하고 자궁 경부의 변화가 없다면 진통의 세기나 간격을 확인하여 충분한 진통이 오는지 확인합니다. 만일 진통이 부족하다고 판단되면 촉진제를 쓸 수 있습니다.

자궁 경부가 다 열렸다면 힘 주기를 시작합니다. 힘주기는 분만의 마지막 과정에 하는 것으로 분만 시간을 단축시키기 위해서 복부 근육에 힘을 주어 도와주는 것입니다. 힘을 주는 방법은 대변볼 때와 같습니다. 숨을 깊이 들이마셨다가 참은 상태에서 아래로 힘껏 힘을 주면 됩니다. 한두 번 힘을 준다고 바로 아이가 나오지 않습니다. 꾸준히 여러 번을 주면 조금씩 내려옵니다.

분만 진통이 있을 때 1~2번 정도로 길게 힘을 주는 것이 도움이 됩니다. 숨이 차면 빠르게 잠깐 숨을 들이 쉬었다가 다시 합니다. 자세는 태아가 산도를 쉽게 통과하도록 다리를 넓게 벌려주는 것이 좋습니다. 턱을 가슴에 붙인 상태에서 등을 새우처럼 둥글게 합니다. 남편이 뒤에서 목을 받쳐주면 도움이 됩니다. 배에 힘을 줄 수 없는 질병이 있으면 분만이 지연되기도 합니다.

분만 진통 중에 양막 파수가 있으면 바로 내진하여 탯줄이 빠져 나왔는지 확인해야 합니다. 태아의 머리가 골반 내로 내려와 있으면 탯줄이 빠져나올 가능성 낮지만 태아의 선진부가 머리가 아니거나 머리라고 해도 충분히 내려오지 않았다면 탯줄이 빠져 나올 수 있습니다. 탯줄이 선진부 아래에서 만져지는 것은 매우 위험한 상태로 바로 분만해야 합니다.

Doctor Said

분만 진통의 과정은 개인차가 워낙 크기 때문에 태아가 힘들어하지 않는다면 시간이 더 걸리더라도 위험하지 않아요.

진통 중에도 태아의 상태를 알 수 있나요

분만 진통은 태아에게 스트레스입니다. 자궁 수축이 있을 때 정맥은 거의 폐쇄가 되고 동맥은 일부가 막히게 되어 일시적으로 태아에게 공급되는 산소가 줄어들게 됩니다.

초기 진통 중에는 태아들이 움직이지만 진통이 진행될수록 태아의 움직임은 줄어듭니다. 아기의 움직임으로 건강을 확인할 수 없기 때문에 진통 중 태아 건강을 확인하기 위해서 주기적 혹은 연속적으로 태아 심박동을 확인합니다. 주기적으로 관찰하는 방법도 적절하게 사용하면 연속적 태아 감시만큼 효과가 있다고 알려져 있습니다.

태아 심장 박동-자궁 수축 감시 장치는 지속적으로 자궁 수축과 태아 심장 박동 수를 기록하는 것으로 널리 사용되고 있습니다.

자궁 수축과 관계없이 태아 심박동이 잘 유지된다면 문제가 없지만 자궁 수축에 따른 심박동의 감소가 나타난다면 어떤 종류인지 구별해야 합니다. 자궁 수축이 있을 때 태아 심장 박동 수의 감소는 조기·만기·변이성의 형태로 나타납니다.

조기 심박동 감소는 자궁 수축과 동시에 태아 심박수가 감소했다가 자궁 수축이 약해지면 심박수도 정상으로 돌아오는 형태로 태아 심장 박동 수와 자궁 수축이 대칭적인 모습을 보입니다.

조기 심박동 감소는 진통이 있을 때 태아 머리가 산도에 맞닿아 눌리면서 뇌의 미주신경을 자극하게 되고 미주신경은 심장에 작용해서 심장 박동 수가 감소하여 나타나는 생리적 반응입니다. 자궁 경부가 5센티미터 이상 열리면 대부분 나타납니다. 조기 심박동 감소는 태아의 저산소증과 관계가 없습니다.

만기 심박동 감소는 자궁 수축이 일어나는 초기에는 정상 심박동을 보이다가 수축이 시작되고 조금 지난 뒤부터 심박동의 감소를 보입니다.

만기 심박동 감소는 자궁에서 태반으로의 가는 혈류가 충분하지 않아 발생합니다. 만기 심박동 감소가 가끔 나타나면 주위 깊게 관찰하는 것만으로 충분하지만, 계속해서 주기적으로 나타나면 의사는 분만을 고려합니다. 분만이 많이 진행되었다면 정상 분만과 제왕절개분만 중 어느 것이 빠를지를 판단하여 결정해야 합니다. 다행히 만기 심박동 감소는 태아가 힘들어하는 초기 징후로 알려져 있기 때문에 조속히 분만하면 예후는 나쁘지 않습니다.

변이성 심박동 감소는 자궁 수축과 관계없이 나타나는 특징이 있습니다. 또한, 급격히 떨어졌다가 회복되는 양상을 보입니다. 변이성 심박동 감소는 탯줄이 아기와 자궁 사이에 눌려서 발생하는 것으로 짧은 시간만 나타난다면 그냥 관찰할 수 있지만 심박동 감소가 심하고 오래 지속되면 태아가 위험한 상태에 있을 수 있기 때문에 수술도 고려할 수 있습니다.

세 가지 중 가장 중요한 것은 만기 심박동 감소입니다. 연속적 태아 심박동 감시를 하지 않는다면 자궁 수축이 최고도로 도달했을 때 태아의 심음을 측정하기 시작하여 1분 정도 하는 것이 만기 심박동 감소를 발견하기에 가장 좋습니다.

정상 태아 심박동은 교감신경과 부교감신경이 작용하여 증가와 감소를 반복합니다. 그런데 일부 태아에서는 이러한 변화 없이 자로 그은 듯이 일정한 심박수를 보입니다. 이 상태가 지속되면 심박 변이가 없다고 진단하며 진행된 태아 저산소증을 배제할 수 없습니다.

만기 심박동 감소를 보이던 태아에서 변이가 없어지면 저산소증을 강력히 의심할 수 있어 빠른 시간 내 아기를 분만해야 합니다. 이런 상황에서 분만할 때는 신생아 처치에 능숙한 의사와 간호사가 대기한 상태에서 분만해야 합니다.

한편, 태아에서 심박수 증가가 보이면 태아가 건강하다는 좋은 징후입니다. 가끔 태아 심박수 감소가 나타나더라도 심박수 증가가 함께 있으면 크게 걱정할 상태는 아닙니다.

조기 심박 감소, 변이성 심박 감소는 거의 모든 임신부에서 나타나며 일시적인 만기 심박 감소도 심심치 않게 볼 수 있습니다. 태아 맥박수 감소가 회복되지 않고 지속되는 경우도 있습니다.

이런 태아 심박동을 쳐다보면 속이 타들어갑니다. 의사는 언제 제왕절개수술을 할지 고민하게 됩니다. 100 사람이면 100가지의 태아 심장 박동-자궁 수축 감시 결과를 얻을 수 있습니다.

누가 봐도 건강한 태아라고 보이는 결과도 있고 누가 봐도 태아 저산소증을 의심할 수 있는 결과도 있습니다. 문제는 그 중간이 너무 많이 있습니다. 태아가 힘들어한다고 생각하여 응급 수술을 했는데 아기는 문제없이 건강한 경우도 자주 있습니다.

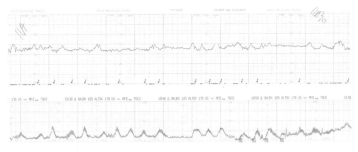

태아 심장 박동-자궁 수축 검사

그래도 이정도면 다행입니다. 임신부도 질병이나 임신 합병증이 없었고 태아 발육도 잘되었으며 태아 심박동상 이상이 없이 분만 진통까지 잘 와서 분만하였는데, 아기가 축 쳐져 있을 때도 있습니다. 분만 후 처치를 하여 좋아지는 경우가 많지만 때로는 좋지 않은 결과를 보이기도 합니다.

Doctor Said

실제로 태아 심장 박동-자궁 수축 감시를 하면서 제왕절개분만의 비율이 높아졌지만 신생아의 예후는 차이가 없었다는 연구도 많이 있어요. 분만이라는 특수 상황에서, 매일 불확실한 자료들 속에서 그나마 희미한 증거들을 찾아 씨름하며 지냅니다. 산부인과 의사의 숙명이 아닌가 합니다.

의사의 변명,
병원 분만의 불편함에 대하여

○　　임신부가 건강하게 퇴원할 수 있도록 하는 것이
○　　병원의 더 큰 존재 이유이다.
○　　누가 위험에 빠질지 미리 알 수 없다.

　　　　　병원에서 분만을 하면 의사와 병원 중심으로 이루어지기 때문에 자신이 하고 싶은 대로 주체적으로 참여하지 못한다고 생각하는 임신부가 있다. 특히 분만 과정에서 인간으로서 존중받지 못하여 마음에 상처를 받기도 한다.

　분만 진통으로 입원하면 환자복으로 갈아입고 간단한 검사를 하고 수액 주사를 달아둔다.

　환자복을 입는 이유는 감염을 줄이고 검사 및 처치, 그리고 분만을 하는 데 임신부와 의료진 모두에게 편리하기 때문이다. 임신부들은 맵시와는 거리가 먼 펑퍼짐하고 장식이 거의 없는 옷을 입는다. 입원하지 않은 사람과는 확연히 구별될 뿐만 아니라, 혈압을 재거나 주사를 맞거나 혈액을 포함한 체액이 묻었을 때 쉽게 갈아입을 수 있는 장점이 있다.

기본 검사를 하여 빈혈이 있는지, 단백뇨는 나오는지, B형 간염의 보균자는 아닌지 확인한다. 빈혈이 심하고 출혈이 많을 것으로 예상되면 미리 수혈하거나 만일에 대비해 혈액을 예약해두기도 한다. 단백뇨가 나오면 자간전증이 있는지를 확인한다. 기본 검사에서 임신부가 B형 간염 보균자로 나오면 신생아는 태어난 후 바로 B형 간염 백신뿐만 아니라 면역글로블린을 함께 주사해 B형 간염을 예방한다.

수액 주사를 맞는 이유는 진통 초기에는 음료수 등을 먹을 수 있지만 활성기 진통 중에는 금식을 하기 때문이다. 이때 수분을 보충하고 필요시 약을 주기 위해서다. 금식을 하는 이유는 진통이 심해지면 위장관의 운동이 줄어들어 소화되지 않은 음식물을 토할 수 있고, 진통 중 응급 수술을 할 때 음식물이 폐로 넘어가 위험해질 수 있기 때문이다.

수혈이 필요하면 이미 확보된 경로를 이용한다. 출혈이 많으면 혈압이 낮아져 혈관 찾기가 어려울 수 있으므로 진통이 시작된 모든 임신부는 수혈까지 염두에 두고 굵은 바늘로 정맥 주사를 한다.

병원에서 진통 중인 임신부는 배에 태아의 심장 박동을 감지하는 탐침자와 자궁 수축 센서를 부착하고 지속적인 모니터링을 한다. 이 장비를 전자태아감시기라고 한다. 전자태아감시기가 도입된 뒤에도 뇌성마비 등 심각한 합병증을 줄이지 못하고 제왕절개분만율만 올렸다는 주장도 있기는 하다.

하지만 분만 진통이 있으면 태아도 힘들다. 자궁이 수축되면 동맥은 눌리지 않지만, 정맥은 눌러 일시적으로 혈액이 흐르지 않게 된다. 수축이 오래 지속되지 않기 때문에 대부분의 아이들은 영향을 받지 않지만, 일부 아이들은 힘들어할 수 있다.

미리 예상이 되는 경우도 있지만 대부분 진통이 시작되고 심장 박동 수의 변화를 보기 전에는 알기 힘들다. 전자태아감시기를 이용하지 않고 주기적으로 태아의 심장 박동을 확인하는 것도 좋지만, 태아의 심장 박동을 지속적으로 관찰하는 것이 태아의 건강 상태를 보다 쉽게 알 수 있는 방법이다.

임신부들이 싫어하는 대표적인 것이 관장과 제모이다. 하지만 둘 다 필요한 처치이다.

관장을 하는 이유는 태아가 산도를 내려오면서 장을 눌러 변이 나오는 것을 예방하기 위해서다. 힘주기를 할 때도 나오지만 분만하기 직전에도 변이 나온다.

매번 소독포로 닦아내더라도 역부족인 경우가 많다. 가장 걱정스러운 것은 아기 머리가 나오면서 임신부의 변이 아기에게 묻는 것이다. 아기를 받을 때 주의하지만 드물게 묻을 수도 있다. 관장이 잘 되면 이럴 염려가 없다. 정상분만을 위해 회음절개를 하고 분만 뒤에 봉합해야 하는데 음모가 있으면 봉합하기 힘들고 상처가 깨끗이 낫지 않을 수 있다.

제왕절개분만을 할 때도 피부 절개 부위에 모발이 있으면 마찬가지다. 제모를 할 때 음모를 모두 제거할 필요는 없다. 피부 절개할 부분만 하면 된다. 회음절개를 하지 않는 것이 좋다고 생각하는 임신부들도 있지만 적절하게 사용하면 분만할 때 도움이 된다. 회음절개를 하지 않아서 불규칙한 열상이 생기면 봉합하는 것도 힘들고 더 나쁜 결과를 얻기도 한다. 아이 머리가 보이기 시작하면 회음절개 여부를 결정한다. 회음절개를 안 해도 낳을 수 있다고 판단되면 당연히 하지 않는다.

내진도 거부감이 크지만 반드시 필요하다. 내진으로 자궁 경부의 변화와 아기 머리가 내려온 위치를 확인하여 분만 진행을 평가한다. 활성기 진통이 규칙적으로 있는데도 진행이 늦어지면 난산의 가능성이 높아진다. 수축이 충분하지 않다고 판단되면 촉진제를 투여할 수도 있다.

자궁 경부의 변화 상태를 보고 무통 마취 시점을 결정한다. 또한, 양막 파수가 의심되면 즉시 내진을 하여 탯줄이 빠져 나왔는지 확인해야 한다. 진통 조기에는 자주할 필요가 없다. 입원할 때 확인하고 다음은 활성기 분만 통증이 시작된 뒤에 다시 하면 된다.

활성기 분만 진통은 3분 이내의 간격으로 적어도 20~30초 이상 지속되며 진통의 정도가 강해져 이전과는 확연히 구별된다.

그 이후에 임신부와 태아의 상태에 따라 30분~1시간 간격으로 내진하면 충분하다.

자궁이 다 열리고 힘주기를 시작하더라도 내진을 자주 할 필요는 없다. 그러나 경산부는 갑자기 진행하여 진통실에서 분만할 수도 있기 때문에 활성기 진통이 시작되고 특히 변의가 느껴지면 더 자주 해야 된다.

분만이 진행하여 자궁 경부가 다 열리면 힘주기를 시작한다. 임신부는 가능한 산도를 넓게 만들기 위해 양쪽 다리를 몸쪽으로 잡아당기며 변을 보듯이 힘을 준다. 임신부의 복부 근육을 이용해 아기를 밀어내는 것이다.

지금까지는 자궁 수축에 의해서 분만이 진행되었지만 이때부터는 힘을 잘 주면 더 빨리 끝낼 수 있다. 복부에 근육이 없거나 신경 마비로 힘을 줄 수 없으면 추가로 도움을 주지 못하기 때문에 분만 진통 시간이 길어질 수 있다.

산부인과에서는 하의를 탈의하고 진찰을 한다. 분만도 진찰대와 유사한 형태의 분만대에서 이루어진다. 임신부가 진찰이나 분만하는 자세를 쇄석위라고 한다. 원래는 비뇨기과에서 몸에 생긴 돌을 부술 때 사용하는 자세인데 산도를 넓게 해주어 분만하기에도 유리하다.

지금 우리가 사용하는 분만대는 의사가 아기받기에도 편리하다. 아기를 낳을 때 임신부와 의사는 같은 팀이다. 의사가 편하

자고 임신부를 불편하게 하는 일은 있을 수 없다. 아기를 낳는 임신부도 아기를 받는 의사도 좋은 자세이다.

병원은 순조로운 분만 과정을 안전하게 마치도록 도와주는 것도 중요하지만 예상하지 않았던 일로 위험에 빠진 임신부 혹은 신생아를 적절하게 처치하여 건강하게 퇴원할 수 있도록 하는 것이 더 큰 존재 이유이다. 누가 위험에 빠질지 미리 알 수 없다.

예를 들어 분만 과정은 문제가 없었는데 출산 뒤에 자궁이 수축되지 않아 과다 출혈로 수혈을 하고, 심지어는 자궁적출술이 필요한 임신부도 있다. 이런 위급한 상황도 분만 후 태반이 떨어진 뒤에야 알 수 있다. 신생아도 만삭에 태어난다고 모두 건강한 것은 아니다.

만삭에 태어나도 호흡곤란증으로 산소를 주기도 하며 일부에서는 인공호흡기가 필요하기도 하다. 아기가 심장병이 있어서 갑자기 나빠질 수도 있고 소장이나 대장의 문제로 젖을 먹이면 토하거나 폐로 들어가 응급 상황에 빠질 수도 있다. 전체 신생아의 2~3퍼센트는 심각한 이상을 가지고 있는데 산전에 이들을 모두 찾아낼 수는 없다.

1900년대 초 미국의 통계에 의하면 신생아 10만 명 분만당 800~900명의 임신부가 사망했다고 한다(모성사망비).

당시 미국에서는 병원 분만이 이루어지고 있었고 제왕절개도 하고 있었다. 우리나라의 자료는 없지만 아마 훨씬 높았으리라고 생각된다. 현재 우리나라의 모성사망비는 10만 명 분만당 약 10명 정도이다. 1/100로 줄었다. 병원에서 분만하는 것이 이런 변화의 모든 이유가 아닌 것은 분명하지만, 나는 지금의 우리 병원 시스템이 자랑스럽고 충분히 믿을만하다고 생각한다.

병원이라는 환경은 낯설다. 혼자 있을 수도 있지만 다른 임신부와 같이 생활하기도 한다. 병실의 침대는 물론이고 분만 진통 중에 여러 기구를 부착하기도 하고 초음파를 본다고 혹은 검진을 한다고 불편하게 한다. 병원에서 효과적으로 진료하는 것뿐만 아니라 불편도 줄이기 위해 지속적으로 노력은 하고 있지만 모두의 요구를 들어 쾌적하게 분만하기에는 아직도 턱없이 부족하다.

이렇게 되려면 지금보다 더 많은 의료 자원이 필요하고 비용도 높아질 것이다. 임신부와 태아, 신생아에게 좋은 진료를 하면서도 모두가 만족하는 분만이 이루어지면 좋겠다.

하지만 지금 나의 바람은 모든 임신부가 큰 문제없이 분만하고 아기와 함께 건강하게 퇴원하는 것. 너무 소박한가?

아이와 만나는 감격스런 순간, 분만

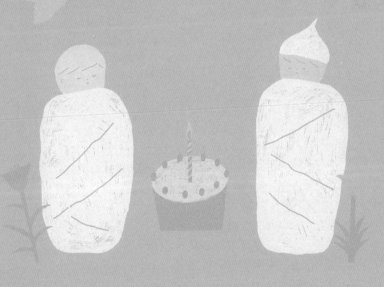

분만 방법에는
어떤 것이 있나요

정상분만은 정상 자연 질식분만을 뜻하는 말이지만 개복 수술을 하는 제왕절개분만이 아닌 질식분만이란 뜻으로도 사용합니다. '자연'분만은 흡입분만이나 겸자분만 등 의사의 추가적인 시술 없이 분만한다는 것입니다. 수술적 질식분만으로는 흡입분만과 겸자분만이 있습니다. 흡입분만은 반구형의 동그란 기구인 진공흡입기를 이용한 분만입니다.

태아의 머리에 부착한 뒤 진공 상태를 만들어 태아를 잡아당겨서 꺼내는 방법입니다. 진공흡입분만의 성공은 태아가 얼마나 내려왔는지가 중요합니다. 태아의 머리가 산도에 보일 정도로 내려왔을 때는 쉽게 분만이 되지만 태아의 위치가 높으면 높을수록 분만이 어렵습니다. 태아의 머리가 질 입구에서 2센티미터

보다 가깝게 내려왔을 때 사용하면 비교적 쉽게 아기를 분만할 수 있습니다.

특히 임신부가 힘주기를 잘 못하거나 빠른 분만이 필요한 상황에서 도움이 됩니다. 시술에 따른 합병증으로는 단순히 두피 열상으로부터 뇌출혈이 생길 수도 있으며 심하면 사망할 수도 있습니다. 머리가 보이는 위치에서 시행하면 이런 위험한 합병증은 거의 발생하지 않습니다.

사용 지침에 따라 조심스럽게 사용하면 뇌신경학적 후유증이나 뇌성마비 등은 늘어나지 않는다고 알려져 있습니다. 흡입분만을 시도하다가 실패하여 수술을 하는 경우도 있을 수 있습니다. 쉽지 않을 것으로 예상될 때는 수술할 준비를 한 상태에서 흡입분만을 시도하는 것이 안전합니다. 흡입기의 선택은 태아의 머리 크기를 고려해서 정하는데 만일 아이가 만삭의 정상 크기라면 가능하면 큰 컵을 선택하는 것이 좋습니다.

왜냐하면 흡입기의 단위 면적당 압력은 일정하기 때문에 큰 컵을 사용해야 더 큰 힘을 얻을 수 있어 효과적입니다. 의료 사고를 걱정하여 흡입분만의 사용이 줄어들고 있지만 적절히 사용하면 임신부와 태아에 대한 위험 없이 제왕절개분만을 피할 수 있는 좋은 방법입니다.

겸자분만은 17세기 초부터 사용되었던 것으로 기록되고 있습니다. 처음에는 챔버린 집안의 비책으로 내려오다가 후손이 돈을 받고 개인에게 판 뒤 공개적으로 알려지게 되었습니다. 물론 초기에는 매우 조악하였으나 19세기 말과 20세기에 들어오면서 점점 개량되면서 사용이 증가하게 되었습니다.

어느 정도 사용되었는지에 대한 정확한 기록은 없지만 미국에서 겸자분만이 감소하면서 제왕절개분만이 증가한 것으로 알려져 있습니다. 1980년도 미국의 제왕절개분만율이 16.5퍼센트였을 때 겸자분만율이 17.7퍼센트였으나, 2000년에 제왕절개분만율이 22.9퍼센트로 올랐을 때 겸자분만율은 4.0퍼센트로 감소하였습니다. 한편 흡인분만율은 0.7퍼센트에서 8.4퍼센트로 증가하였습니다.

제왕절개분만은 개복을 통해서 아이를 분만하는 방법으로 가장 많은 빈도로 행해지는 수술 중 하나입니다. 자궁을 절개하여 태아를 분만하고 태반을 꺼낸 뒤 자궁을 닫고 복부를 봉합합니다. 보통 수술 시작 후 5분 내로 아기가 나오고 1시간 이내에 끝납니다.

수술 자체의 위험성은 높지 않습니다. 태아의 머리가 아래로 있으면 문제가 되시 않지만 태아가 둔위로 있거나 횡위로 있으면 드물게 팔다리의 골절이 발생하기도 합니다. 태아가 작으면 오히려 수술이 더 힘듭니다. 특히 임신 20주 중반에 양수가 없으면서 둔위이거나 특히 횡위일 경우에는 꺼낼 때 힘든 경우가 종종 있습니다.

우리나라에서 겸자분만은 거의 없어진 시술입니다. 저도 전공의 시절에 교수님이 하시는 것을 몇 번 본 것이 전부입니다. 하지만 정상분만이 될 것 같은데 흡입분만이 실패하여 수술을 결정하면서 겸자분만을 배웠더라면 하는 생각이 드는 경우가 가끔 있습니다.

자연분만과 제왕절개분만은
어떻게 선택하나요

자연분만을 할지 수술로 아기를 낳을 지를 고민하는 임신부가 많습니다. 임신 11주에 자연분만이 가능하냐고 묻기도 하고 두 번의 자연분만을 한 임신부가 수술을 하고 싶다고 말하기도 합니다. 분만 방법과 관련하여 가장 큰 걱정은 통증일 것입니다. 진통을 겪고 아기를 낳을지 아니면 수술로 아기를 낳고 수술의 고통을 참을지의 선택으로 생각합니다. 분만 방법은 임신부와 태아의 건강이라는 관점에서 결정하는 것이 바람직합니다. 제왕절개분만은 질식분만에 비하여 감염·출혈·혈전색전증이 많이 발생하며, 마취에 의한 합병증도 고려해야 합니다. 드물지만 수술 중 방광이나 장이 다칠 수도 있습니다. 또한 다음 임신에서 자궁 파열의 위험이 높아지고 전치태반 및 복강

내 유착도 더 많이 발생합니다. 제왕절개분만을 한 여성에서 요실금과 골반장기탈출의 빈도가 자연분만을 한 여성에 비하여 드물지만 변실금은 차이가 없다고 알려져 있습니다. 또한 자연분만을 하더라도 시간이 지남에 따라 요실금과 골반장기탈출의 빈도가 점점 줄어들어 6개월 이후에는 크게 차이가 나지 않습니다.

임신부 사망률은 국가별 차이가 매우 큰 통계입니다. 임신부 사망률이 낮은 나라 중 하나인 네덜란드의 최근 연구에 의하면 질식분만은 10만 명 당 3.8명, 제왕절개분만은 21.9명이었습니다. 여기서 제왕절개분만을 했을 때 수술과 직접 관련된 사망이 2명이며 수술 자체는 아니지만 수술이 사망에 이르게 하는 데 영향을 준 사례를 더하면 13명까지 되어 제왕절개분만이 질식분만에 비하여 3.4배 더 위험하다고 보고되었습니다. 또 다른 연구에 의하면 제왕절개분만 자체에 의한 임신부 사망률은 10만 명당 2명, 질식분만 자체에 의한 사망률은 0.2명입니다.

질식분만과 제왕절개분만으로 태어난 신생아에서 질병 발생률과 사망률을 적절하게 비교한 연구는 많지 않습니다. 많은 경우 태아의 상태가 분만 방법을 결정하는 데 영향을 주어서 동일한 조건에서 신생아의 상태를 비교하기 어렵기 때문입니다. 따라서 연구 결과를 해석하는 데 조심해야 합니다. 39주 이전에 진통 없이 제왕절개분만으로 태어난 신생아들이 질식분만으로 태어난 신생아에 비하여 호흡기 질환, 폐동맥고혈압, 저체온증,

저혈당, 신생아 중환자실 입원 등의 빈도가 더 높으며 입원 기간도 길다는 보고가 있습니다.

주산기 사망률은 제왕절개분만으로 태어난 아이에서 낮았는데, 제왕절개분만은 대부분 40주 이전에 하지만 질식분만은 진통이 없으면 42주까지 기다리기 때문으로 생각하고 있습니다.

자연 진통을 기다리는 동안 특별한 이유 없이 일어나는 자궁 내 태아 사망이 발생할 수 있습니다. 이것은 임신 기간이 길어짐에 따라 늘어납니다. 임신 38주에 자궁 내 태아 사망이 1,000명당 0.8명, 41주에 1,000명당 3.4명에게 발생합니다.

뇌출혈은 두 군에서 비슷했으나 진통이 생기기 전에 수술했던 신생아에서 뇌병변과 신생아 가사(asphyxia)의 빈도가 질식분만, 수술적 질식분만(흡입분만·겸자분만), 진통을 하다가 제왕절개분만을 했던 군과 비교하여 낮았다는 연구도 있습니다.

캘리포니아주에서 58만여 명을 대상으로 분만 직후 신생아 머리 출혈의 발생률을 비교한 연구가 있습니다. 여기서는 진통 없이 제왕절개분만을 한 군에서는 0.5명, 자연질식분만을 한 군에서는 0.5명, 진통을 하다 제왕절개분만을 한 군에서는 1명, 수술적 질식분만을 했던 군에서 1,000명당 4명의 비율로 신생아에게 머리 출혈이 있다고 보고되었습니다. 그러므로 수술이 질식분만보다 태아에게 더 안전하다는 증거는 없습니다.

외래에서 자연분만이 가능한 상태인데 수술을 하고 싶다는 임신부들이 적지 않습니다. 제왕절개분만을 할 이유가 없는데 임신부가 원하여 실시하는 제왕절개분만에 대하여 미국 산부인과학회에서 다음과 같이 공식적인 의견을 발표한 바 있습니다.

"첫째, 제왕절개분만의 적응증이 없으면 질식분만이 안전하고 적절한 방법이다. 둘째, 제왕절개분만의 위험을 알고 최종적으로 결정한 임신부의 경우에 한다. 단 39주 이전에는 시행하면 안 되고, 진통 중 통증을 줄여줄 방법이 없다고 제왕절개분만을 해서는 안 된다. 임신부가 향후 여러 명의 아이를 낳을 계획이 있다면 권해서도 안 된다."

최근에 마취 및 수술 전 후의 처치가 좋아지면서 예전에 비하여 수술에 따른 위험이 낮아진 것은 사실이지만, 제왕절개분만이 걱정하지 않아도 될 정도의 안전한 수술은 아닙니다. 특히 마취의 위험, 수술 이후의 통증, 일정 수의 임신부에서 나타나는 수술 합병증, 그리고 늦은 회복에 따른 손실도 고려해야 합니다.

> **Doctor Said**
>
> 분만 방법의 결정은 의학적으로도 어려운 문제입니다. 전문가인 의사에게도 쉽지 않은 일인데 임신부와 가족들은 주위의 몇몇 경우만을 기억하고 자연분만 혹은 제왕절개분만을 결정합니다. 우려스러운 현상입니다.

유도분만은
어떤 임신부가 하나요

유도분만이란 진통이 없는 임신부에서 분만 진통을 일으키는 것입니다.

어떤 임신부들이 유도분만의 대상이 될까요?

수술할 이유가 없는 임신부에서 진통은 없고 태아가 자궁 내에 있는 것보다 낳는 것이 임신부와 태아에게 유리하다고 판단되면 유도분만을 합니다. 대표적인 예로 태아의 성장이 잘 되지 않을 때, 양수양이 부족할 때, 만삭의 양막 파수, 중증 임신중독증으로 진단된 임신부, 임신이 41주 이상 진행된 경우 등입니다.

유도분만 방법은 여러 가지가 있습니다. 경구용 자궁 수축제를 먹기도 하고 질정을 넣기도 하며 정맥 주사로 자궁 수축제를 맞기도 합니다. 이때 쓰는 약들은 진통이 있을 때 분비되는 호르몬들입니다. 자주 사용하는 것은 프로스타글란딘 경구용 약제와 질정, 옥시토신 주사제 등입니다.

프로스타글란딘은 분만 진통 시 자궁 수축을 일으키는 중요한 호르몬입니다. 프로스타글란딘 경구 혹은 질정만으로도 분만 진통이 시작하여 분만하는 경우도 있습니다. 이 약제들은 자궁 경부를 부드럽게 만들어주어 정맥 주사를 투여할 때 자궁 수축의 효과를 높일 수 있습니다.

옥시토신은 진통 시 임신부의 뇌하수체에서 분비되는 생체 호르몬입니다. 정맥으로 주입하면 3~5분부터 반응을 보이며 40분 경에 최고도에 도달합니다. 빠른 작용 시간도 이 약의 장점이지만 더 큰 장점은 약을 중지하면 5분 내로 약의 농도가 반으로 줄어든다는 점입니다. 자궁 수축이 너무 심하게 올 때 중단하면 바로 약효가 없어진다는 뜻입니다. 옥시토신의 아미노산 배열을 규명한 빈센트 뒤 비뇨가 1955년도에 노벨생리의학상을 받은 것으로도 유명합니다.

유도분만을 시작하면 항상 진통이 오는 것으로 생각하지만 그렇지 않습니다. 물론 바로 진통이 시작되는 임신부도 있지만 늦게 진통이 생기거나 반응이 전혀 없는 경우도 있습니다. 이틀 정도 하면 80~90퍼센트정도에서 진통이 생기지만 촉진제를 사용해도 진통이 오지 않는 사람들도 있습니다. 진통이 오지 않을 때, 유도분만을 하는 이유에 따라 아기의 분만이 급할 때는 수술을 하고 그렇지 않으면 다음날 다시 유도분만을 합니다.

유도분만을 하려면 밤부터 금식을 하고 아침부터 정맥 주사를 맞으면서 저녁까지 분만실에 있기 때문에 진통이 없더라도 지쳐서 힘듭니다. 저녁까지 정맥 주사를 맞으면서 기다리다가 진통이 없으면 병실에 가서 식사도 하고 쉬다가 다음 날 다시 반복합니다.

서울대학교병원에서는 이틀 계속 사용해도 반응이 없으면 하루쯤 쉬고 다시 3일째, 4일째를 하지만 그래도 진통이 계속 없고 더 이상 기다릴 수 없다면 수술을 선택하기도 합니다. 정맥 주사를 맞지 않고 질정만 넣는 경우는 진통이 걸리기 전에는 병실에서 주기적으로 태아 심장 박동 수를 확인하면서 식사도 하며 기다립니다. 어떤 약제를 사용하고 어떻게 유도분만을 하는지는 의사에 따라 달라질 수 있습니다.

유도분만은 약제를 투여해서 인위적으로 진통을 일으키는 것이기 때문에 약제에 의한 부작용도 걱정을 해야 합니다. 특히 유도분만을 할 경우 수술의 빈도도 높아집니다. 또한 위에서 언급한 바와 같이 진통이 제대로 생기지 않을 수도 있기 때문에 이득이 분명히 크다고 판단될 때 유도분만을 결정합니다. 요즘은 의료외적인 이유로 하게 되는 선택적 유도분만도 이전에 비해서는 임신부가 받아들이는 입장입니다. 물론 이때도 유도분만에 의한 합병증은 감수해야 합니다.

임신부와 보호자에게 유도분만을 권유하면 자연 진통이 생길 때까지 기다려보면 안 되느냐고 물어보는 경우가 자주 있습니다. 유도분만을 하자고 할 때 의사도 걱정이 많습니다. 유도분만을 한다고 모두 진통이 생기는 것도 아니고 유도분만에 따른 부작용도 감수해야 되기 때문입니다.

유도분만은 자연 진통을 기다리는 동안 발생할 수 있는 위험이 걱정될 때 결정합니다.

유도분만은 촉진제의 용량을 자궁 경부의 변화, 태아의 하강 등을 고려하여 조절합니다.

진통이 너무 심하면 태아곤란증이 오고 충분하지 않으면 분만이 진행되지 않습니다. 이것은 자연 진통이 시작된 임신부에서도 마찬가지입니다.

유도분만의 성공률은 보고에 따라 차이가 많습니다. 성공 여부는 유도분만을 하는 이유, 임신 주수, 이전에 분만한 적이 있는지, 태아의 수, 양막 파수 여부 등에 따라 다릅니다.

그러나 서울대학교병원에서의 경험으로도 80퍼센트 이상이 성공합니다. 쌍태임신에서도 초산은 80퍼센트, 경산은 96퍼센트에서 유도분만이 성공했습니다.

자연 진통이 있는 임신부에서 진통이 없어지거나 진통의 간격 혹은 지속 시간이 변화가 없어 분만이 진행되지 않는 경우에도 옥시토신으로 진통 촉진을 합니다.

옥시토신을 시작할 때와 용량을 조절할 때는 과자극이 없는지 의사가 살펴봐야 하는데, 정상적인 진통을 과자극으로 오해하기도 해서 산통을 깨는 경우도 가끔 있습니다.

Doctor Said

유도분만을 하면 자연 진통보다 더 아프다고 하는 사람과 유도분만을 하면 결국 다 수술하는 것이 아니냐고 걱정하는 사람이 많습니다. 그렇지는 않습니다. 자연 진통과 같은 정도의 통증이라고 생각하면 됩니다.

무통 마취는 하는 것이
좋을까요

무통 마취의 의학적 명칭은 경막 외 마취입니다. 임신부의 등에 바늘을 찌르지만 척추 마취와는 달리 척수와 뇌척수액을 싸고 있는 경막을 뚫지 않고 경막의 바로 바깥쪽에 마취제를 투여합니다.

척추 마취를 하면 감각신경과 운동신경을 모두 마비시키지만, 경막 외 마취를 하면 감각신경만 차단합니다. 통증을 느끼지는 못하지만 운동 신경은 마비시키지 않아 다리를 움직일 수 있습니다. 분만 통증을 줄여주는 다른 진통제보다 우수하므로 진통 중인 임신부에게 권할 수 있는 좋은 마취 방법입니다.

그러나 부작용도 있습니다. 가장 큰 부작용은 통증 효과를 충분히 얻을 수 없는 경우입니다. 이와 같이 통증 효과를 얻지 못하는 임신부는 전체의 약 10퍼센트이고 20퍼센트 정도의 임신부에서는 저혈압이 올 수도 있습니다. 저혈압은 시술 전 500~1,000밀리리터의 수액을 투여하면 대부분 예방할 수 있습니다.

경막 외 마취를 하고 요통을 호소하는 수도 있지만 대부분 오래가는 경우는 거의 없습니다. 의도치 않게 경막을 뚫어 척수강 내에 마취제가 들어가 척추 마취처럼 운동 신경이 차단될 수도 있습니다.

매우 드물지만 척수강 내 들어간 마취제에 의해 완전 척추 차단이 일어나 저혈압·서맥·호흡곤란·무호흡 등이 일어나 심하면 생명이 위독한 경우도 생길 수 있습니다. 또한 응고 장애가 있는 임신부에서 경막 외 마취를 할 때 드물지만 혈종이 생겨서 신경마비가 발생할 수도 있으므로 혈소판이 감소한 임신부에서는 하지 않습니다.

마취 시기는 진통이 시작되었다고 판단되면 자궁 경부가 열린 정도와 관계없이 하더라도 크게 영향이 없다는 연구 결과도 있습니다.

경막 외 마취를 하면 1~2시간 정도 진통 시간이 길어지지만, 신생아의 건강에는 대부분 영향이 없습니다.

경막 외 마취는 분만 통증을 줄여주기 위해서 사용할 수 있는 좋은 방법입니다.

하지만 경막 외 마취의 부작용을 감안할 때 분만 진통이 많이 진행되어 곧 분만할 임신부나 진통이 지지부진하여 진행되지 않는 임신부에게는 권하지 않습니다.

경막 외 마취를 하면 제왕절개분만이 많아진다는 의견도 있지만 최근 희석된 마취제를 사용하게 되면서 높아지지 않았습니다.

제왕절개분만 후
질식분만을 해도 괜찮나요

제왕절개분만 후 질식분만(vaginal birth after cesarean section)은 약자로 VBAC이라고 하고 '브이백'이라고 읽습니다. VBAC은 오래전부터 시도해왔습니다. 산부인과 교과서에는 '20세기 초에 활동했던 의사가 이전에 제왕절개분만을 했던 임신부의 다음 임신에서 자궁 파열이 일어나 고생했다'는 경험담이 실려 있습니다.

VBAC이란, 성공한 질식분만을 의미합니다. 제왕절개분만을 했던 임신부에서 질식분만을 시도하는 것은, 제왕절개분만 후 질식분만 시도(trial of labor after cesarean section, TOLAC)입니다. TOLAC를 했을 때 성공하면 VBAC이 되고 아니면 실패한 TOLAC이 됩니다.

첫 임신에서 수술로 분만했던 임신부들 중 일부는 수술 후유증으로 오랫동안 입원을 하거나 장유착 등으로 재수술을 하는 경우도 있습니다.

수술 후 힘든 경험을 했던 임신부들은 질식분만에 대하여 특별히 관심을 가지게 됩니다. 첫 임신 때 질식분만을 하고 싶었는데 둔위이거나 전치 태반 등으로 수술했던 임신부 중 꼭 질식분만을 해야겠다고 이야기하는 경우도 있습니다.

미국은 1996년에 제왕절개분만을 했던 임신부들 중 50퍼센트 넘게 질식분만을 시도하였으나 2005년에는 17퍼센트만 시도하였으며, 성공률도 60~70퍼센트에서 최근에는 40퍼센트 정도로 떨어졌습니다. 미국에서는 최근 TOLAC이 다시 증가하고 있으나 우리나라는 아직 5퍼센트 전후에 머물고 있습니다.

제왕절개 후 질식분만의 가장 큰 문제는 자궁 파열입니다. 문제는 자궁 파열을 예측할 만한 효과적인 임상 지표가 없다는 점입니다.

약 1만8,000명의 자궁을 횡절개했던 임신부를 대상으로 한 연구에서, 약 0.7퍼센트의 빈도로 발생하며 임신부와 신생아 사망률은 차이가 없다고 보고되어 있습니다.

하지만 일부 연구에서는 제왕절개 후 질식분만을 했던 임신부의 사망률이 오히려 낮았다고 보고하고 있으며, 다른 연구에서는 신생아 사망률이 더 높았다고도 합니다.

또한 자궁 내 태아 사망과 신생아기 사망을 합친 주산기 사망률은 제왕절개 후 질식분만을 시도했던 임신부에서 10만 명당 130명, 선택적 제왕절개술을 했던 임신부에서 50명이었다는 보고도 있습니다.

자궁을 가로로 절개하여 제왕절개분만을 했던 임신부라면 TOLAC의 대상이 될 수 있습니다. 질식분만의 경험이 있거나 예전에 둔위분만으로 제왕절개분만을 했던 임신부의 경우도 성공률이 높아집니다.

쌍태아 혹은 이전에 두 번 이상의 제왕절개분만을 했던 여성, 유도분만이 필요한 여성에게도 시도할 수는 있습니다. 자궁을 세로로 절개하여 분만하였거나 이전에 자궁 파열이 있었으면 TOLAC의 대상이 아닙니다.

다음은 2010년도 미국국립보건원에서 제왕절개 후 질식분만에 대한 공식적인 의견을 요약하면 다음과 같습니다.

"이전에 한 번의 자궁 하절부 횡절개로 제왕절개분만을 했던 임신부에서 질식분만을 시도하는 것은 합리적인 선택이다. 질식분만을 시도하든 선택적 제왕절개분만을 시도하든 각각의 장점과 위험성이 있다. 장점과 위험성은 임신부와 태아에서 다르다. 임신부에게 유리한 것이 태아에게는 위험을 높일 수 있으며, 그 반대 상황도 가능하다. 따라서 윤리적 문제가 발생한다. 이런 어려움에 더해 의학적 및 비 의학적 요인에 대한 높은 수준의 연구 결과가 부족하여 질식분만과 선택적 제왕절개술을 선택하면 예상되는 위험성과 장점을 정확한 계량화를 하지 못하고 있다. 지금까지 연구 결과에 근거하여 임신부가 장점과 위험성을 충분히 알고 결정할 수 있도록 해야 한다."

Doctor Said

TOLAC을 할 수 있지만 그전에 충분히 이해하고 시도해야 합니다.

제왕절개를 선택하는 이유

○   첫 아이 분만할 때 고생을 많이 해서,
○   혹은 사주를 보고 분만 날짜를 맞추려고
○   제왕절개를 선택하는 경우가 있다.

2000년대 초 35퍼센트가 넘는 제왕절개 분만율은 산부인과에서 해결해야 할 문제였다. 세계보건기구에서 15퍼센트를 권장하고 있었고 대부분의 경제개발협력기구 국가도 30퍼센트가 되지 않았다. 당시 우리나라의 제왕절개분만율이 높은 이유를 의사들이 경제적 이익을 추구하기 때문이라고 분석하는 사람도 많았다. 건강보험심사평가원도 이러한 입장을 취하고 있었다.

1993년 정부 자료에 따르면 의료 수가는 정상분만이 32,150원, 제왕절개분만 165,960원으로 거의 5배 차이가 났다. 사실은 제왕절개분만의 수가가 높은 것이 아니라 정상분만 수가가 낮은 것이 문제였다.

1980년대 20퍼센트대였던 제왕절개분만율이 30퍼센트대로 높아진 이유가 산부인과 의사들이 경제적 이득을 추구했기 때문이라는 사회의 분석은 산부인과 의사로서 받아들이기 어려웠다.

제왕절개분만을 위해서는 더 많은 인력이 필요하다. 사용하는 장비와 기구의 구입 비용, 수술용 방포를 소독하기 위한 비용, 수술용 봉합사 등 소모품 비용 등을 고려하면 수가가 높다는 제왕절개분만도 손해를 보는 구조였다. 실제 의료 행위에 대한 원가 보상율이 70퍼센트도 되지 않는다는 정부 자료도 있었다. 당시 많은 병원들은 낮은 수가로 생기는 문제를 비급여 진료를 통해 보전하였다.

제왕절개분만 수가가 정상분만 수가보다 높아 제왕절개분만이 증가했다는 판단을 근거로, 정부는 제왕절개분만율을 낮추기 위해 정상분만 수가를 점진적으로 높였다. 이와 함께 시범 사업이기는 했지만 제왕절개분만율이 낮은 병원에 인센티브를 지급하였고 이전에 제왕절개분만을 했던 임신부가 정상분만을 하면 2배의 수가를 주는 장려 정책을 시행하였다.

2010년부터는 정상분만을 하면 50퍼센트를 가산하여 정상분만 수가의 정상화에 한 걸음 다가서게 되었다.

하지만 제왕절개분만의 수가는 물가를 고려하면 20년 동안 거의 변화하지 않았다. 지금은 정상분만을 하면 제왕절개분만보다 50퍼센트 이상 더 받게 되었다. 임신부들의 분만 비용을 건강보험에서 전액 지불하기 때문에 본인 부담금은 줄어들었다.

그럼에도 불구하고 2012년 약 37퍼센트였던 우리나라의 제왕절개분만율은 지속적으로 증가하여 2019년에는 50퍼센트가 넘었다.

만일 산부인과 의사들이 경제적인 이득을 고려하여 분만 방법을 선택했다면 정상분만이 늘고 제왕절개분만이 줄어야 하지만 결과는 그렇지 않았다. 제왕절개분만이 늘어난 것은 나쁜 소식이지만, 산부인과 의사들이 경제적 이득을 쫓아 제왕절개분만을 했다는 오명은 벗을 수 있게 되었다.

전 세계적으로 제왕절개분만율은 높아지고 있다. 이런 경향은 경제개발협력기구 국가도 예외는 아니다. 제왕절개분만이 전 세계적으로 많아진 이유는 그만큼 고령 임신부가 늘어났기 때문이다. 임신부의 나이가 많다는 것이 산과적 위험 요인이어서 제왕절개분만의 가능성이 높아진다.

또한 임신이 잘 되지 않아 난임 치료를 받게 되고 이에 따라 다태임신이 늘어나 제왕절개분만율이 높아진다.

우리나라의 제왕절개분만율이 경제협력개발기구에서 최상위권을 차지하는 또 다른 이유는 법적 책임과 관련되어 있다고 생각된다. 우리나라에서는 분만과 관련된 소송에서 정상분만을 하다 사고가 나면 수술을 안 한 책임을 묻는 경우가 많다. 의사가 소신껏 진료하기 어려운 분위기다. 이웃 일본은 분만과 관련된 사고의 배상은 정부가 책임을 지고 있다. 의사가 잘못한 부분이 있으면 당연히 책임을 져야 하지만, 의사의 잘못이 없다는 판결이 내려질 때까지 법적인 문제를 의사 개인이 해결해야 한다.

심지어는 2013년부터 충분한 주의 의무를 다했음에도, 불가항력적으로 발생한 분만에 따른 의료 사고에 의사가 배상 책임의 일부를 지도록 하는 제도가 시행되고 있다. 우리나라 임신부의 연령이 경제개발협력기구 회원국보다 높다는 것도 한 이유일 수 있다. 하지만 우리나라 내에서도 지역에 따라 제왕절개분만율이 10퍼센트 이상 차이가 나고 일본이 20퍼센트 정도의 제왕절개분만율을 유지하고 있는 것은 어떻게 설명할 수 있을까?

당연한 말이지만 정상분만이 좋은 것이고 제왕절개분만이 나쁜 것은 절대 아니다. 제왕절개분만율을 낮추는 것이 목표가 아니다. 목표는 임신부와 신생아의 건강을 도모하는 것이고 그러기 위해 가장 적당한 분만 방법을 찾는 것이다.

정상분만을 할 수 있는 임신부를 수술하는 것도 문제지만, 수술해야 할 임신부에서 정상분만을 시도하는 것도 잘못된 일이다. 제왕절개분만을 하는 이유로 역아, 전치태반, 태반조기박리, 기왕의 자궁 수술 병력, 태아곤란증, 아두골반불균형 등이 있다.

역아와 전치태반은 초음파로 진단을 할 수 있다. 태아곤란증이 동반된 태반조기박리도 비교적 쉽게 결정할 수 있다. 기왕의 자궁 수술 병력도 자궁 근육 내 근종적출술을 했으면 수술을 하지만 이전 횡절개에 의한 제왕절개분만은 정상분만을 시도할 수도 있다.

태아곤란증으로 수술했을 때 적어도 반 정도는 신생아의 상태가 나쁘지 않다. 물론 빨리 꺼냈기 때문에 아기가 건강할 수 있지만 태아곤란증에 대한 진단은 진료하는 의사의 판단이 달라질 수 있다는 점도 고려해야 한다. 아두골반불균형은 진통을 충분히 했는데도 진행이 되지 않으면 진단한다. 얼마 동안 기다리고 판단하는지는 의사마다 의견이 다를 수 있다. 그래도 이 정도라도 고민하는 것은 괜찮아 보인다.

문제는 의학적으로는 수술할 이유가 없는데 제왕절개를 원하는 경우이다. 분만 통증을 견딜 자신이 없다고 하는 경우가 제일 많다. 나이가 많아서, 혹은 친정어머니나 언니가 정상분만을 하다가 수술을 한 경험이 있어서, 첫 아이 분만할 때 고생을 많이 해서 등 여러 이유가 있다. 심지어는 사주를 보고 분만 날짜를 맞추려는 임신부도 있다. 참 안타까운 일이다.

제왕절개분만이 큰 수술은 아니지만 배를 절개해야 하는 수술인데, 너무 간단하게 생각한다. 통증만 따져도 결코 정상분만 못지않고 수술에 따른 합병증을 온전히 감당해야 한다. 금세 좋아질 합병증부터 수술을 해야 하는 정도의 심각한 합병증이 생길 수도 있고 다시 임신이 되었을 때 전치태반 등의 위험이 높아진다. 정상분만은 하면 할수록 쉬워지는데 제왕절개분만은 하면 할수록 힘들어진다.

외래에서 의학적 적응증이 없는데 수술을 원한다고 하면 산부인과 의사 개인으로는 싫을 이유가 없다. 정상분만은 1년 365일 하루 24시간 언제든지 대기하고 있어야 하고, 분만 진통 중에 아이가 힘들어하거나 진행이 되지 않아 갑자기 수술할 가능성이 항상 있다.

쌍태임신에서 첫째 아이는 정상분만하고 둘째 아이가 나오지 않아 수술할 수도 있다. 유도분만을 할 때도 마찬가지이다. 하지만 제왕절개분만은 날짜가 정해지니 일정을 예상할 수 있다. 게다가 정상분만과 다르게 1시간 내로 끝낼 수 있다.

그럼에도 불구하고 나는 외래 진료 중 20분 이상의 시간을 들여 정상분만을 시도해야 하는 이유를 설명한다. 나도 지쳤는지 점점 이전만큼 적극적으로 만류하지 않는다. 한때는 매달 내가 얼마나 제왕절개분만을 하는지 기록을 하기도 했다. 산과의사로 제왕절개분만을 어렵게 여겨야 하는데 예전만큼 긴장하지 않는 것은 아닌가 걱정된다.

● 책을 마치며

이 책이 누군가에게
작은 손전등이 되기를

이 책을 읽은 사람들은 임신·출산과 관련되어 희망적인 부분을 찾을 수도 있겠지만 몰랐으면 오히려 나았을 부분도 있으리라 생각된다. 이 책은 위안을 줄 목적으로 쓴 책도 아니고 그렇다고 걱정을 주기 위해서 쓴 책은 더더욱 아니다. 이 책을 쓴 이유는 임신과 분만과 관계되어 궁금증을 가지고 있는 예비 엄마를 포함하여 엄마와 그 가족들에게 정확한 지식을 전달하고자 쓴 것이다.

모르고 지날 수도 있고 알고 지날 수도 있다.

산부인과 의사는 임신과 출산이 얼마나 어렵고 위험한 일인 줄 알고 있다. 그렇기 때문에 이 위험하고 어려운 임신과 출산을 성공적으로 이끌기 위해서 항상 초조한 마음으로 노심초사하고 있다. 의사들의 가장 큰 소망은 원인을 알고 원인을 미리 사전에 차단하거나 아니면 원인을 제거하기 위한 치료를 하는 것이다. 그러나 불행히도 아직 많은 질환들은 원인이 무엇인 줄 모르고 있다. 그렇다면 차선책은 지금까지의 경험을 바탕으로 최선의 치료를 하는 것이다.

자갈길을 낮에 갈 수도 있고 밤에 갈 수도 있다. 낮에 가는 사람들이야 손전등이 필요 없겠지만 밤길에는 도움이 될 부분이 있을 것이다. 비록 밤에 손전등을 가지고 가더라도 다칠 수는 있겠지만, 우리 의사들은 어떻게 하면 대낮과 같이 밝은 손전등을 만들 수 있을까 고심한다. 그런 마음으로 이 책을 맺음한다.

이제 큰 짐을 내려놓은 것 같아 홀가분하기도 하지만 한편 물가에 아이를 내어놓는 것 같은 불안감도 든다.

작은 변화에도 걱정이 많아지는
예비 엄마들에게

초판 1쇄 발행일 2021년 10월 7일
초판 9쇄 발행일 2024년 12월 2일

지은이 전종관

발행인 조윤성

책임편집 구민준
발행처 ㈜SIGONGSA **주소** 서울시 성동구 광나루로 172 린하우스 4층(우편번호 04791)
대표전화 02-3486-6877 **팩스(주문)** 02-598-4245
홈페이지 www.sigongsa.com / www.sigongjunior.com

글 ⓒ 전종관, 2021

ISBN 979-11-6579-714-0 03510

*SIGONGSA는 시공간을 넘는 무한한 콘텐츠 세상을 만듭니다.
*SIGONGSA는 더 나은 내일을 함께 만들 여러분의 소중한 의견을 기다립니다.
*잘못 만들어진 책은 구입하신 곳에서 바꾸어 드립니다.

WEPUB 원스톱 출판 투고 플랫폼 '위펍' __wepub.kr
위펍은 다양한 콘텐츠 발굴과 확장의 기회를 높여주는
SIGONGSA의 출판IP 투고·매칭 플랫폼입니다.